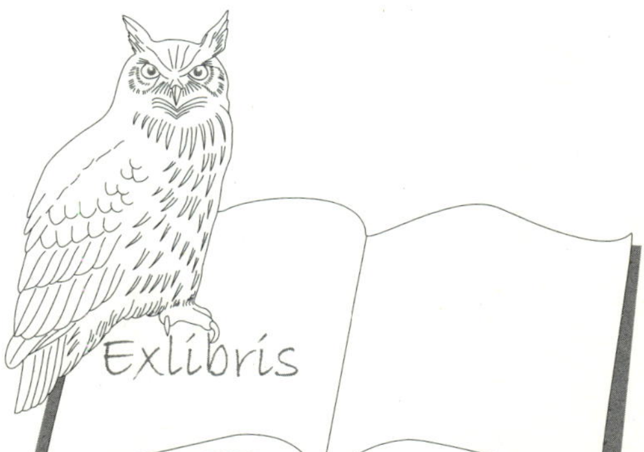
Exlibris

Doris Paas

Das Laktose-Intoleranz Buch

Doris Paas

Das Laktose-Intoleranz Buch

Alles, was Sie über die Milchzucker-Unverträglichkeit wissen möchten

EDITION OCTOPUS

Doris Paas, »Das Laktose-Intoleranz Buch«
2. Auflage

Die Edition Octopus erscheint im
Verlagshaus Monsenstein und Vannerdat OHG Münster
www.edition-octopus.de

Satz: Doris Paas
Umschlag: MV-Verlag
Illustrationen: Doris Paas
Druck und Bindung: MV-Verlag

ISBN 978-3-86582-531-5

INHALT

Wenn du einen Riesen siehst, der mit dir kämpfen will,
dann sei ohne Furcht.
Untersuche zuerst den Stand der Sonne, dann wirst du sehen,
dass der Riese vielleicht nur der Schatten eines Zwerges ist.

Chinesisches Sprichwort

HINWEISE

Zum besseren Verständnis wird grundsätzlich versucht, Fremdwörter und Fachausdrücke entweder zu vermeiden oder so zu erläutern, dass auch der Nicht-Fachmann sie verstehen kann. Verwendete Spezial-Ausdrücke sind für eine bessere Lesbarkeit nur bei der ersten Erwähnung direkt im Text erklärt, sie können jedoch im Glossar eingesehen werden.

Wenn im Text Produkte von verschiedenen Firmen empfohlen werden, basiert dies auf eigenen Erfahrungen. Ich möchte ausdrücklich betonen, dass ich von keinem der erwähnten Unternehmen abhängig oder durch finanzielle Zuwendungen beeinflusst worden bin. Ein Unerwähntlassen anderer Hersteller oder Produkte bedeutet nicht, dass ich vom Kauf abrate. Betrachten Sie diese Empfehlungen als Vorschläge, und sammeln Sie Ihre eigenen Erfahrungen. Die Auswahl und Reihenfolge der aufgeführten Produkte oder auch Präparate ist ebenfalls willkürlich.

Im Text angegebene Internet-Links wurden zum Zeitpunkt der Drucklegung dieses Buches sorgfältig ausgesucht und geprüft. Weder für die Inhalte noch für Veränderungen übernehme ich jedoch, analog zu dem Urteil vom 12. Mai 1998 - 312 058/89 »Haftung für Links auf Webseiten« die Verantwortung oder die Haftung und distanziere mich ausdrücklich von nachträglich angebrachten unerlaubten Inhalten.

Es wurde eine einheitliche Form für männlich und weiblich gewählt, angesprochen fühlen sollen sich jedoch ausdrücklich alle Leser und Leserinnen.

1 Du hast schon immer viel gepupst

Meine Schwester hatte Plattfüße und musste zur Gymnastik. Aus nicht mehr bekannten Gründen sollte ich mitgehen. Die Übungen fanden im düsteren Wohnzimmer von Frau Stellmacher, einem dürren, ältlichen Fräulein statt. Sie schmiss einen damals schon antiquierten Plattenspieler an, den sie mit einer Kurbel antreiben musste. Wenn sie aus dem Zimmer ging, drehten wir wie wild an der Kurbel – immer mit der schaurig-schönen Befürchtung, dass das Ding vielleicht kaputt gehen könnte. Manchmal schlug sie auch ein Tamburin. Zu dieser Begleitung mussten wir im Kreis laufen, mal schneller, mal langsamer, »schön die Füße abrollen, bitte«, hüpfen oder auch Kniebeugen machen. Bei jeder Kniebeuge musste ich pupsen. Meine Schwester lacht sich heute noch kaputt bei dieser für mich so unangenehmen Erinnerung. Zur Belohnung für braves Turnen bekamen wir zum Abschied kleine, klebrige, rosa Milchbonbons. Diese nahm Frau Stellmacher aus einem riesigen, dunklen Büffet. Wenn sie – wie gesagt – manchmal das Zimmer verließ (wer weiß, was sie da immer zu tun hatte), klauten wir auch mal den einen oder anderen Bonbon. Sie schmeckten köstlich, und diese Untaten waren unsere kleine Rache für die ungeliebten Gymnastik-Stunden.

Etwa im gleichen Alter, also mit fünf, wurden mir die Mandeln entfernt. Ich lag in einem Zimmer der kleinen Klinik mit mehreren alten Frauen (wahrscheinlich waren sie jünger als ich jetzt – in den Augen eines Kindes also uralt). Ich erinnere mich hier an zwei Dinge. Erstens an etwas sehr Schönes: meine Großmutter, die um die Ecke wohnte, brachte mir jeden Tag bei ihren Besuchen einen großen Bierkrug voll Milcheis. Zum Zweiten erinnere ich mich an folgende unangenehme Begebenheit: ich hatte immer viele Blähungen, und eines Tages war es nicht nur Luft, und ich hatte das lachsfarbene Nachthemd verschmutzt, das ich trug. Weil ich mich so schämte, versuchte ich, es unter der Bettdecke auszuziehen und zu wechseln, in der Hoffnung, dass die Frauen es nicht merkten. Mit Sicherheit war ihnen das Kind vollkommen egal, aber für mich ist das noch immer eine sehr peinliche Erinnerung.

Es ist schon recht bezeichnend, dass von den wenigen Begebenheiten aus meiner frühen Kindheit, die mir in Erinnerung sind, ausgerechnet diese hängen geblieben sind. Es ist möglich, dass ich schon damals Probleme mit der Laktose gehabt habe, und mein Leidensweg schon in dieser Zeit begann. »Du hast schon immer viel gepupst«, erzählen einstimmig meine Schwester und meine Mutter. Bei Kindern ist das ja gesellschaftlich noch einigermaßen akzeptiert, aber wenn man erwachsen wird, werden die Situationen mehr und mehr peinlich.

Und nicht nur Blähungen hatte ich, mit fortschreitendem Alter bekam ich auch immer öfter Durchfall – zusammen ergibt das eine wahrhaft explosive Mischung. Abgewechselt haben diese Zustände teilweise auch mit Verstopfung, wo dann gar nichts mehr ging. Bald jedoch war wieder Durchfallzeit, und alles Aufgestaute kam heraus. »Normal« war meine Verdauung eigentlich so gut wie nie. Je älter ich wurde, desto schlimmer wurde es. Zuerst denkt man ja, nun gut, wenn ich schon immer Blähungen hatte, dann neige ich eben dazu. Dann dachte ich, dass ich durch meine Dammrisse bei den Entbindungen meiner Kinder einen schwachen Schließmuskel zurück behalten hätte, und deswegen alles nicht so recht unter Kontrolle hätte. Mein damaliger Hausarzt, an sich ein von mir als sehr kompetent geschätzter und auch für alternative Methoden aufgeschlossener Mann riet, Zwiebeln, Kohl, Bohnen usw. wegzulassen, aber es änderte sich gar nichts. Zum Schluss konnte ich fast überhaupt nichts mehr essen – Blähungen und Durchfall blieben und machten mein Leben zur Hölle.

Je schlimmer diese Zustände wurden, desto mehr verwandelte ich mich in ein unsoziales Wesen. Ich ging ungerne unter Menschen und mied offizielle Treffen – ganz vorne Stehpartys, auf denen man nicht sitzen kann. Denn im Sitzen hatte ich meinen Schließmuskel noch einigermaßen unter Kontrolle. Stand ich dann auf, entwichen die Blähungen: peinlich, peinlich. Die Situationen häuften sich, in denen ich Blut und Wasser schwitzte, ob ich es zur Toilette schaffe. Auf der Arbeit hatte ich mir das Büro zuteilen lassen, das direkt gegenüber der Toilette liegt – und hatte doch einige Male fast Kollegen umgerannt, so eilig hatte ich es.

Reisen wurden auch immer unerfreulicher: ständig die Sorge, wo das nächste Klo ist. Die Blähungen ließ ich einfach heraus – es war ziemlich unwahrscheinlich, dass mir in fremden Städten ein Bekannter begegnen würde, die anderen interessierten mich in meiner Not weniger. Aber so richtig wohl fühlte ich mich dabei selbstverständlich nicht. Meine letzte Reise, die ich mit dieser Beeinträchtigung machte, führte nach Venedig – ein Alptraum! In meiner Erinnerung besteht Venedig nur aus unappetitlichen, niedrigen Kloschüsseln, über die man sich hocken muss, fast allesamt bepinkelt oder noch schlimmer, trotzdem von mir heiß herbeigesehnt. Leider wollten einige – glücklicherweise wenige – Lokal- oder Ladenbesitzer, die ich anbettelte, mich ihre Toilette benutzen zu lassen, mich nicht auf diese Örtlichkeiten lassen. So stand ich unter dem ständigen Druck, wo ich hin könnte, wenn der leckere, sehr milchhaltige Cappuccino, den ich in Massen trank, seine Wirkung tat, die ich damals noch nicht diesem Getränk zuordnen konnte.

Diese Reise und ein wieder mal erfolgloser Versuch, von meinem Arzt etwas anderes als unwirksame Entblähungstropfen zu bekommen und den Rat, fast alle Gemüsesorten und Vollkornbrot zu meiden, waren der Anlass, aus Verzweiflung zu überlegen, wann die Zustände am schlimmsten waren. Ich begann, ein Verzehrtagebuch zu führen – und siehe da, es schien die Milch zu sein, auf den Cappuccino mit viel leckerem Milchschaum nach dem Mittagessen folgte mit Sicherheit Durchfall. Da ich schon einmal von Laktose-Intoleranz gehört hatte, besorgte ich mir Informationen. Fast sofort nach einer Ernährungsumstellung waren meine jahrzehntealten Beschwerden weg. Ich fühlte mich bald wie neugeboren und um mindestens tausend Prozent besser als zuvor. Die Entbehrungen, die der Verzicht von laktosehaltigen Nahrungsmitteln mit sich brachte, wogen anfangs für mich überhaupt nicht schwer, denn es ging mir ja soviel besser.

Ich fing an, zu experimentieren: was wirkt wie und was kann ich durch was ersetzen? In welchen Nahrungsmitteln ist Laktose und was passiert, wenn ich nicht konsequent bin? Wie kann ich »Unfälle« abfedern und wie wirken Laktase-Zusatzmittel? Weitere Fragen tauchten auf: was passiert eigentlich genau in meinem Darm, wenn ich laktosehaltige Speisen esse, und was macht die Laktase? Warum kommen die Nebenwirkungen manchmal fast augenblicklich, manchmal aber erst nach mehreren Stunden?

Nachdem ich begann, über mein Problem zu sprechen, stellte ich fest, dass es viel mehr Menschen mit diesem Problem gibt, als ich gedacht hatte. Da dieser ganze Themenkreis jedoch zu unseren gesellschaftlichen Tabus gehört, über die man eben nicht spricht, weiß man von seinen Freunden oder sogar Verwandten meist nicht, dass viele ein solches Verdauungsproblem plagt. Besonders viele alte Menschen haben »eben eine empfindliche Verdauung«, essen »schon lange Schonkost« und haben sich damit abgefunden, dass »das Alter seinen Tribut fordert«. Es wurde für mich immer offensichtlicher, dass mit fortschreitendem Alter die Laktose-Toleranz nachlässt.

Ich nahm mit anderen Betroffenen Kontakt auf. Wie geht es diesen Personen, was haben sie für Erfahrungen gesammelt? Haben alle Betroffenen die gleichen Erkenntnisse gesammelt wie ich, oder gibt es Unterschiede? Kann ich Tipps bekommen, wie man die neue Diät besser, abwechslungsreicher gestalten kann? Gibt es mir noch nicht bekannte Laktaseprodukte, die anders, besser wirken? Einschlägige, teils sehr gute Internetseiten boten mir weitere wertvolle Informationen.

Durch Reisen, die ich mir dann doch wieder zutraute, stellte ich fest, dass in anderen Ländern anders mit diesem Problem umgegangen wird, oder dass es dieses Problem gar nicht gibt, weil dort keine Milchprodukte in der Nahrung enthalten sind. Ich fragte mich, warum das so ist und welche Konsequenzen es für die Menschen in unserem Kulturkreis und damit für unsere Ernährung hat.

Je länger ich mich mit dem Problem befasste, desto leichter fiel mir die Vermeidung von Laktose. Ich fühlte mich phantastisch – all die jahre- und sogar jahrzehntelangen Beschwerden waren wie weggeblasen. Ich merkte zwar, dass ich immer empfindlicher auf »Ausrutscher« reagierte, verstand auch die Zusammenhänge, warum das so war, konnte aber solche Zwischenfälle immer besser vermeiden. Ich wusste ja jetzt auch, was passierte und wann die unangenehmen Folgen wieder vorbei sein würden.

Mit fortschreitender Dauer und längerem Verzicht auf mir teilweise aus der Vergangenheit liebe Nahrungsmittel fällt es mir dann doch ab und an schwer, wenn ich zusehen muss, dass Familienmitglieder, Freunde und Kollegen Sachen essen dürfen, die ich strikt meiden muss. Wenn ich mir jedoch klarmache, wie gut es mir jetzt geht, dass ich mich ungezwungen wieder an jedem Ort bewegen kann, ohne in peinliche Situationen zu geraten, dass ich reisen kann, wohin ich will, dann sehe ich das Ganze doch wieder mit zumindest einem lachenden Auge. Oder ich gehe in die Küche und brutzele mir aus den vielen Ersatzprodukten, die ich mittlerweile kennen- und schätzengelernt habe, was richtig Leckeres.

Weil ich bei meinen Gesprächen gesehen habe, wie viele Menschen mit großer Wahrscheinlichkeit an einer LI (Laktose-Intoleranz) leiden, und weil es außer einigen Kochbüchern noch sehr wenig Literatur gibt, die wirklich umfassend über diese Thema informiert, entstand die Idee, dieses Buch zu schreiben.

Es soll nicht nur die LI an sich, sondern den gesamten Themenkreis um das Leben mit Laktose-Intoleranz beleuchten, angefangen bei der Information, was Laktose-Intoleranz überhaupt ist, welche Beschwerden sie verursacht, wie sich die chemischen und physiologischen Zusammenhänge erklären bis hin zu den unterschiedlichen Verteilungen der LI-Betroffenen auf der Landkarte. Es wird ein Versuch unternommen, zu hinterfragen, wodurch sich eine Laktose-Intoleranz entwickelt und erläutert, wie man die Diagnose sicher feststellen kann. Begleitsymptome werden genauso beleuchtet wie eventuelle Folge-Erkrankungen.

Ein weiterer Abschnitt soll darauf hinweisen, dass Laktose-Intoleranz im Alter etwas ganz Natürliches ist und geht speziell auf die Bedürfnisse älterer Menschen ein. Es gibt Kapitel über allgemeine Ernährungsrichtlinien und Grundsätze für eine gesunde Ernährung, denn nur mit ausreichenden Kenntnissen über diese Bereiche können Sie Ihre Ernährungsumstellung, für die es eine detaillierte Anleitung gibt, in die richtige Richtung lenken.

Weiterhin werden viele praktische Tipps zum Leben mit der LI gegeben, aus denen Sie sich die für Ihre persönlichen Bedürfnisse maßgeschneiderten zusammenstellen können. Nicht vergessen wird dabei Ihr physisches und psychisches Gleichgewicht, da Körper und Seele als Einheit und die Laktose-Intoleranz nicht nur als ein losgelöstes Problem betrachtet werden darf. Kleine Übungsanleitungen sollen Appetit auf mehr machen und Sie anregen, die eine oder andere Gymnastik und Entspannungstechnik in Kursen oder mithilfe weiterführender Literatur zu erlernen.

Das vorliegende Werk möchte nicht den Anspruch eines Rezeptbuches erheben, bietet aber als Hilfestellung für den Einstieg in eine laktosefreie Ernährung einige einfache, »schnelle« Rezepte für die ersten 14 Tage.

Lassen Sie sich von der Fülle der Kapitel nicht erschrecken, und nehmen Sie sich Zeit, die Informationen nach und nach aufzunehmen. Das ausführliche

Stichwortverzeichnis hilft Ihnen, das Buch auch später noch als Nachschlagewerk zu benutzen. Betrachten Sie die Hinweise als Anregungen, die Sie bei Bedarf für ein gutes Leben mit Ihrer Laktose-Intoleranz nutzen können, wenn Sie möchten. Ich wünsche Ihnen, dass Ihnen dieses Buch als ein Wegweiser dient, der Ihnen Mut macht.

2 DEFINITION

Nicht erst seit Hippokrates (460 – 377 v. Chr.) mit seinem bekannten Ausspruch »eure Nahrungsmittel sollen eure Heilmittel und eure Heilmittel sollen eure Nahrungsmittel sein« ist bekannt, dass es Unverträglichkeiten gegenüber bestimmten Nahrungsmitteln gibt. Er vermutete bei Personen, die ungewöhnlich auf bestimmte Nahrungsmittel reagierten, eine »andersartige Säftemischung«. Heute wissen wir, dass die Laktose-Intoleranz bei Menschen auftritt, die aufgrund mangelnder Laktase-Bildung im Darm unfähig sind, Laktose aus der Nahrung zu verdauen.

Laktose, oder auf Deutsch Milchzucker, ist ein Nährstoff, der in jeder Milch enthalten ist. Er ist – chemisch betrachtet – ein Zweifachzucker oder Disaccharid und zu groß, um direkt verdaut werden zu können. Um den Zweifachzucker in seine verdaubaren Einfachzucker-Bestandteile Glukose und Galaktose zerlegen zu können, produziert der Dünndarm ein spezielles Enzym, die Laktase-Phlorizin-Hydrolase (LPH) oder kurz Laktase. Ist die Laktaseproduktion im Dünndarm zurück gegangen, können die Laktosemoleküle nicht mehr aufgespalten werden und gelangen unverdaut in den Dickdarm, wo sie von Bakterien zerlegt werden. Dabei entstehen u.a. Gase und Fettsäuren, die zu den typischen Beschwerden führen. Weil Laktose nicht mehr toleriert wird, spricht man von Laktose-Intoleranz.

Es gibt für die Laktose-Intoleranz, kurz LI, die verschiedensten Bezeichnungen: Milchzucker-Unverträglichkeit, Laktasemangelsyndrom, Laktosemalabsorption oder Alactasie. Sogar als Enzymdefekt wird die Laktose-Intoleranz in der Literatur bezeichnet.

Ich persönlich lehne es jedoch ab, die LI als einen Defekt, etwas Unnatürliches oder Krankhaftes zu verstehen. Die primäre, also veranlagungsmäßig bedingte Laktose-Intoleranz ist bei etwa 85 – 90% der erwachsenen Weltbevölkerung ein vollkommen normales Phänomen – warum sollten wir mit den Ernährungsgewohnheiten in unserem Kulturkreis dies dann als krankhaft verstehen? Kein Asiat würde sich als laktoseintolerant oder gar krank bezeichnen, wenn er entgegen den im asiatischen Raum üblichen Gewohnheiten Milchprodukte essen und davon Durchfall bekommen würde. Jeder Mensch aus dieser Region bekäme Durchfall, weil dort die Laktaseproduktion korrekt, wie von der Natur vorgesehen, nach dem Abstillen zurückgeht.

Weil jedoch in Westeuropa, Nordamerika und Australien der Prozentsatz an laktoseintoleranten Menschen mit etwa 15% relativ gering ist, spricht man hier von einer Krankheit. Ich finde es schon sehr vermessen, 85 – 90% der Menschen als »krank« zu bezeichnen, nur weil zufällig bei uns in Deutschland der überwiegende Teil der Bevölkerung noch Laktose verdauen kann.

Für Sie und Ihr Selbstverständnis sollte es jedoch klar sein, dass die Laktose-Intoleranz ein an sich vollkommen normaler, von der Natur vorgesehener Zustand ist. Dies besonders, wenn Sie zu den »älteren Semestern« gehören, denn ab einem Alter von etwa 60 Jahren beginnt auch bei den Menschen, die zuvor keine Beschwerden hatten, die Laktaseproduktion zurückzugehen. Aus diesem Grunde spreche ich in diesem Buch grundsätzlich von Laktose-Intoleranz oder einfach LI und von LI-Betroffenen.

Oft ist eine Laktose-Intoleranz auch kombiniert mit weiteren Abbauschwierigkeiten für Nahrungsbestandteile wie z.B. mit einer Fruktose- (Fruchtzucker-) Intoleranz (häufig kommunizierend mit Sorbit-Unverträglichkeit) oder Histamin-Intoleranz.

Laktose-Intoleranz tritt relativ häufig als Folge- (Sekundär-) Erscheinung auf bei Krankheiten, die die Darmschleimhaut schädigen, wie z.B. Zöliakie (Sprue), Morbus Crohn oder Colitis ulcerosa.

Zöliakie-Erkrankte können keinerlei Klebereiweiß (Gluten, sprich Glutehn) verdauen, das in den meisten hier üblicherweise verwendeten Getreidearten (Weizen, Dinkel, Gerste, Roggen, Hafer) vorhanden ist. Da diese Krankheit oftmals erst nach einem langen Leidensweg erkannt wird, ist die Darmschleimhaut meist massiv geschädigt.

Morbus Crohn ist eine gefährliche entzündliche Erkrankung der Darmschleimhäute, bei der ebenfalls Schleimhautabschnitte zerstört werden. Die Crohnsche Krankheit, deren Auslöser noch weitgehend ungeklärt sind, wird aber in ihrem Verlauf zweifellos von seelischen Gegebenheiten beeinflusst. Sie ist auch durch strenge Diät nur sehr schwer in den Griff zu bekommen.

Bei der Colitis ulcerosa ist die Dickdarmwand von Geschwüren befallen, was zu Durchfällen oder auch Verstopfung und Schleim- und Blutabgang führen kann. Die Colitis ulcerosa kann durch bakterielle Infektionen oder

Allergene (allergieerzeugende Substanzen) hervorgerufen werden. Infolge dieser schweren Erkrankung können teilweise sogar bösartige Veränderungen des Darmes auftreten.

Bei Ausheilung dieser Krankheiten kann sich auch die Laktose-Intoleranz zurück bilden, wenn die Darmschleimhaut sich wieder vollständig regeneriert hat.

Ein schon bei der Geburt vorhandener (kongenitaler) Laktasemangel ist äußerst selten. Dabei verträgt der Säugling die laktosehaltige Muttermilch nicht, die auch nicht mit den üblichen Flaschennahrungen ersetzt werden kann, da diese im Normalfall auf Kuhmilch basieren und wegen der verdauungsfördernden und geschmacksverbessernden Eigenschaften immer Milchzucker enthalten. Hier müssen die Säuglinge mit Spezialmilchen, beispielsweise auf Soja-Basis, ernährt werden.

Bei der Laktose-Intoleranz handelt es sich nicht um eine Allergie gegenüber dem Milchzucker. Bei Allergien genügen geringste Mengen des Allergens, um eine Abwehrreaktion des Körpers auszulösen, die mehr oder weniger heftige Krankheitssymptome nach sich ziehen können bis hin zum so genannten anaphylaktischen Schock, einer sehr ernsthaften allergischen Reaktion mit rapidem Blutdruckabfall und möglicher Todesfolge.

Die Laktose-Intoleranz darf auch nicht verwechselt werden mit einer Milcheiweißallergie. Zwar muss man in beiden Fällen Milch und Milchprodukte meiden, die Vorgänge sind jedoch grundlegend unterschiedlich. Bei der Milcheiweißallergie handelt es sich um eine Immunreaktion des Körpers auf (meist Kuh-) Milcheiweiß, wobei kleinste Mengen bereits zu teils gefährlichen Abwehrreaktionen führen.

Laktoseintolerante Menschen können in der überwiegenden Mehrzahl kleine Mengen Milchzucker problemlos vertragen und erleiden, selbst wenn normalerweise keinerlei Laktose toleriert wird, außer den bekannten Durchfällen und Blähungen auch keine gefährlichen Komplikationen oder bleibende Schäden nach einer versehentlichen Laktoseaufnahme.

3 Symptome der Laktose-Intoleranz

Eine Laktose-Intoleranz zeigt viele typische Symptome, anhand derer allein schon die Unverträglichkeit von Milchzucker diagnostiziert werden kann. Es stehen jedoch auch medizinische Diagnosesicherungs-Methoden zur Verfügung, über die Sie sich im Kapitel 5, Diagnosesicherungs-Methoden informieren können.

Bei Vorliegen einer Laktose-Intoleranz leiden die meisten Betroffenen an ähnlichen Symptomen, die jedoch mehr oder weniger stark ausgeprägt sein können.

3.1 Durchfall (Diarrhoe)

Bei laktosetoleranten Menschen wird der Milchzucker im Dünndarm durch das Enzym Laktase aufgespalten und verwertet. Liegt ein Mangel an Laktase vor, gelangt die Laktose unverarbeitet in den Dickdarm. Laktose bindet Wasser, wodurch der gesamte Speisebrei im Dickdarm verdünnt wird. Wegen der enormen Wasserbindungskraft der Laktose ist der Darm nicht mehr in der Lage, dem Stuhl die Flüssigkeit ausreichend zu entziehen. Das erzeugt Durchfall. Darüber hinaus werden durch die Laktoseverwertung durch Dickdarm-Bakterien kurzkettige Säuren erzeugt, die die Darmwände reizen und zu einer zusätzlichen Flüssigkeitsabsonderung anregen, um diese Säuren durch Verdünnung zu entschärfen.

Nicht jeder Durchfall ist laktosebedingt. Neben den durch Viren und Bakterien erzeugten Durchfällen ist auch ein plötzliches Entleeren des Darmes, das den Körper in Gefahren-Situationen im wahrsten Sinne des Wortes erleichtern soll, von der Natur vorgesehen, um dem Menschen eine unbeschwertere, schnellere Flucht zu ermöglichen. Dabei kann es durchaus auch zu Durchfall kommen, »man macht sich vor Angst in die Hose«. Sie kennen dies vielleicht, wenn Sie vor Prüfungen oder anderen Angst einflößenden Gelegenheiten ein dringendes Bedürfnis nach einer Toilette verspüren.

3.2 Verstopfung (Obstipation)

Die insgesamt gestörte Verdauung zieht durch eine Veränderung der Darmflora oftmals Verstopfungen nach sich. Unter der Darmflora versteht man die nützlichen Bakterien, die den Darm besiedeln und die für die Verdauung unverzichtbare Funktionen haben (lesen Sie hierzu das Kapitel 4.2.3, DIE DARMFLORA). Bekannt und gefürchtet sind ständige Wechsel zwischen Durchfall und Verstopfung, der Stuhl ist nie richtig normal und befreiend, so wie er es eigentlich sein sollte.

3.3 BLÄHUNGEN (METEORISMUS, FLATULENZ)

Durch den Mangel des Enzyms Laktase erfolgt die Aufspaltung des Mehrfachzuckers Laktose nicht oder nicht vollständig, und es gelangt Laktose in den Dickdarm. Hier können Tausende von Darmbakterien die Laktose als Nahrung verwerten und fermentieren, d.h. mithilfe von Enzymen aufspalten – ein Prozess, bei dem u.a. Gase als Abfallprodukt anfallen. Diese Gase können nicht komplett von der Darmschleimhaut aufgenommen werden und ins Blut gelangen, um über die Lunge oder die Haut an die Umwelt abgegeben zu werden. Deshalb verbleiben sie im Darm und erzeugen durch das Volumen und den damit verbundenen Druck auf die empfindlichen Darmwände die teilweise sehr schmerzhaften Blähungen. Weiterhin können die Gase nur auf einem Wege den Darm verlassen – was meine Schwester mit dem bereits erwähnten Ausspruch kommentierte: »Du hast schon immer viel gepupst«.

3.4 STÄNDIGER STUHL- UND HARNDRANG (TENESMUS)

Aufgrund des gleichzeitigen Auftretens von Durchfall und Blähungen kommt es zu teilweise krampfartigen Schmerzen während oder nach dem Stuhlgang, was einen ständigen Stuhl- und Harndrang, genannt Tenesmus, nach sich ziehen kann. Der Harndrang entsteht, weil der gesamte Beckenbereich durch die erhöhte Darmperistaltik (Bewegungen des Darmes) so gereizt wird, dass die Blase in Mitleidenschaft gezogen wird. Schon bald ist nicht mehr so recht zu unterscheiden, ob eine gefüllte Blase oder Stuhlgang einen Drang erzeugen.

Häufiges Wasserlassen wiederum kann ein Schrumpfen der Blase verursachen, denn es werden keine nennenswerten Urinmengen mehr in der Blase belassen, und das natürliche Training unterbleibt. Durch diesen Teufelskreis verspürt man schon nach kurzer Zeit wieder Harndrang und entleert die Blase. Dem kann man nur durch ein ganz gezieltes Blasentraining entgegenwirken, indem man den Toilettengang nach und nach bewusst entgegen dem Wunsch, die Blase zu leeren, hinausschiebt.

Der Tenesmus wird von vielen Betroffenen als die Hauptbeeinträchtigung bei LI empfunden, da man sich ständig Gedanken um die nächstliegende Toilette macht und teilweise nicht mehr aus dem Haus wagt.

3.5 Reizdarm-Syndrom als Folge der LI

Eine sehr häufige zusätzliche Folgeerscheinung der Laktose-Intoleranz ist das so genannte Reizdarm-Syndrom (RDS), das Ärzte, die leider oftmals weniger über die LI informiert sind, meist zuerst und als einzige Krankheit diagnostizieren und versuchen zu therapieren. Hierbei wird jedoch das Pferd vom Schwanz aufgezäumt, denn nicht die Laktose-Intoleranz ist eine Folge des Reizdarm-Syndromes, sondern umgekehrt: weil die LI den Darm durch ständige Durchfälle und Gas-Aufblähungen reizt, kommt in vielen Fällen das Reizdarm-Syndrom hinzu.

Beim Reizdarm-Syndrom hat man das Gefühl, überhaupt keine Nahrungsmittel mehr richtig zu vertragen. Als Quelle dieses psychosomatischen Symptomen-Komplexes kann man für die Schmerzen und Beschwerden meist keine körperliche Ursache erkennen. Die Behebung von Stress und anderen eher psychischen Ursachen bringt zwar eine Besserung, bei einer nicht erkannten LI bleibt jedoch die berechtigte Angst vor Durchfällen und Blähungen. Ebenso verhindern die laktosebedingten Verhältnisse im Darm – zuviel Flüssigkeit, zuviel Gase oder Säuren, die für eine ständig gereizte Darmwand sorgen, dass die Verdauung auch eigentlich verträglicher Nahrungsmittel vernünftig funktioniert. Bevor man nicht die LI erkannt und erfolgreich therapiert hat, wird man das Reizdarm-Syndrom sicherlich nicht beherrschen (lesen Sie hierzu auch das Kapitel 6, Reizdarm-Syndrom).

3.6 Völlegefühl

Eine gestörte Verdauung erzeugt fast immer ein Völlegefühl: man hat den Eindruck, den gesamten Bauch übervoll zu haben – kein Wunder, wenn der Darm angefüllt ist mit zuviel und zu flüssigem Stuhl und viel zuviel Gasen. Die aufgeblähten Darmschlingen drücken auf den Magen und erzeugen so das unangenehme Gefühl eines überfüllten Magens und vollen Bauches.

3.7 Übelkeit, Aufstoßen und Mundgeruch

Durch die schlecht funktionierende Verdauung mit zu dünnflüssigem Stuhl und zuviel Gasen und Säure im Bauch ist das gesamte Verdauungssystem, angefangen beim Mund, über die Speiseröhre, den Magen bis hin zum Darm betroffen. Das kann sich auf den Magen auswirken und hier zu einer vermehrten Gasbildung und auch Peristaltik (Bewegung) führen. Aus diesem Grunde sind Aufstoßen von Luft oder auch Übelkeit nicht selten zu beobachten.

Unangenehmer Mundgeruch, der sich durch eine gute Mundhygiene nur schwer beseitigen lässt, ist ebenso verbreitet, da die Ursache hier im Verdauungssystem und nicht an ungepflegten Zähnen liegt. Die »falschen« Gase werden über das Blut an die Lunge abgegeben und gelangen von dort über Ihren Mund nach außen. Trotzdem sollten Sie Ihre Zähne und die Mundschleimhaut mit einem guten Mundwasser frisch halten, Sie können auch ab und einen (laktose- und süßstofffreien!) Pfefferminzbonbon lutschen.

Aus dem gleichen Grunde können sowohl Stuhlgang als auch Blähungen einen mehr als üblich unangenehmen Geruch aufweisen, denn die Methangase und Schwefelverbindungen werden auch über diese Wege ausgeschieden.

3.8 Bauchschmerzen und Krämpfe

Stellen Sie sich vor, Sie haben einen normal aufgeblasenen Luftballon. Dieser Luftballon stellt einen »normalen« Darm dar. Nun füllen Sie noch mehr Luft und Wasser in den Ballon – natürlich nur soviel, dass er nicht platzt. Ein wenig Säure könnten Sie auch noch hinzugeben. Jetzt haben Sie den Zustand des Darmes, der durch die Laktose-Intoleranz mit Gasen, dünnflüssigen Stuhl und Schleimhaut reizenden Säuren gefüllt ist. Zusätzlich können Sie den Ballon auch noch ein wenig kneten, was die verstärkte Darmperistaltik simulieren soll.

Ersetzen Sie jetzt gedanklich den Ballon durch Ihren eigenen Bauch. Sie wissen sicherlich, dass Ihr Darm mit einem äußerst empfindlichen Nervengeflecht umspannt ist, das jede Dehnung und jede Bewegung und auch die Darmwände reizende Stoffe genauestens registriert und beantwortet. Ich denke, jetzt können Sie sich gut vorstellen, woher die krampfartigen Bauchschmerzen bei Laktose-Intoleranz kommen.

3.9 Herz-Kreislaufbeschwerden, Blutdruckabfall

Das erhöhte Stuhlvolumen und die flüssige Konsistenz, die Säuren und die Gase im Darm können neben den hauptsächlichen, quälenden Verdauungsproblemen auch Kreislaufbeschwerden oder Blutdruckabfall auslösen.

Durch die Lage des Darmes sammeln sich vorwiegend auf der linken Bauchseite Gase im Darm (siehe Bild 2, Seite 36, Punkt 13). Sie werden dort schlecht abgeleitet, weil die linke Darmschlinge eine Biegung nach oben macht, in der sich eine Gasblase halten kann, die von der Darmperistaltik nicht richtig nach unten befördert wird. Druckgefühle oder gar Schmerzen an dieser Stelle werden von einigen Betroffenen als Herzschmerzen interpretiert und können Angstgefühle erzeugen, die ernst genommen werden müssen. Eine Ursachenklärung ist wichtig und ratsam, um auszuschließen, ob eine Herzerkrankung vorliegt.

3.10 Gestörter Vitamin- und Mineralstoff-Haushalt

Die mit der Nahrung aufgenommenen Vitamine und Mineralstoffe sind auch in der Flüssigkeit gelöst, die im Dickdarm dem noch dünnflüssigen Speisebrei entzogen wird. Von dort gelangen sie über die Darmwand ins Blut und werden zu den Körperzellen transportiert. Wenn nun bei Vorliegen einer Laktose-Intoleranz der Speisebrei durch die Wasser bindende Kraft des noch vorhandenen Milchzuckers nicht vom Dickdarm eingedickt (daher der Name Dickdarm) und die Flüssigkeit mitsamt den Nährstoffen ins Blut weitergegeben werden kann, verbleiben diese Nährstoffe im Stuhl und werden mit dem Durchfall ausgeschieden.

Vielleicht haben Sie schon von der Gefährlichkeit des Elektrolytmangels (Elektrolyte sind Salze und Mineralien, die der Körper dringend benötigt) bei schweren und anhaltenden Durchfällen gehört, die in Extremfällen mit Infusionen behandelt werden müssen. LI-Betroffene leiden teilweise an ständigem Durchfall, der verhindert, dass die Salze und Mineralstoffe und auch die Vitamine vom Körper aufgenommen werden. Aus diesem Grunde tritt oftmals bei lang anhaltenden und heftigen Durchfällen ein schwerwiegender Mangel auf.

Durch den Verlust dieser wertvollen Nährstoffe können als weitere Folgen neben Muskelkrämpfen auch Unruhe, Müdigkeit, Nervosität und depressive Verstimmungen auftreten. Diese Symptome werden verstärkt durch die psychische Belastung, sich immer der Nähe einer Toilette versichern zu müssen.

Auch unreine Haut und brüchige Haare treten als Nebenwirkung dieser Mangelversorgung auf, denn Haut und Haare bleiben nur mit einer ausreichenden Nährstoffzufuhr gesund. Sogar Störungen der Herzfunktion sind dadurch möglich.

Hinweis für Frauen

Wegen der unvollkommenen Verwertung des Stuhles bei häufigen Durchfällen durch Laktose-Intoleranz ist auch die »Pille« oftmals wirkungslos. Deren hormonelle Wirkstoffe werden dann nicht komplett vom Körper aufgenommen, weil sie teilweise mit der Flüssigkeit, die noch im Stuhl verbleibt, ausgeschieden werden. Laktose-intolerante Frauen sollten ein anderes Verhütungsmittel wählen, auch wenn Sie die Ursache für die Durchfälle erkannt haben. Es kann immer wieder mal zu versehentlicher Laktose-Aufnahme und damit zu Durchfällen kommen, die die Sicherheit der Antibaby-Pille herabsetzen.

Auch andere Medikamente können durch die Durchfälle in ihrer Wirkung beeinträchtigt werden. Sprechen Sie auf jeden Fall mit Ihrem Arzt über Ihre Beschwerden.

3.11 Störungen der Sexualität

Störungen der Sexualität treten nicht als direkte Folge der Laktose-Intoleranz auf. Werden die Betroffenen jedoch während des Sexualverkehrs häufiger durch Stuhldrang gestört oder fühlen sich durch Blähungen gehemmt, können auf Dauer psychische Blockaden aufgebaut werden. Ein entspannter Sexualverkehr ist nicht mehr möglich. Es treten Ängste auf, die letztendlich eine Impotenz bzw. Frigidität oder einfach Unlust nach sich ziehen.

3.12 Schlafstörungen

Häufige Unterbrechungen der Nachtruhe durch den rebellierenden Darm oder eine leistungsgeminderte Blasenfunktion können Schlafstörungen verursachen, weil der Körper sich daran gewöhnt, die so wichtige Nachtruhe nicht »am Stück« zu bekommen. Wenn durch laktosehaltige Nahrungsmittel zum Abendbrot und daraus resultierende nächtliche Durchfälle eine gewisse Regelmäßigkeit der Schlafunterbrechung auftritt, wacht der Betroffene auch auf, wenn eigentlich kein Toilettengang notwendig ist. Die Zeit für ein zur Gewohnheit gewordenes Aufwachen ist gekommen, der Schlaf wird flach oder tatsächlich unterbrochen und die Erholung, die nur tiefes Durchschlafen garantiert, kann nicht eintreten.

3.13 Psychische Beeinträchtigungen

Verschiedene Faktoren bei Vorliegen einer Laktose-Intoleranz und eines eventuell zusätzlichen Reizdarm-Syndromes wirken fast immer als psychische Belastung. Nicht nur die Not, die die Betroffenen durch den ständigen Stuhl- und Harndrang und die dadurch notwendig werdende Suche nach einer Toilette leiden, auch die Belastung durch Blähungen in der Öffentlichkeit sind mehr als quälend. Hinzu kommen weitere Beschwerden, die Schmerzen oder zumindest Missempfindungen hervorrufen, so dass man sich nie so richtig wohl fühlt. Ein unter Umständen auftretender Schlafmangel verhindert eine vollkommene Erholung und Regeneration über Nacht. All diese Faktoren wirken sich letztendlich auf das psychische Wohlbefinden aus (lesen hierzu bitte auch das Kapitel 8.1, Psychische Erkrankungen infolge der LI).

4 JETZT WIRD'S WISSENSCHAFTLICH: WAS IST LAKTOSE?

Keine Bange, allzu schlimm wird es in diesem Kapitel nicht. Sie sollen jedoch die Zusammenhänge verstehen können. Und dafür sind ein paar wenige Fachbegriffe notwendig. Ich versuche, sie so verständlich wie möglich darzustellen.

4.1 EIN BISSCHEN CHEMIE-UNTERRICHT

Laktose ist, auf Deutsch gesagt, Milchzucker (lactis = Milch, ose = Endung für Zucker; lat.). Jeder Säugling, ob Mensch oder Tier, ist während der Stillzeit auf Muttermilch angewiesen. In der Muttermilch sind alle Stoffe in einer optimalen Zusammensetzung enthalten, die das Baby zum Leben benötigt – darunter auch der Milchzucker, der Energie liefert und die Milch angenehm süß und schmackhaft macht. Zudem fördert er die Darmflora und, ganz wichtig, er reguliert den Stuhlgang, d.h. er hat eine leicht abführende, den Stuhlgang weich machende Wirkung, damit der feine, noch nicht ausgereifte Säuglingsdarm nicht geschädigt wird.

Milchzucker ist ein Zweifachzucker, dessen Moleküle zu groß sind, um durch die Zellzwischenräume der Darmwand ins Blut aufgenommen zu werden. Deshalb wird die Laktose mithilfe des Enzyms Laktase in ihre beiden Bestandteile, die Einfachzucker Glukose und Galaktose aufgespalten (Bild 1). Glukose, auch Dextrose genannt, wurde zuerst in Weintrauben entdeckt und trägt aus diesem Grunde den Namen Traubenzucker. Galaktose kommt in und auf Schleimhäuten vor und heißt auch Schleimzucker. Sie hat eine auf die Schleimhäute beruhigende, entzündungshemmende Wirkung. Die Einfachzuckermoleküle Glukose und Galaktose sind klein genug, um die Darmwand passieren zu können und gelangen so in den Blutkreislauf und von dort als Energielieferanten zu den Körperzellen.

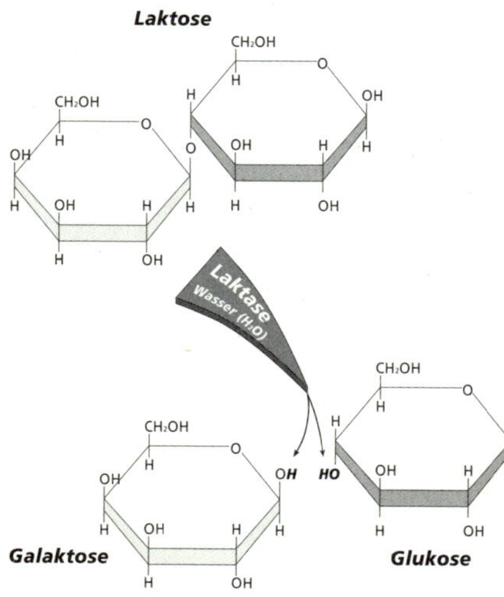

Bild 1

Das Laktase-Enzym wird in den Bürstensaumzellen der Dünndarm-Schleimhaut gebildet und steht dort bei laktosetoleranten Menschen in ausreichender Menge zur Verfügung (siehe auch Kapitel 4.2.2, DIE DARMSCHLEIMHAUT). Es befindet sich direkt unter der Oberfläche der Bürstensaumzellen und besitzt Rezeptoren, die wie Fühler in das Darmlumen (in die Darmlichtung) hineinreichen. Sobald mit dem Speisebrei Milchzucker vorbeikommt und die Rezeptoren berührt, ermöglicht die Laktase als Biokatalysator die Spaltung der Laktose. Auf diese Weise bleibt so gut wie keine unverarbeitete Laktose im Darm zurück.

Katalysatoren setzen Reaktionen in Gang, ohne sich selbst zu verbrauchen – vergleichbar mit einem Messer, das Stoffe zerschneidet, ohne sich selbst abzunutzen. So wird auch die Laktase in den Bürstensaumzellen nicht verbraucht und kann mehrere Laktosemoleküle aufspalten, ohne selbst aufgebraucht zu werden. Da jedoch die Schleimhautzellen an sich nur eine sehr kurze Lebenszeit besitzen, wird mit den absterbenden Zellen auch die Laktase mit dem Stuhl ausgeschieden und muss in neuen Zellen immer wieder neu produziert werden.

Mit fortschreitendem Alter reduziert sich die Laktase-Bildung im Darm, weil nach dem Abstillen von der Natur nicht mehr vorgesehen ist, dass laktosehaltige Milch aufgenommen wird und verdaut werden muss. Das ist ein vollkommen normaler Vorgang.

Dies verdeutlicht sehr anschaulich folgendes Beispiel: mein zweiter Sohn bekam kurz nach seiner Geburt eine starke Gelbsucht, und die Ärzte verboten mir vorübergehend das Stillen. So pumpte ich die Milch bis zum Ende der Behandlung ab. Weil sie mir jedoch zu schade zum Wegschütten erschien, gab ich sie meinem damals 1 ½-jährigen Ältesten – aber nur einmal: die abführende Wirkung war so stark, dass er von oben bis unten neu eingekleidet werden musste. Der Laktosegehalt in Muttermilch beträgt 7%, der in Kuhmilch etwa 4,8%, dadurch erklärt sich die auf entwöhnte Kinder stark abführende Wirkung der Muttermilch.

Bei laktoseintoleranten Menschen ist die Laktase-Bildung soweit reduziert, dass Milch und Milchprodukte nicht mehr ausreichend verdaut werden können. Da kein anderer Vorgang – auch nicht das Kochen – die Laktose spalten kann, passieren bei Laktasemangel die Laktose-Moleküle unaufgespalten den Dünndarm und gelangen von dort in den Dickdarm. Dies führt zu zwei unangenehmen Erscheinungen: zum einen zieht Laktose im Dünndarm Wasser an sich und verdünnt so den Speisebrei und vermehrt das Volumen. Dadurch wird die Darmperistaltik stark angeregt, und der dünne Stuhl wird möglichst schnell zum Ausgang befördert – Sie haben Durchfall. Weiterhin dient unaufgespaltene Laktose im Dickdarm den dort angesiedelten Bakterien als »Futter«. Sie bauen den Milchzucker zu Säuren und Gasen ab – hauptsächlich Wasserstoff, Methan und Kohlendioxid. Diese Gase können nicht vollständig vom Körper absorbiert werden – es entstehen die uns schmerzlich bekannten Blähungen.

4.2 Eine kleine Anatomie-Stunde

Um die Vorgänge der Verdauung richtig verstehen zu können, müssen Sie das menschliche Verdauungssystem kennen lernen.

4.2.1 Das Verdauungssystem

Die ersten tierischen Lebewesen auf der Erde, die Einzeller, bestanden aus einer Außenschicht und einer Innenschicht – Sie können sich das wie den eingestülpten Finger eines Handschuhs vorstellen. Die Außenhülle schützte vor äußeren Einflüssen, die innere war mit der Verdauungsaufgabe betraut. Der Mensch als Weiterentwicklung dieser Einzeller sieht im Prinzip nicht viel anders aus – lediglich mit dem Unterschied, dass unser Körper aus Millionen von Zellen besteht. Wir haben eine Außenhaut, die eingestülpte Innenhaut ist unser natürlich sehr stark spezialisiertes Verdauungssystem, angefangen vom Mund, über die Speiseröhre, den Magen, die verschiedenen Darmabschnitte bis hin zum After. Alle diese Stationen durchläuft die Nahrung, die wir über den Mund aufnehmen, bis sie als Stuhlgang den Körper durch den After verlässt.

Angeschlossen an dieses Verdauungssystem sind verschiedene Drüsen, wie die Bauchspeicheldrüse und die Leber mit der Gallenblase, die neben der Entgiftung zusätzliche wichtige Aufgaben in der Verdauung übernehmen, damit der Nahrung die Nährstoffe entzogen und aufbereitet werden, um sie für den Stoffwechsel der Körperzellen zur Verfügung stellen zu können.

Das Verdauungssystem ist in folgender Abbildung schematisch dargestellt:

1 Mund
2 Speicheldrüsen
3 Speiseröhre
4 Magen
5 Zwölffingerdarm
6 Dünndarm
7 Dickdarm
8 Mastdarm
9 After
10 Leber
11 Gallenblase
12 Bauchspeicheldrüse
13 höchste Dickdarmschlinge

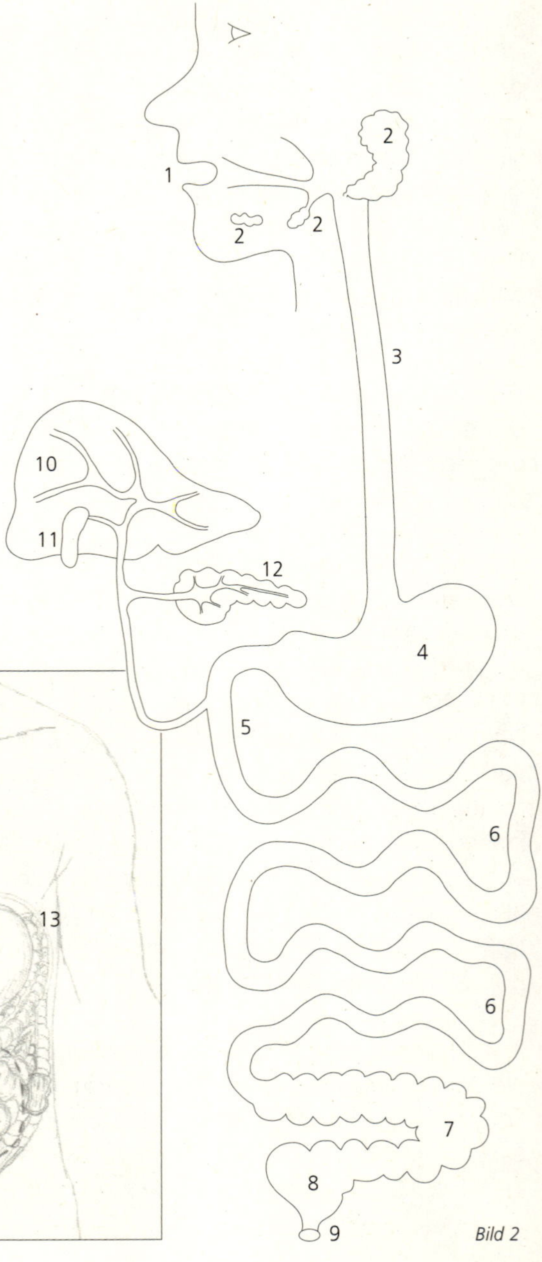

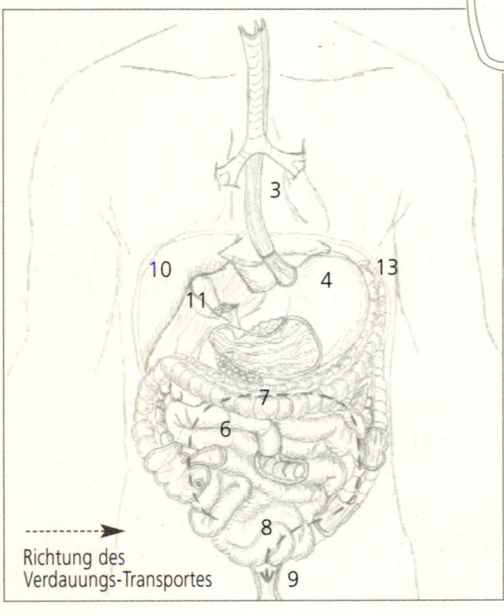

Bild 2

4.2.2 Die Darmschleimhaut

Der gesamte Darm ist auf der Innenseite mit einer Schleimhaut, der Mucosa, ausgekleidet. Diese Schleimhaut ist mehrschichtig aufgebaut: sie beginnt außen mit einer feinen Muskelschicht, darunter (in Richtung Darmlichtung) liegt Bindegewebe und dann das so genannte Zylinderepithel mit den Drüsenzellen. Es ist zum Schutz mit der Glycocalyx, einer dünnen Kohlenhydratschicht überzogen, damit sich die Darmschleimhaut nicht selbst verdaut.

Um die Nahrung optimal aufnehmen zu können, ist die Darmwand in so genannte Darmzotten aufgefaltet, damit eine möglichst große Oberfläche mit dem Speisebrei in Berührung kommt. Ein unaufgefalteter, glatter Darm könnte die aufwändige Verdauungsarbeit nicht verrichten. Die Darmzotten bilden ausgebreitet eine Fläche von 12 m^2. Um diese Fläche noch weiter zu vergrößern, faltet sich das Zylinderepitel selbst auch noch zu winzigen Mikrozotten (Mikrovilli) auf, dem Bürstensaum. Dadurch ergibt sich eine Gesamtoberfläche von ca. 240 m^2. In den Drüsenzellen des Bürstensaumes werden Enzyme gebildet, die die Nahrungsbestandteile soweit aufspalten, dass sie durch die Zwischenräume der Schleimhautzellen in das Blut übernommen werden können. Auch das Laktase-Enzym wird in den Schleimhautzellen gebildet. Hierdurch erklärt sich auch, dass jede großflächige Schädigung der Darmschleimhaut, beispielsweise durch Erkrankungen wie Morbus Crohn oder Zöliakie oder auch durch Bestrahlungen, u.a. eine Laktose-Intoleranz nach sich zieht, weil nicht mehr ausreichend Laktase gebildet werden kann.

Das Laktase-Enzym ist länglich aufgebaut. Ein Hauptkörper ist in der Schleimhautzelle verankert, eine fühlerartige Verlängerung reicht weit in das Darmlumen hinein, um dort mit der Laktose in der Nahrung in Berührung zu kommen und eine Aufspaltung in die Bestandteile in Gang setzen zu können.

Auch alle anderen Enzyme haben Rezeptoren, mit denen sie die spezifischen Nahrungsbestandteile erkennen und eine Aufspaltung veranlassen. Ist die Darmschleimhaut geschädigt oder nicht optimal funktionsfähig, so unterbleibt diese Erkennung, und die Nahrung kann nicht vollständig verwertet werden. Es können Mangelerscheinungen auftreten oder auch Verdauungsprobleme, weil unverdaute Nahrungsbestandteile in tiefere

Darmabschnitte gelangen, wo sie von Darmbakterien zu Gasen oder anderen schädlichen Endprodukten verarbeitet werden. Aus diesem Grunde ist es besonders wichtig, die Darmschleimhaut zu pflegen und sie in einem gesunden Zustand zu halten.

4.2.3 Die Darmflora

Als Neugeborene kommen wir keimfrei auf die Welt – innerlich und äußerlich. Weder auf der Haut noch im Verdauungssystem befinden sich Keime. Jedoch schon gleich nach der Geburt siedeln sich Keime auf der Körperoberfläche an, die durch Berührung und die Luft auf das Baby übertragen werden. Durch die Abwehrstoffe, die die Mutter während der Schwangerschaft auf ihr Kind übertragen hat, ist es gegen all die Krankheiten immun, die die Mutter bereits überstanden hat. Mit der Nahrungsaufnahme, aber auch mit Lutschen an »dreckigen« Fingern und Gegenständen kommen Keime in das Verdauungssystem. Auch hier schützt die von der Mutter mitgegebene Ausrüstung weitestgehend vor Erkrankung. Mit der Muttermilch werden weitere Abwehrstoffe übertragen, so dass das kindliche Immunsystem Zeit hat, sich langsam zu entwickeln.

Es gibt jedoch nicht nur krankmachende Keime. Unser Verdauungssystem könnte ohne eine große Anzahl von »guten« Keimen nicht funktionieren. Etwa 100 – 400 Billionen (10^{12}) Mikroorganismen, die so genannte Darmflora, helfen mit ihrem Stoffwechsel u.a., für den Menschen unverdauliche Bestandteile der Nahrung, wie beispielsweise die Zellulose, also die Zellwände der Pflanzen verwertbar zu machen. Weiterhin produzieren sie für unseren Organismus unverzichtbare Stoffe, die unser Körper nicht oder nur unzureichend selbst herstellen kann, z.B. das Vitamin K, das zur Blutgerinnung notwendig ist. Weil der Mensch aus diesen Gründen ohne die Darmflora nicht überlebensfähig wäre, wird sie auch als eigenständiges Organ betrachtet. Alle Darmbakterien zusammen wiegen mehr als ein Kilo.

Die Darmflora ist auch unverzichtbar für das menschliche Immunsystem. Die Darmschleimhaut bildet mit ihren 240 Quadratmetern die größte Kontaktfläche zur Außenwelt, die Haut hat dagegen nur eine Fläche von ca. 2 Quadratmetern. Damit wäre die Oberfläche der Darmschleimhaut ungeschützt ein verletzliches Organ, denn mit der Nahrung werden ständig Krankheitserreger aufgenommen. Sie hat jedoch ein Immunsystem gebildet, das verhindert, dass unverträgliche Fremdstoffe (Antigene) aus der Nahrung in die Darmwände eindringen können und verfügt durch ein ausgeklügeltes Verteidigungssystem über zusätzliche immunologische (Abwehrzellen und Antikörper) und nicht-immunologische Abwehrmechanismen.

Schädliche Keime, die nicht von der Magensäure und den Gallensekreten vernichtet wurden und in den Darm gelangen, treffen dort auf einen Wall von nützlichen Bakterien, beispielsweise die Familien der Lacto- und Bifidobacillen, die die Darmschleimhaut besetzen. Wie ein Großaufgebot von Polizisten verhindern sie, dass die Krankheitserreger in die Darmwand eindringen und den Organismus schädigen können. Eine gesunde Darmflora kann schädliche Bakterien und Pilze in Schach halten, so dass diese ihr krankmachendes Potential nicht entfalten können.

Unser Darm bildet mit den guten Bakterien eine Symbiose, d.h. jeder der Beteiligten hat Vorteile von diesem Zusammenleben. Die Lactobacillen beispielsweise produzieren selbst Laktase und spalten damit den Milchzucker in dem sie umgebenden Speisebrei in die Bausteine Glukose und Galaktose auf. Diese Einfachzucker benötigen die Lactobacillen für ihren eigenen Energiehaushalt. Weitere Bakterienstämme produzieren andere, für uns vorteilhafte Substanzen und unterstützen uns bei der Verarbeitung unserer Nahrung. Deshalb toleriert der Darm diese Lebewesen in seinem Inneren.

Dringen jedoch krankmachende Keime ein und können sich vermehren, beispielsweise bei einer gestörten Darmflora, so wird dies vom Körper bemerkt, und er reagiert mit Durchfall, um die unerwünschten Mitbewohner schnellstmöglich loszuwerden. Wenn also aufgrund einer Infektion Durchfall auftritt, sollte dieser möglichst nicht mit Mitteln gestoppt werden, die es den schädlichen Bakterien ermöglichen, im Darm weiter Unheil anzurichten. Zunächst sollte man in diesen Fällen nichts mehr essen, sondern reichlich Tee oder Wasser trinken. Hilfreich sind Kohletabletten, es werden hierdurch die Keime buchstäblich trocken gelegt, so dass sie inaktiviert und ausgeschieden werden können.

Auch bei der Entgiftung helfen die nützlichen Darmbakterien und unterstützen so die Funktionen der Leber und der Niere. Gleich vor Ort, also dort, wo die giftigen Stoffe aus der Nahrung anfallen, werden sie mithilfe der Darmflora zu einem großen Teil entschärft. So können krebserregende Stoffe oder Arzneimittel-Abbauprodukte von der Darmflora unschädlich gemacht werden. Aber nicht nur Giftstoffe von außen werden abgebaut, auch körpereigene Stoffe werden verarbeitet. Durch das braune Abfallprodukt, das entsteht, wenn die Darmbakterien den gelben Gallenfarbstoff umwandeln, ist unser Stuhl braun gefärbt. Ein heller, weißlicher Stuhl weist auf Störungen im Gallenfluss hin.

Die Darmbakterien werden ständig erneuert, tote ausgeschieden. Etwa 1/3 des Stuhls besteht aus abgestorbenen Bakterien. Es gibt etwa 200 verschiedene Bakterienarten im Darm, die bekannteste ist Escherichia coli (e-coli), aber auch die Milchsäurebakterien Lakto- und Bifidobacillus dürften Sie von den so genannten probiotischen Nahrungsmitteln kennen, die diese Bakterienarten beinhalten.

Die Darmflora kann durch vielerlei Einwirkungen ge- oder sogar zerstört werden, beispielsweise medikamentöse Behandlungen, insbesondere mit Antibiotika oder Chemotherapeutika, die das Ziel haben, Krankheitskeime und Zellen zu zerstören oder zu inaktivieren. Hierbei können die Medikamente jedoch nicht unterscheiden, ob dies krankmachende Keime oder die notwendigen Darmbakterien sind.

Die meisten Darmbakterien sind im Dickdarm angesiedelt, einige haben jedoch auch im Dünndarm wichtige Funktionen. Und nicht nur im Darm, sondern im gesamten Verdauungs-System, angefangen im Mund, sorgen Bakterien auf den Schleimhäuten für die Abwehr von schädlichen Erregern. Eine gesunde Mundflora ist notwendig, um beispielsweise Zahnfleischentzündungen zu verhüten.

Ebenso entscheidend ist es, dass jede der Bakterienarten an dem Ort wirken kann, an den sie gehört. Steigen beispielsweise Bakterien in den Dünndarm auf, die im Dickdarm zum Einsatz kommen sollten, so kann ihre Tätigkeit hier teilweise kontraproduktiv wirken. Dies kann passieren, wenn ständige Blähungen die Ventilfunktion zwischen Dünn- und Dickdarm außer Kraft setzen, weil die Gase die Dichtungen zwischen den beiden Darmteilen aufblähen und durchlässig machen. Auch vermehrter Zuckerkonsum lockt Dickdarmbakterien in den Dünndarm und schädigt so die Darmgesundheit.

Aus allen diesen Gründen ist es nicht nur wichtig, die Konsistenz der Verdauung unter Kontrolle zu haben, sondern auch die Darmflora zu pflegen, um sich vor der Wirkung von krankmachenden Keimen zu schützen. Ist die Darmflora geschädigt, ist sie unbedingt mit geeigneten Mitteln wieder aufzubauen (vergl. auch Kapitel 10.2, Sanierung der Darmflora).

4.2.4 Der genetische Dimmer

An sich ist die Laktose-Intoleranz bei Erwachsenen ein vollkommen normales Phänomen. Nach Ende der Laktationsphase (dem Abstillen) sieht die nach wirtschaftlichen Prinzipien arbeitende Natur einfach keine Notwendigkeit mehr für eine Laktasebildung, weil mit der Nahrung keine Laktose mehr aufgenommen wird. Aus diesem Grunde wird das Enzym nicht mehr benötigt, die Produktion kann eingestellt werden. Dies funktioniert ja auch bei dem überwiegenden Teil der Weltbevölkerung so. Für das Beenden der Laktaseproduktion ist ein Gen auf unseren Erbanlagen verantwortlich, das wie ein Dimmer arbeitet, der zum gegebenen Zeitpunkt die Produktion herunterfährt. In der Literatur wird oft auch von einem »genetischen Schalter« gesprochen. Dieser Vergleich ist jedoch in meinen Augen falsch, denn die Laktaseproduktion wird nie von einem Tag zum anderen ausgeknipst, sondern immer über einen längeren Zeitraum nach und nach reduziert – eben eher wie ein elektrischer Dimmer, mit dem Sie die Leuchtstärke einer Lampe drosseln können. Wann dieser Vorgang beginnt und über welchen Zeitraum er sich erstreckt, bis die Enzymproduktion so gut wie erloschen ist, hängt von verschiedenen Faktoren ab. Die Funktion dieses genetischen Dimmers kann nicht beeinflusst oder geändert werden, so wie Sie auch Ihre in den Erbanlagen festgelegte Augenfarbe nicht ändern können.

Im Tierreich (wozu auch der Mensch gehört) kann die durch diesen Mechanismus ganz normal entstehende Laktose-Intoleranz als Schutz für die Säuglinge betrachtet werden, denn die älteren Geschwister können den jüngeren die Nahrung nicht mehr streitig machen, weil sie die Muttermilch nicht mehr vertragen. Erwachsene Katzen beispielsweise sind absolut laktoseintolerant. Mit einem Schälchen Milch, das sie zwar gerne trinken, tun Sie diesen Haustieren somit keinen Gefallen.

Hat der Dimmer erst einmal die Produktion heruntergefahren, so ist dieser Vorgang nicht mehr rückgängig zu machen, obwohl einige Wissenschaftler gerade dies glauben, belegen zu können. In seinem Buch »Die Milchfalle – warum wir auf Milcheiweiß und Milchzucker allergisch reagieren und was wir dagegen tun können« bezieht sich der Verfasser Klaus Oberbeil u.a. auf Untersuchungen von amerikanischen Zellforschern, die angeblich belegen, dass Laktose-Intoleranz nach einer Darmsanierung und mithilfe von Naturjoghurt heilbar sei. Weiter ausgeführt wird dies von ihm in einem später erschienen Artikel der Zeitschrift »Medizin und Heilen« vom Januar 2007: Dr. Theodore Bayless, Chefarzt der Abteilung für klinische Gastroenterologie am John-Hopkins-Universitätskrankenhaus in Baltimore (US-Staat Maryland) behauptet, *»sowohl Milchallergien wie auch Laktoseintoleranz sind heilbar, wenngleich nicht von heute auf morgen«*. Er empfiehlt, die Beschaffenheit der Darmschleimhaut zuerst mit Milchsäurebakterien, Vollwertkost und dem konsequenten Verzicht auf Weißmehl- und Zuckerprodukte aufzubauen, um dann mit einem gezielten Verzehr von laktosehaltigen Naturjoghurtprodukten in ansteigender Menge die Laktaseproduktion nach und nach wieder herzustellen. Danach könne dann mit dem vorsichtigen Verzehr von laktosehaltigen Nahrungsmitteln die individuell verträgliche Menge ermittelt werden. Dr. Dennis Savaiano von der Universität von Minesota in St. Paul (USA) empfiehlt folgende Vorgehensweise: *»Milchprodukte zunächst in bescheidenem Maß und möglichst nur als Teil einer größeren Mahlzeit konsumieren. Also zum Beispiel nicht ein großes Stück Käse ohne Brot essen oder rasch ein großes Glas Milch-Shake trinken«* (Anhang G, 17, Seite 96).

Dies ist in meinen Augen eine Irreführung der Betroffenen, denn die einmal ausgeschaltete Laktaseproduktion kann nicht wieder in Gang gebracht werden. Natürlich ist der empfohlene Aufbau der Darmschleimhaut immer sinnvoll, denn nur ein gut ausgebildetes Verdauungssystem kann seine Arbeit vernünftig leisten. Sind in einer gesunden Darmflora genügend Milchsäurebakterien vorhanden, helfen diese signifikant durch ihren eigenen Stoffwechsel bei der Laktose-Aufspaltung (vergl. Kapitel 10, SANIERUNG DES DARMES). Dieser Vorgang darf jedoch nicht als »Heilung« einer von der Natur vorgegebenen, normalen Funktion verstanden werden.

Sollte nach einer Sanierung wieder Milchzucker in jeder Menge vertragen werden, so hat keine Laktose-Intoleranz vorgelegen, der genetische Dimmer hatte die Produktion noch nicht auf ein Minimum gedrosselt. Eher hat in diesem Falle eine generelle Funktionsstörung der Darmschleimhaut –

hervorgerufen z.B. durch Krankheiten, falsche Ernährung oder auch durch Einnahme von Antibiotika – vorgelegen, die durch die Sanierung behoben wurde. Wird Milchzucker in Maßen und mit der langsamer verdaulichen Beikost vertragen, so ist dies lediglich die Menge, die auch ohne die Heil versprechenden Aussagen durch die vernünftigere Ernährungsweise und die noch vorhandene Restproduktion von Laktase verdaut werden kann.

Es muss hier noch einmal ganz klar betont werden: eine Laktose-Intoleranz ist nicht umkehrbar – von »heilen« zu sprechen, ist ohnehin unseriös, da der normale physiologische Vorgang des Rückganges der Laktaseproduktion keine Krankheit ist. Dass diese Aussage von in den USA renommierten Ärzten kommt, empfinde ich als besonders bedenklich. Hat der genetische Dimmer einmal die Laktaseproduktion heruntergefahren, so ist dies mit keiner Diät zu ändern. Ob Sie noch geringe Mengen an Laktose vertragen, können Sie nach einer laktosefreien Umgewöhnungszeit leicht selbst testen. Eine Steigerung der einmal ermittelten Menge ist jedoch nicht möglich. Die von Klaus Oberbeil, der sich als Medizinjournalist und Ernährungsexperte bezeichnet, und den genannten Medizinern empfohlenen Ratschläge (Sanierung der Darmschleimhaut, Verzicht auf Zucker und Weißmehl, Umstellung auf Vollwertkost), sind, wie Sie nach der Lektüre dieses Buches feststellen werden, Binsenweisheiten, die jedoch absolut nichts mit einer Heilung zu tun haben.

4.3 Ein wenig Geographie

Weltweit beträgt der durchschnittliche Prozentsatz der laktoseintoleranten Menschen etwa 90%, ist also wie oben beschrieben, der von der Natur vorgesehene Normalfall. Wenn man die Verteilung der laktoseintoleranten Menschen auf der Weltkarte betrachtet, kann man ein starkes Nord-Süd- und ein ebensolches West-Ost-Gefälle feststellen. Nur etwa 5% der Skandinavier und Kaukasier beispielsweise vertragen keinen Milchzucker, Schwarzafrikaner oder Thailänder jedoch tolerieren zu fast 100% keine Milch oder Milchprodukte. Dies bedeutet natürlich nicht, dass alle Thailänder die Probleme haben, die Sie veranlassten, dieses Buch zu kaufen, denn in Ländern, in denen die Erwachsenen keine nennenswerte Laktaseproduktion mehr im Darm haben, stehen Milch oder Milchprodukte gar nicht auf dem Speisezettel, und auch die Nahrungsmittelindustrie mischt keinen Milchzucker in die Produkte, weil keiner sie kaufen würde.

Das Buch »Ernährungsmedizin« nach dem Curriculum Ernährungsmedizin der Bundesärztekammer gibt dafür eine mögliche Erklärung (Anhang G, 1, Seite 67): *»Das Fehlen von Lactase ist* [...] *kein Defekt, sondern der Normalzustand: Die Kombination aus Hellhäutigkeit und der ›abnormalen‹ Expression* [Absonderung] *von Lactase bis ins Erwachsenenalter, die sich vor allem in Nordeuropa findet, ist, gemessen an der Häufigkeit von Lactoseintoleranz und Dunkelhäutigkeit, eine Minderheit, sichert aber die Calziumversorgung: Der dunkelhäutige Mensch, der aus der Nähe des Äquators kam, konnte in den sonnenärmeren Regionen durch die ›Aufhellung‹ seine Vitamin-D-Synthese in der Haut sicherstellen, was wiederum für die Calziumresoption von Bedeutung ist. Durch die Möglichkeit zur Aufnahme von Lactose, die die Calziumresorption ebenfalls verbessert, konnte er der Entwicklung von Rachitis und Osteomalazie vorbeugen. Der hellhäutige Nordeuropäer war also auf die Milchzufuhr angewiesen, so dass sich das abnormale Gen für die Expression von Lactase mit der Entwicklung der Milchwirtschaft vor etwa 10.000 Jahren durchsetzen konnte.«*

Gemeint ist, dass in nördlicheren Gegenden durch die fehlende Sonneneinstrahlung weniger Vitamin D in der Haut gebildet werden kann, die u.a. auch aus diesem Grunde weniger Sonnenlicht abweisende Farbstoffe enthält, also im Gegensatz zum dunkelhäutigen Bewohner um den Äquator hell ist. Mithilfe des Vitamin D kann das mit der Nahrung aufgenommene Kalzium besser verwertet werden.

Einen weiteren Vorteil erringt der Nordeuropäer durch die Fähigkeit, auch im Erwachsenenalter noch Laktose verdauen zu können, die ebenso wie das Vitamin D die Aufnahme des Kalziums verbessert. So wird Krankheiten vorbeugt, die durch eine mangelhafte Kalziumversorgung begünstigt werden, wie z.B. die Entkalkung mit der Folge einer Knochenerweichung (Rachitis) und Osteomalazie.

Je mehr Sonne in den Wohngegenden scheint, desto besser kann der Mensch Vitamin D synthetisieren (aufbauen), das für die Kalziumverwertung und den Knochenaufbau unerlässlich ist. Dadurch erst ist er überlebensfähig. Durch die Mangelerscheinungen wird der Mensch weniger überlebensfähig als seine gesunden Mitbewerber, die ihre Gene besser weitergeben können. Dadurch verbreiten sich die vorteilhafteren Erbanlagen. Nach (erdgeschichtlich bemessen) kurzer Zeit hat sich also die für diese Gegend beste Genausstattung durchgesetzt. Dies bedeutet, dass in lichtärmeren Gegenden die Fähigkeit, auch nach dem Säuglingsalter Milch mit dem hohen Kalziumgehalt verdauen zu können, einen evolutionären Vorteil darstellte und so aufgrund der natürlichen Auslese weitergegeben und verbreitet wurde. So erklärt sich das Nord-Süd-Gefälle, denn in nördlichen Gegenden ist weniger Sonnenlicht verfügbar als am Äquator.

Das West-Ost-Gefälle wird exemplarisch für Indien so erklärt: »*Bei Indern, die nur eine niedrige Lactosetoleranz haben, ist die Ursache der normalen Entwicklung darin zu sehen, dass ausreichend kalziumhaltige Gemüse zur Verfügung standen, so dass der Milchkonsum eher gering sein konnte.*« (Anhang G, 1, Seite 67)

Beachten Sie, dass hier von einem »abnormalen Gen« die Rede ist, dass also auch in dieser Quelle die Laktose-Intoleranz als der Normalfall der Bevölkrung angesehen wird.

Die folgende Abbildung zeigt, durch Graustufen gekennzeichnet, die Häufigkeits-Verteilung der laktoseintoleranten Menschen.

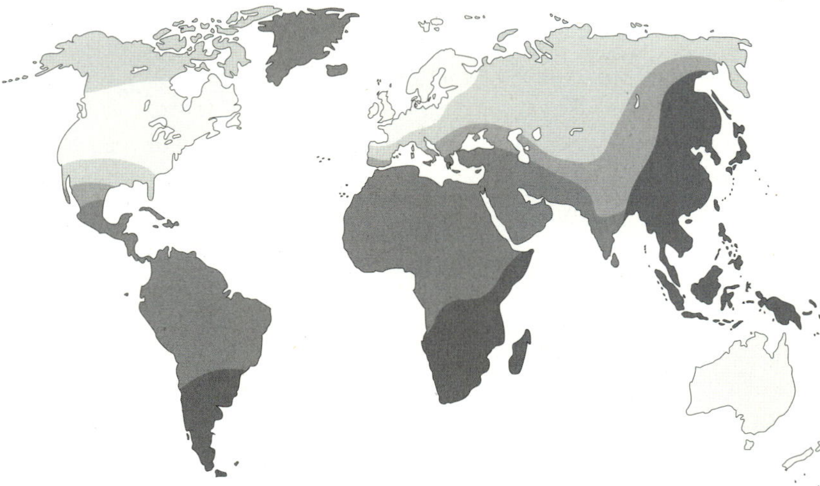

Bild 3

0% - 20%	20% - 40%	40% - 60%	60% - 80%	80% - 100%

4.4 WIRTSCHAFTSKUNDE

Es gibt recht plausible Erklärungen, warum Laktose so vielen verschiedenen Nahrungsmitteln beigemengt wird. Milch ist »gesund«, »wertvoll«, enthält »viele Vitamine« und »Kalzium«. Es gibt »gute Butter«, und Nahrungsmittel, die »sahnig« sind, schmecken besonders gut. Aus diesen Gründen werden gerne die Produkte, die Milch oder Milchprodukte enthalten, als gesund, wertvoll, besonders schmackhaft usw. bezeichnet. All das soll den Absatz fördern.

Eine mehr Zucker als sonstige Zutaten enthaltende Schnitte mit ein wenig Milchbeigabe, wird als »kleine Milchmahlzeit« bezeichnet, womit suggeriert werden soll, dass sie ganz besonders für Kinder, aber auch für Erwachsene gesund sein soll. Ebenso gibt es Schokolade, deren Hersteller speziell die Kinder umwirbt, für deren Wachstum die »Extra-Portion Milch« ganz besonders wertvoll sein soll, obwohl sie, wie alle anderen Schokoladensorten auch, zum überwiegenden Teil aus Zucker und Fett besteht.

Ein Kinderquark, der angeblich »wertvoll wie ein kleines Steak« ist, hat einen eklatant hohen Zuckergehalt, der für jeden Kinderzahn und für die Gewichtsentwicklung so schädlich ist, dass man einen Kauf im Hinblick auf die gesundheitliche Entwicklung seiner Kinder besonders kritisch bedenken sollte.

Auch ein »Blubb« Crème fraîche im Spinat und jegliches Rahmgemüse gaukeln neben gutem Geschmack gesunde, wertvolle Zutaten, viele Vitamine und vor allem Kalzium vor. Ob dieses Versprechen wirklich eingehalten wird, sei dahingestellt, sieht man von dem ohnehin hohen gesundheitlichen Wert des Gemüses ab.

Die Nahrungsmittelindustrie erhofft sich also einen höheren Absatz ihrer Produkte, wenn sie mit den zugegebenermaßen gesunden Eigenschaften der Milch wirbt. Dass dabei meist gerne und geschickt verschleiert wird, wie verschwindend gering der Prozentsatz der Milch oder sogar nur eines Teiles der Milch im ganzen Produkt ist, durchschaut der unaufgeklärte Verbraucher oftmals nicht.

Weiterhin wird Laktose als »funktionelles Additivum« beigegeben, das die Konsistenz verbessern soll. Hierbei wird das Wasserbindungsvermögen der Laktose genutzt, gerne bei fettreduzierten Nahrungsmitteln, was besonders fatal bei Gewichtsreduktions-Diäten von LI-Betroffenen ins Gewicht fällt (siehe hierzu auch Kapitel 13.3.2, Abnehmen).

Sogar als Geschmacksverstärker kann der Milchzucker eingesetzt werden. In der Vergangenheit befürchtete jeder erfahrene König »Wenn es gut schmeckt, will man mich vergiften« und hielt sich einen Vorkoster. Dieser arme Mensch wurde als »Gift-Indikator« benutzt – erst wenn er nach dem Genuss der Speisen überlebte, griff der König zu. Wir haben heutzutage keine Vorkoster mehr, wir müssen selbst entscheiden, welche Nahrungsmittel uns zuträglich und welche weniger für unsere Gesundheit geeignet sind.

Es gibt bei uns bekanntlich einen riesigen Milchsee und einen Butterberg, sprich, unsere Bauern produzieren wegen fehlorganisierter Subventionen viel zuviel Milch und die daraus gefertigten Produkte. »*Die von der Landwirtschaft gezwungenermaßen produzierten Milchseen müssen abgebaut werden. Die Milchwirtschaft muss sich etwas einfallen lassen. Was zieht da besser als der permanente Hinweis auf die bedrohte Gesundheit?* [...] *Demnach leidet die Bevölkerung in lawinenhaftem Wachstum an Kalzium-Mangel. Besonders Frauen ab vierzig, offensichtlich allemal Auslaufmodelle jenseits des Verfalldatums, sollen davon betroffen sein. Will man den Wissenschaftlern glauben, werden sie wie nie zuvor von Knochenbrüchen, Witwenbuckel und anderen Gebrechen heimgesucht. Dabei liegt die Bundesrepublik mit dem Milchverzehr weltweit an der Spitze. Nach dieser Logik können wir nicht mit Kalzium unterversorgt sein.*«
(Anhang G, 4, Seite 64)

Wegen des Überangebotes sind Milch und Milchprodukte besonders billig und werden gerne genutzt, um Fertiggerichte mit ansonsten teuren Zutaten billig zu strecken. Wenn das auch noch unter dem Mäntelchen »gesund« erledigt werden kann, ist dies für die Nahrungsmittelindustrie ein optimaler Anreiz, Milch und Milchprodukte und insbesondere Laktose vermehrt in Produkten einzusetzen, bei denen man früher noch nicht einmal im Traume an einen Laktose-Anteil gedacht hat.

Für die Nahrungsmittelindustrie ist es also nicht nur aus technischen, sondern vor allem auch aus finanziellen Gründen vorteilhaft, Laktose in ihre Produkte zu mischen, denn auf diese Weise lassen sich Absatz und Gewinn billig steigern. Dass dies bestenfalls für den Verbraucher keine Vorteile, oftmals jedoch sogar Nachteile hat, durchschaut der uninformierte Käufer nicht. Ungünstiger wird für Laktoseintolerante der Verzehr von Milchzucker in Nahrungsmitteln, in denen er es eigentlich nicht erwarten würde. LI-Betroffene dürfen keinerlei Nahrungsmittel kaufen, ohne zuvor die Zutatenlisten zu studieren. Diese sind jedoch häufig sicherlich nicht ganz unabsichtlich vollkommen unübersichtlich gestaltet, und es erfordert große Aufmerksamkeit, um laktosehaltige Produkte zu erkennen.

4.5 Verschiedene Erklärungs-Ansätze

Weil die Menschen in Europa, Nordamerika und Australien aufgrund ihrer Ernährungsgewohnheiten Milch und Milchprodukte zu sich nehmen, wird die in Kapitel 4.2.4, Der genetische Dimmer beschriebene Entwöhnung vom Milchzucker verlangsamt – wir nehmen auch nach dem Abstillen weiter Kuh-, Schafs- oder Ziegenmilch und deren Erzeugnisse zu uns. Dies bewirkt, dass unser Darm »erzogen« wird, die Laktase-Bildung nicht vollständig zu verlernen. Zwar zeigt das Beispiel meines Sohnes, der bis heute als Erwachsener Milchprodukte gut verträgt, dass sich die Fähigkeit, Laktose zu verdauen nach dem Abstillen doch erheblich reduziert, jedoch reicht die bereitgestellte Laktase noch immer aus, um die aufgenommenen Kuh-, Schafs- und Ziegenmilchprodukte problemlos zu verdauen. Das halten wir für einen normalen Vorgang und betrachten es als unnormal, wenn wir laktoseintolerant sind.

Wann jedoch genau die Laktaseproduktion so gut wie gänzlich eingestellt wird – der genetische Dimmer auf seinen Minimalwert heruntergefahren wird – oder wann eine deutliche Reduktion eintritt, entscheidet die genetische Ausstattung. Aus diesem Grunde setzt der Vorgang bei den meisten »Nordlichtern« sehr viel später ein, und Milch und Milchprodukte können auch im Erwachsenenalter noch verzehrt werden. Dort fallen dann natürlich Menschen auf, denen die landestypische Kost Beschwerden verursacht.

Die Erforschung der Ursachen dieser Laktose-Intoleranz bei Erwachsenen befindet sich noch in ihren Anfängen. Deshalb können hier nur die verschiedenen Ansätze zusammengetragen werden, welche die Vorgänge erklären, die eventuell mit verursachend für eine Laktose-Intoleranz bzw. Zeitpunkt und Ausprägung sein könnten. Betrachten Sie deshalb diese

Auflistung eher als Gedankenspiel. Der wissenschaftliche Beleg muss anderen überlassen werden.

4.5.1 Evolution

Es ist unumstritten, dass eine primäre Laktose-Intoleranz genetische Ursachen hat. Weil in den lichtärmeren Gegenden die laktosetoleranten Menschen durch die Aufnahme des Vitamin D (Vorstufe) aus der Milch einen Vorteil gegenüber den laktoseintoleranten hatten, waren sie gesünder bzw. litten weniger an den Vitamin D-Mangelerkrankungen Rachitis und Osteoporose. Deshalb konnten sie sich verstärkt fortpflanzen und ihre Anlagen weitergeben. Dabei gilt die Weltverteilung als Beweis, bei der in etwa ein Nord-Süd-Gefälle bei der Verteilung des Auftretens der Laktose-Intoleranz beobachtet werden kann – je weiter nördlich, desto weniger Menschen gibt es mit Laktose-Intoleranz (siehe auch Kapitel 4.3, Ein wenig Geographie).

In einer Online-Vorabveröffentlichung in Wissenschaft.de, »Keine Milch für Steinzeit-Europäer« wird die Hypothese gestützt, wonach nomadische Hirten, die aus dem Uralgebirge einwanderten, die Genmutation in Europa verbreiteten. Der Wissenschaftler Joachim Burger isolierte mit seinen Kollegen von der Universität Mainz »*das Erbmaterial von insgesamt neun steinzeitlichen Skeletten, die in Zentral- und Osteuropa gefunden worden waren. Bei keiner dieser Proben fanden die Forscher die für die so genannte Lactasepersistenz verantwortliche Genmutation. Als Lactasepersistenz wird bezeichnet, wenn das milchzuckerspaltende Enzym Laktase auch noch über das Säuglingsalter hinaus vom menschlichen Köper gebildet wird.*

Bisher waren sich Wissenschaftler uneinig, wie die Lactasepersistenz in der Evolution entstanden ist: Nur wenige unserer Vorfahren konnten als Erwachsene Milchzucker spalten, vermuteten einige. Als die frühsteinzeitlichen Nomaden begannen, Milchvieh zu halten, war diese Fähigkeit von Vorteil und verbreitete sich durch natürliche Selektion. Eine andere Hypothese ging umgekehrt davon aus, dass die Lactasepersistenz der Mehrheit einer Bevölkerungsgruppe die Voraussetzung für das Entstehen der Milchwirtschaft war. Die Ergebnisse von Burger und seinen Kollegen stützen die erste der beiden Vermutungen.« (Anhang F, 24)

4.5.2 Frühzeitiges Abstillen der Säuglinge

Weil sich mit Muttermilch kein finanzieller Profit erzielen lässt, wird im Auftrag der Herstellerfirmen in den Entbindungs-Abteilungen vieler Kliniken bei uns und in nördlichen und westlichen Ländern in Europa, Skandinavien oder auch in den USA industrielle Ersatznahrung für Säuglinge leider schon am ersten Lebenstag an die jungen Mütter verteilt. Dadurch werden sie ermuntert, bei kleinsten Schwierigkeiten das Stillen aufzugeben und die Kinder mit Fertignahrung zu füttern. Diese Produkte sind im Normalfall aus Kuhmilch hergestellt, die wesentlich weniger Laktose enthält als Muttermilch.

Aus meiner Sicht ist es durchaus eine Überlegung wert, ob diese Tatsache bei Vorliegen einer genetischen Disposition zumindest mit verursachend oder verstärkend sein könnte für eine eher frühzeitige Rückbildung der Laktaseproduktion im Darm. Wenn Säuglinge mit Muttermilch ernährt werden, wird der Darm gezwungen, Laktase zu bilden, um die im Hinblick auf Laktose hochprozentige Nahrung verarbeiten zu können. Gelangt weniger Laktose mit niederprozentiger Kuhmilch-Nahrung in den Darm, so reduziert sich auf jeden Fall die Laktase-Bildung soweit, dass nur noch die weniger gehaltvolle Milch verdaut werden muss.

Wie das Beispiel meines ältesten Sohnes zeigt, der 6 Monate gestillt wurde, ist es normal, dass sich schon kurz nach dem Abstillen die Laktaseproduktion reduziert. Es wäre möglich, dass bei Fütterung von Flaschennahrung die weitere, normale Reduktion dann auf einem niedrigeren Niveau beginnt und somit schneller eine deutlichere Verringerung der Milchzucker-Akzeptanz erreicht wird. Ich zumindest wurde überhaupt nicht gestillt, es war in Zeiten des Wirtschaftwunders nicht »in Mode« zu stillen. Die Mütter fütterten die »so einfach« zu verabreichende Fertignahrung.

4.5.3 Operationen im Magendarm-Trakt

Verschiedentlich geben Ärzte, die sich etwas mehr mit der Problematik der Laktose-Intoleranz beschäftigt haben auch an, dass bei Vorliegen der entsprechenden Veranlagung Operationen im Magendarm-Trakt Auslöser zur drastischen Reduktion der Laktaseproduktion sein könnten. Hierzu zählt z.B. auch die operative Entfernung der Gallenblase (meist wegen Gallensteinen). Ich kenne einige LI-Betroffene, die eine Gallen-OP hinter sich haben. Natürlich sind mir auch Personen bekannt, denen die Gallenblase entfernt wurde und die keine ausgeprägte Laktose-Intoleranz haben, fast alle leiden jedoch unter Blähungen und Verdauungsbeschwerden. Leider gibt es bisher noch keine Untersuchungen darüber, wie weit dieses Kriterium zur Ausbildung einer LI beiträgt. Warum auch bei Annahme dieses Ansatzes nicht alle Menschen mit Magendarm-Operationen automatisch zu laktoseintoleranten werden, ist ungeklärt. Sicherlich müssten dann hier noch weitere Faktoren zusätzlich eine Rolle spielen.

4.5.4 Convenienceprodukte

Mit immer weiter fortschreitender Industrialisierung und Verstädterung geht der Trend zu immer mehr Verzehr von Fertigprodukten, so genannten Convenienceprodukten (Convenience = Bequemlichkeit, engl.). Hierbei werden Zutaten oder ganze Gerichte für den Verbraucher angeboten, der diese im Extremfall vor dem Verzehr nur noch auspacken oder in der Mikrowelle erhitzen muss. Dabei werden natürlich verschiedenste Zusatzstoffe benötigt, um die Speisen über einen langen Zeitraum frisch, knackig, sämig, knusprig, usw. zu halten. Außerdem sollen die »Lebensmittel« mit appetitanregendem Aussehen zum Kauf animieren. Deshalb werden diesen Produkten verstärkt funktionelle Additive wie z.B. Stabilisatoren, Geschmacksverstärker, Verdickungs- und Konservierungsmittel zugesetzt, um nur einige wenige zu nennen – oder eben auch Laktose. Aus meiner Sicht dienen diese Mittel nicht etwa dazu, dem Verbraucher ein leckeres, gesundes Produkt anzubieten und durch gute Eigenschaften zu überzeugen, sondern durch Verfälschung des Produktes frische und gesunde Zutaten vorzugaukeln, längere Lagerzeiten und so eine bessere Verkäuflichkeit zu erreichen und Ihnen damit letztendlich Ihr Geld für nicht vorhandene Qualität aus der Tasche zu ziehen.

Auch Köche aus Kantinen und Restaurants verwenden vermehrt Convenienceprodukte bei der Herstellung der Menüs, weil die hiesige Arbeitskraft zu teuer ist. Die fabrikmäßige Herstellung solcher Zutaten ist wesentlich günstiger, als beispielsweise das Gemüse selbst zu schnibbeln.

Früher wurde in den Haushalten noch sehr viel häufiger eine Mahlzeit komplett aus frischen Zutaten selbst zubereitet. Auch heute noch wird für Kinder die Nahrung meist von den Eltern zu Hause zubereitet, aber auch hier wird immer öfter auf fertige Zutaten oder Gläschenkost zurückgegriffen. Erwachsene jedoch essen heutzutage vermehrt außer Haus und in Fastfood-Restaurants. So können wir uns des Konsums solcher Zusatzstoffe kaum noch entziehen. Da dadurch zwangsweise sehr viel mehr Laktose aufgenommen wird und verdaut werden muss – zuviel selbst für unser »Laktose-erzogenes« Verdauungssystem – könnte es sein, dass Menschen mit einer Intoleranz gegenüber diesem Stoff sehr viel schneller auffallen.

4.6 Laktose als nützliches Medikament

Für laktosetolerante Menschen hat der Milchzucker durchaus etwas Gutes und kann sogar als nützliches Medikament genutzt werden. Es gibt verschiedene Anwendungsmöglichkeiten, die positive Wirkung einzusetzen.

4.6.1 Laktose als Abführmittel

Da Stuhl grundsätzlich der »Abfall« des Körpers ist, ist es erstrebenswert, eine möglichst schnelle Passage des Darminhaltes zu erreichen. Verweilt er zu lange im Darm, können die schädlichen Stoffe intensiv auf die Darmwände einwirken. Es wird diskutiert, dass Menschen mit einem hohen Fleischkonsum, der durch den geringen Anteil an Ballaststoffen einen festen und wenig voluminösen Stuhl erzeugt, einem höheren Risiko ausgesetzt sind, an Darmkrebs zu erkranken, weil der Stuhl den Darm zu langsam passiert, und Giftstoffe intensiver auf die Schleimhäute einwirken können. Vegetarier, die aufgrund der ballaststoffreichen Nahrung grundsätzlich einen besseren Stuhlgang mit schnellerer Darmpassage haben, haben neben einer generell besseren Gesundheit auch ein geringeres Darmkrebs-Risiko als die Durchschnittsbevölkerung.

Milchzucker kann als sanftes Abführmittel verwendet werden (natürlich nicht für Laktoseintolerante!). Wird Milchzucker in großer Menge als Medikament eingenommen, so gelangen auch bei laktosetoleranten Menschen nennenswerte Reste in den Dickdarm. Wegen der Wasser anziehenden Wirkung erhöht er das Stuhlvolumen und übt so eine Druckerhöhung auf die Darmwände aus, was die Darmbewegungen und damit den Weitertransport des Speisebreies fördert. Damit wird bei laktosetoleranten Menschen eine sanft abführende Wirkung erzielt.

Die gleiche Wirkung hat Laktulose, die aus den Einfachzuckern Fruktose und Galaktose hergestellt wird. Laktulose ist ein synthetisches Disaccharid und kann vom menschlichen Verdauungssystem nicht aufgespalten werden. Es findet jedoch eine Aufspaltung über die Darmflora statt, wobei Gase und Säuren als Abbauprodukte entstehen, die eine abführende Wirkung haben. Laktulose ist Bestandteil vieler Abführmittel.

4.6.2 Laktose zur Sanierung der Darmflora

Als Darmflora werden die guten Bakterien im Darm bezeichnet. Es gibt auch krankmachende Keime, die jedoch nicht schädlich wirken können, sofern sie sich in einem ausgeglichenen Verhältnis mit den nützlichen Keimen befinden. Nimmt die Besiedelung mit guten Bakterien aus irgendeinem Grunde ab, können sich die schädlichen soweit vermehren, dass sie ihre negativen Wirkungen voll entfalten können.

Bei der Aufspaltung von Laktose durch die Bakterienstämme der Lactobacillus-Familie entsteht u.a. Milchsäure. Diese erzeugt im Dünndarm ein günstiges saures Milieu, welches besonders das Wachstum von Bifidusbakterien fördert, die sich an die Darmzellen anheften und Stoffe ausscheiden, die die Vermehrung von säureempfindlichen Fäulnisbakterien unterdrücken. Weiterhin fördert Laktose das erwünschte saure Milieu im Dickdarm, weil geringe Mengen von vorhandenem Rest-Milchzucker, der nicht vollständig durch Laktase aufgespalten wurde, von den Bakterien im Dickdarm u.a. zu Milch- und Essigsäure umgewandelt werden. Dadurch wird die Aktivität krankheitserregender Keime (z.B. Salmonellen) behindert. Weiterhin hemmt Laktose die Vermehrung von Pilzen (Candida albicans).

Da Milchzucker nur langsam abgebaut wird und auch bei laktosetoleranten Menschen Laktose-Reste aus dem Dünndarm in den Dickdarm gelangen, können die dort angesiedelten nützlichen Bakterien diesen als »Futter« verwerten und sich auch dort vermehren.

Aufgrund dieser Wirkungen wird bei Krankheiten, die auf eine geschädigte Darmflora zurückzuführen sind, mit der Gabe von Laktose die Besiedelung des Darmes mit guten Keimen unterstützt. Dies kann z.B. nach Antibiotikatherapien nötig werden, denn Antibiotika, die Keime abtöten, vernichten nicht nur die schädlichen Bakterien, sondern alle, d.h. auch die guten. Die Pilze nehmen überhand, weil diese unempfindlich gegenüber Antibiotika sind und sich nun, da die natürlichen Feinde, die Bakterien, dezimiert sind, ungehindert explosionsartig vermehren können. Viele Patienten klagen nach der Therapie mit einem Antibiotikum über Durchfall, der durch die Zerstörung der nützlichen Bakterienkolonien bedingt ist. Hier kann Laktose das Mittel der Wahl sein aber – wie gesagt – selbstverständlich nicht für LI-Betroffene!

4.6.3 Laktose zur Osteoporoseprophylaxe und -behandlung

Knochen brauchen neben Magnesium und Phosphor vor allem Kalzium. Das menschliche Skelett, das mit seinen rund 210 Knochen Schwerstarbeit leisten muss, wiegt trotz dieser enormen Beanspruchung nur etwa 12% des Körpergewichtes. Dies ergibt sich durch eine gitterförmige Struktur, die so genannte Matrix-Strukur, in deren Zwischenräume die Mineralsalze wie z.B. das Kalzium angelagert werden, um die Knochen zu härten und zu stabilisieren. In einem ständigen Wechsel wird die Knochensubstanz durch die so genannten Osteoklasten abgebaut und durch die Osteoblasten u.a. aus Kalzium wieder neu gebildet. Etwa alle 8 bis 10 Jahre erneuert sich so das gesamte Skelett. Die Bilanz zwischen Abbau und Wiederherstellung muss ausgeglichen sein und wird über Hormone gesteuert. Eine Abnahme der Knochenfestigkeit (Osteopenie) mit fortschreitendem Alter ist ein normaler Prozess und nicht krankhaft. Erst wenn der Abbau der Substanz bereits in jüngeren Jahren oder im Alter soweit fortgeschritten ist, dass die Knochen ohne Gewalteinwirkung brechen können, spricht man von Osteoporose, einer ernstzunehmenden Erkrankung. Bis zu einem gewissen Grad kann die Knochensubstanz durch Anlagerung von Kalzium in die Matrix-Struktur der Knochen wieder aufgebaut werden, dafür jedoch muss das Mineral dem Stoffwechsel zur Verfügung stehen. Eine Aufnahme mit der Nahrung allein genügt nicht, Vermittler zur Kalziumaufnahme wie das Vitamin D oder Laktose müssen in ausreichendem Maße vorhanden sein.

Laktose begünstigt die Kalzium-Aufnahme über den Darm, denn »*Lactose steigert beim Kalziumtransport die Permeabilität der Darmmucosa*« (Permeabilität = Durchlässigkeit, Darmmucosa = Darmschleimhaut) (Anhang G, 10, 4/1996), weil sie den PH-Wert auf einen vorteilhaften, sauren Wert einstellt. Der PH-Wert (potentia Hydrogenii, potentia = Kraft; hydrogenium = Wasserstoff, lat.) gibt den Grad an, wie sauer oder alkalisch eine Lösung ist.

Sind Menschen, insbesondere Frauen nach den Wechseljahren aufgrund hormoneller Veränderungen, von Osteoporose bedroht, so bewirkt die zusätzliche Gabe von Laktose, dass das Kalzium aus der Nahrung besser aufgenommen werden kann und für den Knochenaufbau zur Verfügung steht.

Auch die Zahngesundheit ist durch Kalziummangel bedroht, denn das Alveolarbein, dem Teil des Kieferknochens, in dem die Zähne verankert sind, hat den höchsten Kalzium-Bedarf im Körper. Dies ist leicht erklärlich, da beim Zubeißen und Kauen enorme Kräfte auf den Halteapparat einwirken, und der Knochen große Stabilität durch Kalziumeinlagerungen benötigt. Fehlt das Mineral, so können die Zähne locker werden und sogar ausfallen.

Somit ist Milchzucker für laktosetolerante Menschen das Mittel der Wahl bei der Osteoporoseprophylaxe und -Behandlung und auch für gesunde und belastbare Zähne, denn sie ist für sie absolut nebenwirkungsfrei – im Gegensatz zu der in der Vergangenheit z.T. in großem Stil angewandten Hormontherapie, die sich im Nachhinein als äußerst gefährlich erwiesen hat, weil sie das Brustkrebs- und Herzinfarktrisiko signifikant gesteigert hat.

Für laktoseintolerante Menschen gibt es jedoch eine Alternative, denn wissenschaftliche Studien belegen, dass ebenso wie die Laktose auch Inulin und Oligofruktose (ein Abkömmling des Inulins) bewirken, dass die Bioverfügbarkeit von Kalzium verbessert wird (Anhang G, 28 und Anhang F, 16). Inulin ist ein löslicher Ballaststoff, der in vielen bekannten Gemüsepflanzen wie z. B. Zwiebeln, Spargel, Porree, Schwarzwurzeln, Artischocken, Zichorie (Chiccoree, Endivie) und weniger bekannten wie Topinambur enthalten sind. Häufig werden Inulin und Oligofruktose präbiotischen Nahrungsmitteln oder Nahrungsergänzungsmitteln beigegeben, denn sie bewirken neben der Förderung der Kalziumaufnahme, dass sich probiotische Bakterien wie Lactobacillus oder das Bifidobacterium vermehren können, die Inulin und Oligofruktose als Nahrung verstoffwechseln. Deshalb ist es für laktoseintolerante Menschen günstig, zur Osteoporoseprophylaxe präbiotische Nahrungsmittel zu sich zu nehmen, weil sich die Laktose verbietet.

4.6.4 »Doping« mit Laktose

Milchzucker geht langsam und gleichmäßig in das Blut über. Nach der Aufspaltung durch die Laktase steht der Baustein Glukose sofort zur

Verfügung, die Galaktose wird jedoch erst nach dem Transport zur Leber in Glukose umgewandelt und ist damit erst später für den Stoffwechsel verfügbar. Deshalb wird Laktose gerne in Sportlernahrung als Energielieferant zugesetzt. Diese soll die verfügbare Energie nicht wie reiner Traubenzucker kurzfristig, sondern über einen längeren Zeitraum langsam und gleichmäßig zur Verfügung stellen, um Zucker- und Insulinspiegel zu glätten und damit die Leistungsfähigkeit auf einem gleichmäßigen Niveau zu halten.

4.7 Kennzeichnung der Produkte

Auf jedem Nahrungsmittel, das fertig verpackt ist, muss eine Zutatenliste aufgedruckt sein. Der Gehalt der Inhaltsstoffe muss in der Reihenfolge der Menge (größte Menge an erster Stelle) oder in Prozent aufgeführt werden. Hier gibt es jedoch Tricks und Kniffe, mit deren Hilfe die Nahrungsmittelindustrie die Zutaten verschleiert und versucht, den Verbraucher zu täuschen. So kann man Zucker insgesamt aufführen, man kann aber auch die verschiedenen Zuckersorten einzeln aufzählen. Dann ist nämlich der Prozentsatz jeder einzelnen Sorte am Gesamtvolumen kleiner – und schon rutschen diese Stoffe an das Ende der Liste, und dem Käufer wird ein geringerer Zuckergehalt suggeriert. Prüfen Sie mal in einer ruhigen Minute beim Einkauf die Zutatenliste z.B. von Süßigkeiten.

Die Zutatenlisten von Nahrungsmitteln sind meist sehr lang, denn jeder enthaltene Bestandteil muss angeführt werden. Da ist es den Herstellern natürlich sehr recht, wenn die vielen Additive, die ja meist in prozentual kleineren Mengen enthalten sind, ganz hinten stehen, denn die Industrie fürchtet nichts mehr als den informierten und aufgeklärten Verbraucher, der sämtliche Zusatzstoffe erkennen und hinterfragen könnte. Weitere Tricks, die Schrift möglichst klein, möglichst eng, vielleicht auch noch in schlecht leserlichen Großbuchstaben zu drucken oder die Zutatenliste an einer Stelle anzubringen, auf der der Aufdruck sich kaum vom Hintergrund abhebt, helfen, auch den hartnäckigsten Verbraucher davon abzuhalten, die Liste bis zum Ende zu lesen. Man könnte das fast als lustiges Spielchen betrachten, wenn es nicht in Wirklichkeit so perfide wäre.

Früher war es recht schwierig, Laktose in Nahrungsmittel-Kennzeichnungen sicher auszumachen, weil durch rechtliche Schlupflöcher die Auflistung umgangen werden konnte. Glücklicherweise sind seit Ende 2005 diese Schlupflöcher weitgehend gestopft, und es müssen u.a. Laktose, bzw. Milch, Milchbestandteile, Molke etc. auf der Zutatenliste aufgeführt werden, denn seit diesem Zeitpunkt ist die Aufzählung der wichtigsten Allergene oder Stoffe verpflichtend, die Überempfindlichkeiten hervorrufen können. Hierzu zählen Schalenfrüchte (Nüsse), glutenhaltiges Getreide (Weizen, Dinkel, Gerste, Roggen, Hafer), Krebstiere, Eier, Fisch, Erdnüsse, Soja, Milch (incl. Laktose), Sellerie, Senf, Sesamsamen und jeweils daraus hergestellte Erzeugnisse. Weiterhin ist Schwefeldioxid (E220) und Sulfit (E221 bis E228) deklarationspflichtig.

Wenn durch Verunreinigung kleinste Mengen eines der oben aufgeführten Allergene enthalten sein könnten, beispielsweise, weil Verarbeitungsmaschinen auch für andere Produkte mit eben diesen Inhaltsstoffen genutzt werden, reicht die Angabe »Kann Spuren von Milchbestandteilen enthalten«.

Hierzu sagt Sonja Lämmel, Ernährungswissenschaftlerin: »*Die Aussagen ›kann Spuren von Laktose enthalten‹ oder ›enthält Spuren von Laktose‹ bezieht sich nicht auf die Zutaten, sondern auf eine eventuelle Kontaminierung (Verunreinigung). Der Hersteller kann nicht ausschließen, dass trotz Reinigung der Maschinen Rückstände in das neue Produkt gelangen. Wenn Rückstände in dem Produkt enthalten sind, dann nur minimale Mengen (im Mikrogramm Bereich), die für den hochgradigen Allergiker problematisch sein könnten. Eine genaue Mengenangabe ist noch nicht festgelegt.*« (Anhang F, 6)

Die Gesetze werden jedoch auch nach diesem Stichtag so spitzfindig ausgelegt, dass ich mich an Ihrer Stelle auf die »Spuren«-Angabe nicht unbedingt verlassen würde. Ich habe erlebt, dass eine einzige Bitterschokoladen-Praline, die angeblich nur Spuren von Milchbestandteilen enthalten sollte, eine verheerende Wirkung auf meine Verdauung hatte. Ein Ausschluss- und anschließender Provokationstest bestätigte diese Wirkung, also aufgepasst bei angeblichen Spuren.

Eine sehr kurzweilige Erläuterung zu diesem Thema finden Sie in der Zeitschrift EU.L.E.n-Spiegel vom Wissenschaftlichen Informationsdienst des Europäischen Institutes für Lebensmittel- und Ernährungswissenschaften (EU.L.E) e.V. in der Ausgabe 6/2004 in einem Artikel von Jürgen Krüll,

»Geheimnisse der Mousse au chocolat«, der auch auch im Internet nachgelesen werden kann (Anhang F, 14).

Da bei offenen Nahrungsmitteln leider keine Deklarationspflicht besteht, müssen Sie bei Bäckern und Metzgern nachfragen, welche Inhaltsstoffe verwendet wurden. Am geschicktesten ist hier ein Gespräch mit dem Ladeninhaber, da vom Verkaufspersonal teilweise keine verlässliche Information zu erwarten und erhältlich ist. Sie können aber auch das Verkaufspersonal bitten, diese Information vom Geschäftsinhaber einzuholen. Tun Sie das am besten gleich, weil die Verkäuferinnen nach der Antwort »nein, ich denke da ist nichts drin« ihre Auskunft nur sehr ungerne revidieren (wobei sie das auch oftmals sagen, weil sie mit dem Begriff Laktose nichts anfangen können oder unter Milchzucker einfach nur Zucker verstehen).

Im Anhang sind hierzu Hilfe-Texte aufgeführt, die Ihnen einen Anhaltspunkt geben, wie man ein solches Gespräch führen könnte, ohne dass sich das Verkaufspersonal angegriffen fühlt, denn sie sind natürlich angehalten, ihre Produkte als fehlerfrei, gesund und grundsätzlich unbedenklich anzupreisen. Eine Frage nach bestimmten Inhaltsstoffen verstehen sie leicht als Kritik an ihren Produkten.

4.8 Warum wird Produkten Laktose zugesetzt?

Milchzucker ist nicht nur in Milch oder Milchprodukten enthalten, sondern er wird auch von der Industrie in viele Fertigprodukte gemischt, weil er einerseits ein billiger Füllstoff ist, der mit nur etwa ¼ der Süßkraft von Hauhaltszucker relativ wenig Eigengeschmack hat und deshalb die teuren Produkte »aufblähen« kann.

Andererseits erreicht man mit der Beigabe von Milchzucker, der ein hohes Wasserbindungsvermögen besitzt, eine gute Konsistenz von Speisen wie z.B. Joghurt oder anderen Süßspeisen. Dadurch erklärt sich der höhere Laktosegehalt in fettreduzierten Desserts gegenüber denen mit natürlichem Fettgehalt, die von Natur aus eine angenehmere, festere Konsistenz haben. Zugleich erreicht man ein größeres Volumen bei nur unwesentlich erhöhter Kalorienanzahl, so dass die Beigabe von Milchzucker in kalorienreduzierten Nahrungsmitteln beliebt ist.

Einen weiteren »Vorteil« bietet der Milchzucker der Backwarenindustrie, weil zugesetzte Laktose das Bräunungsverhalten verbessert (Maillard-Reaktion) und so ein »vollwertigerer« Eindruck vorgetäuscht werden kann, wenn das Brot eine dunklere Kruste erhält. Auch in der Fleischwarenindustrie ist die Laktose aufgrund ihres Wasserbindungsvermögens beliebt, weil so ein höherer Prozentsatz Flüssigkeit gebunden und der Fleischgehalt gesenkt werden kann.

Sie sehen, Laktose ist ein in der Nahrungsmittelindustrie sehr beliebter »Schwindel«-Stoff. Also heißt es immer wieder: aufpassen und auf die Zutatenliste schauen. Es gibt grundsätzlich verschiedene, »verdächtige« Lebensmittelgruppen, bei denen ganz besondere Aufmerksamkeit angeraten ist (vergleichen Sie hierzu auch die Liste in Kapitel 11.6, LAKTOSEBEWUSST EINKAUFEN).

Weiterhin ist es wichtig zu wissen, dass Milchzucker wegen seines Wasserbindungsvermögens sogar als Trocknungsmittel in Medikamenten oder zur Konsistenzverbesserung in Zahnpasta enthalten sein kann. Hier sollten Sie also den Arzt oder Apotheker über Ihre Laktose-Intoleranz informieren und in der Drogerie besonders aufpassen, weil man bei solchen Produkten eigentlich keine Gefahr erwartet. Bestehen Sie bei Medikamenten darauf, dass der Arzt in der »Roten Liste« nachschaut, in der alle Präparate mit ihren Inhaltsstoffen aufgelistet sind, denn leider ist vielen Ärzten dieser Zusammenhang noch unbekannt.

Unglücklicherweise enthalten sogar homöopathische Mittel Laktose: bei homöopathischen Tabletten sind die Wirksubstanzen in Milchzucker verrieben – sie scheiden also für Laktose-Intolerante aus. Grundsätzlich können Sie jedoch auf Globuli (Streukügelchen) oder auf Tropfen ausweichen, hier ist die Trägersubstanz Saccharose bzw. Alkohol. Die Mengen sind für Nicht-alkoholkranke unbedenklich. Sprechen Sie am besten mit dem Arzt bzw. Heilpraktiker oder mit dem Apotheker über Ihre Probleme.

Auch in Süßstoff-Tabletten kann Laktose enthalten sein, deshalb ist es wichtig, auf der Zutatenliste auch nach Süßstoffen zu schauen, wobei auch der Süßstoff selbst unverträglich sein kann, besonders wenn man zusätzlich an einer Fruktose-Intoleranz leidet (siehe Kapitel 7.1, INTESTINALE FRUKTOSE-INTOLERANZ).

Außer bei der erwähnten Zahnpasta, die eventuell geschluckt werden könnte, haben Sie bei Körperpflegeprodukten jedoch nichts zu befürchten. Sie können sogar, wenn Sie wollen, wie Kleopatra in (Esels-) Milch baden. Sie werden Ihr Badewasser mit ziemlicher Sicherheit nicht trinken. Alle anderen Produkte wie Körpermilch, Body-Butter oder Ähnliches, was Ihnen vielleicht Sorge bereitet, ist unbedenklich. Der Name bedeutet nicht oder nicht zwangsläufig, dass Milch oder Butter enthalten ist. Die Industrie will uns lediglich suggerieren, dass der (für nicht LI-Betroffene) mit der Bedeutung »gesund« oder »sahnig« verbundene Begriff auch auf das Pflegeprodukt übertragen wird. Aber selbst wenn Milch oder Milchbestandteile in einer Creme enthalten wären, können Sie sicher sein, dass über Ihre Haut keine Laktose aufgenommen wird und Komplikationen bezüglich der Laktose ausgeschlossen sind.

5 Diagnosesicherungs-Methoden

Nicht nur wir als Betroffene, sondern leider auch die meisten Ärzte haben ein eklatantes Informations-Defizit über die Laktose-Intoleranz. Das macht eine Diagnose so schwer, weil zuerst alle anderen Nahrungsmittel wie Kohl, Zwiebeln, Bohnen, Linsen usw. als Verursacher der Beschwerden vermutet werden. Entblähende Medikamente werden empfohlen, und obwohl deren Kosten in letzter Zeit nicht mehr von den gesetzlichen Kassen bezahlt werden, haben diese Mittel in den Apotheken reißenden Absatz. Auch eine psychische Störung wird von den Medizinern vermutet, wenn sich alle Ernährungstipps schließlich als wirkungslos erweisen.

Leider sind unsere Ärzte mehrheitlich Schulmediziner, deren Ausbildung einen ganzheitlichen Ansatz nicht beinhaltet. Nur sehr langsam und mit viel Eigeninitiative findet in diesem Beruf ein Umdenken statt. Weil durch das Vergütungssystem der gesetzlichen Kassen keine eingehende, zeitintensive Diagnose mehr adäquat bezahlt wird, werden »auf die Schnelle« Symptome behandelt, selten wird eine Ursache herausgearbeitet und behoben. Es ist schade, dass die »Krankheit« Laktose-Intoleranz bei den Ärzten noch so unbekannt ist (an dieser Stelle will ich es einmal bewusst so nennen, weil für die Ärzte das Wort »Krankheit« interessanter ist).

Es ist oftmals schwierig, einen ganzheitlich arbeitenden Mediziner zu finden, der sich mit dem Symptomen-Komplex der LI auskennt. Dr. med. Peter Porz nimmt sich und seinen Stand in Bezug auf die Diagnostik der Laktose-Intoleranz selbstkritisch unter die Lupe: »*Wir Ärzte sollten intoleranter werden – einer schludrigen Diagnostik gegenüber. Sonst entwickeln unsere Patienten eines Tages womöglich noch eine Ärzte-Intoleranz.*« (Anhang G, 10, 4/1996). Unglücklicherweise hat sich seit dieser Feststellung aus dem Jahre 1996 noch nicht sehr viel bewegt. Für eine Diagnose kann deshalb auch ein gründlich arbeitender Heilpraktiker geeignet sein, nur suchen die wenigsten Patienten einen solchen aus Kostengründen auf. In den USA sind die Ärzte jedoch schon viel weiter, und die Diagnose Laktose-Intoleranz wird dort sehr viel schneller gestellt, nicht zuletzt auch deshalb, weil der Symptomen-Komplex auch in der Öffentlichkeit bekannter ist.

Sie jedoch haben bereits den richtigen Weg eingeschlagen und vermuten, dass die Laktose die Ursache Ihrer Beschwerden sein könnte. Sie möchten dies jedoch gerne schwarz auf weiß bestätigt haben? Es genügt Ihnen nicht, mit einer Ernährungsumstellung und strikten Vermeidung des Milchzuckers eine Besserung Ihrer Beschwerden zu erzielen? Dann stehen Ihnen einige Diagnosesicherungs-Methoden zur Verfügung.

Die folgende Auflistung umfasst nicht sämtliche bekannten Methoden, es werden jedoch die gebräuchlichsten und die sichersten erklärt.

5.1 VERZEHRTAGEBUCH

Die einfachste Methode, die Sie selbst anwenden können, ist das Führen eines Verzehrtagebuches über etwa 2 – 3 Wochen. Schreiben Sie alles und jedes auf, was Sie wann essen und trinken. In einer weiteren Spalte führen Sie Ihr Befinden auf. Das könnte etwa so aussehen:

Uhrzeit	**Nahrungsmittel/Getränk**	**Befindlichkeit**
07:30	2 Tassen Kaffee mit Milch 2 Brötchen, Butter, Käse, Wurst	keine Beschwerden
08:15		leichte Blähungen, leichter Durchfall
08:45		schwerer Durchfall
10:00	1 Müsliriegel ein Glas Orangensaft	keine Beschwerden
11:45		starke Blähungen
13:00	1 Tasse Brokkolicremesuppe Kartoffeln, 2 Eier, Rahmspinat Obstsalat mit Vanillesauce 2 Gläser Mineralwasser 1 Cappuccino	keine Beschwerden
14:45		Bauchschmerzen
15:15	2 Gläser Mineralwasser	schwerer Durchfall
15:30	1 Apfel	schwerer Durchfall
16:30	2 Scheiben Graubrot	keine Beschwerden
18:30	Butter, Käse, Wurst, 1 Paprikaschote 2 Gläser Milch	leichte Blähungen
19:45	1 Glas Mineralwasser	starke Blähungen
20:00		starke Blähungen
20:15		Bauchschmerzen
23:00		schwerer Durchfall

Anhand dieses Tagebuches werden Sie recht schnell die Verursacher Ihrer Beschwerden dingfest machen können. Die Symptome können schon recht kurz nach dem Verzehr eines unverträglichen Nahrungsmittels auftreten, vielleicht auch erst nach mehreren Stunden. Aus diesem Grunde ist es wichtig, das Tagebuch über einen längeren Zeitraum zu führen. Wenn Sie feststellen, dass immer ca. eine Stunde nach dem Genuss Ihres Cappuccino Durchfall auftritt, und Sie immer etwa 3 Stunden nach einem anderen Nahrungsmittel starke Blähungen haben, dann wissen Sie, dass Sie dies alles nicht vertragen. Klopfen Sie jetzt die Verursacher Ihrer Beschwerden unter Beachtung des Zeitversatzes auf den Laktose-Gehalt ab. Beachten Sie dabei, dass sich laktosehaltige Nahrungsmittel allein oder gar auf nüchternen Magen schneller bemerkbar machen, als wenn sie mit anderen Dingen zusammen verzehrt werden. Weiterhin gilt die Regel: je flüssiger milchzuckerhaltige Speisen sind, desto schneller zeigen sich Beschwerden. Entwickeln Sie langsam ein Gefühl für die zeitlichen Zusammenhänge. Stellt sich heraus, dass Sie grundsätzlich in einem zeitlichen Zusammenhang mit dem Genuss von laktosehaltigen Nahrungsmitteln unter Blähungen, Bauchschmerzen oder sogar Durchfall leiden, ist die Diagnose klar. Verfestigen können Sie diese jetzt noch mit einer Eliminations-Diät.

5.2 Eliminations-Diät und Provokationstest

Mit einer Eliminations-Diät kann man einzelne unverträgliche Nahrungsmittel sicher identifizieren. Sie nimmt einen Zeitraum von mehreren Wochen in Anspruch. Hierbei wird meistens mit einigen Fastentagen begonnen, bis man vollkommen beschwerdefrei ist. Dann fängt man mit einem Lebensmittel an, das über 1 – 2 Tage verzehrt wird. Treten keine Beschwerden auf, kann man dieses und ein weiteres Lebensmittel zu sich nehmen. Auf diese Weise steigert man die Anzahl der Lebensmittel. Sobald Beschwerden auftreten, weiß man sicher, welches Lebensmittel diese verursacht hat. So kann man die Auslöser für Unverträglichkeiten und Allergien einkreisen. Bei bestimmten Verdachtsmomenten kann man nach einer Enthaltsamkeits-Phase, bei der bewusst auf das verdächtige Lebensmittel verzichtet wird, einen speziellen Provokationstest durchführen. In unserem Falle wäre das der gezielte Verzehr von Milch und Milchprodukten bzw. all den Nahrungsmitteln, die in Ihrem Tagebuch als Beschwerdeverursacher in Erscheinung getreten sind. Treten unter dieser Provokation die Beschwerden wieder auf, gibt es keinen Zweifel mehr an der Ursache.

5.3 H_2-Atemtest

Beim H_2-Atemtest (Wasserstoff-Atemprüfung) wird nach der Einnahme von einer bestimmten Menge Laktose der Wasserstoffgehalt des Atems gemessen. Wenn bei laktoseintoleranten Menschen durch das Fehlen oder den Mangel von Laktase die Laktose unaufgespalten in den Dickdarm gelangt, zersetzen die dort angesiedelten Bakterien den Milchzucker unter anderem zu Wasserstoff. Dieses Gas gelangt über die Darmschleimhaut und das Blut in die Lungen und wird dort abgeatmet. Wird also im Atem ein erhöhter Wasserstoffgehalt festgestellt, ist die Diagnose Laktose-Intoleranz so gut wie sichergestellt.

Beim H_2-Atemtest, der in Kliniken oder speziell ausgerüsteten Arztpraxen durchgeführt wird, wird auf nüchternen Magen (Achtung: vorher keine Zähne putzen!) die erste Wasserstoffkonzentration im Atem als Referenzwert gemessen. Danach müssen 50g in Wasser gelöste Laktose getrunken werden (keine Angst, das Personal kennt Ihre Probleme, eine Toilette ist in greifbarer Nähe!). Im Abstand von jeweils 30 Minuten werden dann 4 weitere Tests der Wasserstoffkonzentration vorgenommen. Aus dem Anstieg des Gehaltes von Wasserstoff in Ihrer Atemluft und der Protokollierung und Bewertung Ihrer Beschwerden – wann und wie heftig treten Blähungen, Durchfall etc. auf – kann das Ergebnis zweifelsfrei ausgelegt werden.

Fehlinterpretationen gibt es in seltenen Fällen nur, wenn durch eine Besiedelung mit »falschen« Bakterien Wasserstoff produziert wird, obwohl die Darmschleimhaut Laktase bilden kann. Bei einem geringen Prozentsatz der Bevölkerung kann das Ergebnis auch verfälscht werden, wenn der Darm mit Bakterien besiedelt ist, die gar keinen Wasserstoff produzieren können. Dann zeigt sich im Atemtest kein Wasserstoff, obwohl keine Laktase zum Abbau der Laktose im Darm bereitsteht. Diese so genannten »non H_2 responder« entlarvt ein zusätzlicher Atemtest mit Laktulose.

Diese Sonderfälle sind selten. Hier können jedoch zusätzlich die auftretenden Durchfälle und Blähungen zur Auswertung herangezogen werden. In diesem Falle wird man Ihnen einen weiteren Diagnose-Sicherungstest empfehlen, beispielsweise den Bluttest.

Achten Sie auch unbedingt darauf, den H_2-Atemtest nicht nach Antibiotikatherapien oder Darmspiegelungen durchführen zu lassen, da diese die Darmflora ungünstig beeinflussen und deshalb ebenfalls das Ergebnis beeinträchtigen. Hier ist eine Wartefrist von etwa 4 Wochen einzuhalten, damit sich die Darmflora regenerieren kann.

Für Interessierte gibt es von Klaus Wetzel eine wissenschaftliche Arbeitsanleitung für Ärzte und medizinische Hintergründe im Internet (Anhang F, 16).

5.4 Laktose-Belastungstest (Bluttest)

Wie beim Atemtest müssen beim Laktose-Belastungstest nach Abnahme des Referenz-Blutzuckerwertes auf nüchternen Magen 50g in Wasser gelöste Laktose getrunken werden. Danach werden in 30minütigen Abständen 6 Blutproben aus der Fingerspitze genommen. Wenn der Milchzucker bei einem vorliegenden Laktasemangel nicht in Glukose und Galaktose aufgespalten wird, geht kein Zucker in das Blut über. Der Mehrfachzucker Laktose ist zu groß, um die Darmschleimhaut passieren zu können, dies können nur die kleineren Einfachzucker-Moleküle Glukose und Galaktose. Fehlt die Aufspaltung, kann kein oder nur ein geringer Anstieg des Blutzuckers gemessen werden. Beträgt der Anstieg weniger als 20 ml/dl Blut, kann von einem Laktasemangel ausgegangen werden. Die Diagnose Laktose-Intoleranz ist gesichert.

Der Vorteil des Bluttestes gegenüber dem Atemtest ist, dass er in jeder Praxis durchführbar ist und dass er wesentlich weniger Geld kostet.

5.5 Dünndarmbiopsie

Mit einer Dünndarmbiopsie kann man zweifelsfrei feststellen, ob die Zellen der Dünndarmwand Laktase bilden können. Dazu wird während einer Darmspiegelung ein kleines Stückchen Darmschleimhaut entnommen und untersucht. Weil diese Untersuchung für den Patienten belastend und außerdem teuer ist, werden zur Abklärung »nur« einer Laktose-Intoleranz andere Methoden bevorzugt. Wenn jedoch wegen anderer Darmerkrankungen, in deren Folge öfters eine LI auftritt, wie beispielsweise einer Zöliakie oder Morbus Crohn, eine Darmspiegelung durchgeführt wird, kann auch die Laktose-Intoleranz auf diese Weise mit diagnostiziert werden.

5.6 Gentest

Seit wenigen Jahren gibt es die Möglichkeit, die Veranlagung zu einer Laktose-Intoleranz, also eine primäre LI, mit der Analyse des entsprechenden DNA-Abschnittes zu erkennen (DNA = Desoxy-Ribonuklein-Säure (Säure in Englisch: Acid, daher die Abkürzung)). In der DNA sind unsere gesamten Anlagen gespeichert, also auch die Eigenschaft, ob Laktase gebildet werden kann oder nicht.

Der Gentest kann jedoch bisher weder den Zeitpunkt noch die Ausprägung offen legen, wann und bis zu welchem Grad die Laktase-Bildung im Darm reduziert wird. Aus diesem Grunde ist der Test nach heutigen Stand der Technik erstens wenig aussagekräftig und zweitens noch unverhältnismäßig teuer. Besteht jedoch bereits der durch andere Diagnosesicherungs-Methoden begründete Verdacht auf eine (primäre) Laktose-Intoleranz, so kann dieser durch den Gentest bestätigt werden.

6 Reizdarm-Syndrom (RDS)

Weil das Reizdarm-Syndrom (RDS oder auch Colon irritabile) bei sehr vielen LI-Betroffenen auftritt und ihr Leben (mit-)bestimmt, soll diesem Symptomen-Komplex hier ein eigenes Kapitel gewidmet sein. Eine laktosefreie Diät wird Sie meist nicht sofort von Ihrem Reizdarm befreien, und Sie werden auch unter der Diät noch ab und an von diesem unliebsamen »Bekannten« heimgesucht werden. Aber je besser Sie Ihre Ernährung im Griff haben, desto seltener wird Ihr Darm gereizt reagieren, und nach und nach wird auch das RDS für Sie seinen Schrecken verlieren.

6.1 Definition des RDS

Das Reizdarm-Syndrom wird definiert als Funktionsstörung des Verdauungstrakts mit chronischen Beschwerden wie Bauchschmerzen, Stuhlunregelmäßigkeiten (Wechsel zwischen Durchfall und Verstopfung) und Blähungen. Zur Abgrenzung einer Nahrungsmittel-Unverträglichkeit dient die Tatsache, dass die Beschwerden in Entspannungs-Situationen (Wochenenden, Urlaub) und nachts deutlich besser werden oder sogar ganz verschwinden.

Der Arzt kann keine krankhaften Organveränderungen feststellen. Der Reizdarm ist weder ansteckend noch führt er auch bei langjährigem Beschwerdeverlauf zu Krebs. Das Syndrom (Symptomen-Komplex) beginnt typischerweise zwischen dem 20. und 40. Lebensjahr, oftmals auch in Folge einer Laktose-Intoleranz oder einer Zöliakie-Erkrankung. Frauen sind etwa zwei- bis dreimal so häufig betroffen wie Männer.

Die Ursachen für das Auftreten eines Reizdarm-Syndromes sind heute noch immer nicht ganz geklärt. Vermutet wird u.a. eine Beteiligung des Botenstoffes Serotonin, der bei der Nervenreizleitung für die Steuerung der Darmfunktion und der Schmerzwahrnehmung mit verantwortlich ist. Der gesamte Darm ist von einem empfindlichen Nervengeflecht durchsetzt und umgeben, das jede Bewegung registriert und zur Bewertung an das Gehirn weitergibt. Darüber hinaus wird der Darm von Nerven versorgt, die diese Motorik sowie die Produktion von Verdauungssekreten auslösen und steuern. Diese Nerven sind willentlich nicht beeinflussbar wie beispielsweise diejenigen, die die Arm- oder Beinmuskulatur zu Bewegungen anregen.

Man nennt diese Darmnerven auch das »enterische Nervensystem« oder sehr treffend auch das »Bauchhirn«. Besteht ein unverhältnismäßiges Angebot an Serotonin, so könnte das enterische Nervensystem einerseits die Darmbewegungen dem Nahrungsangebot unangepasst steigern und andererseits im Hirn eine falsche Interpretation der normalen Darmbewegungen entstehen lassen, die von Menschen ohne RDS überhaupt nicht registriert, von Betroffenen jedoch als schmerzhaft wahrgenommen werden.

Die Tatsache, dass dieses Nervensystem nicht bewusst gesteuert und beeinflusst werden kann, macht die Behandlung eines Reizdarm-Syndromes so schwierig und langwierig.

Als weitere Ursache wird auch eine Beteiligung der weiblichen Sexualhormone nicht ausgeschlossen, wodurch sich die Häufung des RDS bei Frauen erklären könnte.

Tritt das Reizdarm-Syndrom in Verbindung mit einer Laktose-Intoleranz auf, könnte das Fehlen des beruhigend und heilend wirkenden Schleimzuckers als verstärkende Komponente in Betracht kommen, denn bei Vorliegen einer LI findet keine Aufspaltung der Laktose in Glukose und Galaktose statt. Meist werden bei einem Reizdarm-Syndrom auch pflanzliche Nahrungsmittel mit einem hohen Galaktosegehalt gemieden, wie beispielsweise die blähenden Hülsenfrüchte, so dass auch diese Quellen nicht genutzt werden, was insgesamt eine geringere Aufnahme von Schleimzucker nach sich zieht.

6.2 Symptome des RDS (Rom-II-Kriterien)

Nach den 1988 in der italienischen Hauptstadt entwickelten Rom-Kriterien (mittlerweile überarbeitet als Rom-II-Kriterien) gibt die Deutsche Gesellschaft für Verdauungs- und Stoffwechselerkrankungen (DGVS) folgende Symptome als typisch an, damit ein RDS diagnostiziert werden kann:

- Schmerzen und Krämpfe im Unterbauchbereich, die sich nach dem Stuhlgang bessern.
- Veränderungen der Konsistenz des Stuhlganges (hart oder breiig, wässrig oder wechselnd). Passage mühsam mit dem Gefühl einer unvollständigen Entleerung. Zusätzlich Schleimabgang. Häufige Frequenz.
- Blähungen und Überblähungsgefühl des Bauches.

Die Symptome treten meist nur tagsüber auf, Zeiten der Entspannung und die Nächte werden eher als beschwerdefrei empfunden.

Je nach überwiegenden Symptomen können die Reizdarm-Patienten in vier Typen-Gruppen eingeteilt werden:

- Diarrhoe-Typ
  Etwa 31% der RDS-Betroffenen gehören zum Diarrhoe-Typ. Durchfälle sind das vorherrschende Symptom.
- Obstipations-Typ
  Etwa 21% der RDS-Betroffenen gehören zum Obstipations-Typ. Verstopfungen sind das vorherrschende Symptom dieses Typs.
- Schmerz-Typ
  Etwa 21% der RDS-Betroffenen gehören zum Schmerz-Typ. Schmerzen im Unterbauchraum sind das vorherrschende Symptom dieses Typs.
- Wechsel zwischen Diarrhoe und Obstipation
  Etwa 27% der RDS-Betroffenen gehören zu diesem Typ. Ständige, quälende Wechsel zwischen Durchfällen und Verstopfung kennzeichnen diesen Typ des Reizdarm-Syndromes.

Es gibt weitere Beschwerden, die nicht den Magendarm-Trakt betreffen, die jedoch häufig bei Menschen mit Reizdarm-Syndrom auftreten:

- Kopfschmerzen und Migräne
- Rückenschmerzen
- Müdigkeit, Schlafstörungen
- Konzentrationsschwierigkeiten
- Angst und Depressionen

Natürlich treten solche Beschwerden ab und an bei vielen Menschen auf. Sind sie jedoch über einen längeren Zeitraum (nach Rom-II-Definition mindestens 12 Wochen pro Jahr) und zusätzlich zu den o.a. Symptomen vorhanden und kann der Arzt keine anderen Ursachen feststellen, so wird die Diagnose »Reizdarm-Syndrom« gestellt.

6.3 Auslöser und Verstärker des RDS

Folgende Umstände können u.a. die Reizdarm-Symptome auslösen oder verstärken:

- Seelische Belastung wie Ärger und Stress oder körperliche Überbeanspruchung.
- Unbekömmliche Speisen und Getränke, beispielsweise auch Nahrungsmittel-Unverträglichkeiten wie die Laktose-Intoleranz oder auch eine Zöliakie.
- Falsches Essverhalten, z.B. zu hastiges Essen und Verschlucken von Luft.

6.4 Diagnosesicherung des RDS

Nachdem die Rom-II-Kriterien ermittelt wurden und ein Reizdarm-Syndrom nahe liegt, müssen zum Ausschluss anderer Erkrankungen unbedingt folgende Untersuchungen durchgeführt werden, denn die Diagnose eines Reizdarm-Syndromes ist zu allererst eine Ausschluss-Diagnose, d.h. es werden alle anderen Erkrankungen, die ähnliche Symptome hervorrufen, mit einer geeigneten Diagnostik ausgeschlossen:

- Laboruntersuchungen des Stuhls auf Blut, Bakterien oder Parasiten.
- Ultraschalluntersuchung des Bauches (Abdomen-Sonographie) zum Ausschluss u.a. von Gallensteinen oder Erkrankungen der Bauchspeicheldrüse und Leber.
- Endoskopische Untersuchung des Mastdarms und/oder des Dickdarms, Röntgenuntersuchung des Dünndarms zum Ausschluss von Tumoren, Divertikeln (sackförmige Einstülpungen der Darmwand), Polypen (Ausstülpungen der Schleimhaut in den Darm) und Entzündungen.
- Im Zuge dieser Untersuchungen kann gleich eine Biopsie zur Sicherung der Laktose-Intoleranz durchgeführt werden (siehe auch Kapitel 5, Diagnosesicherungs-Methoden).
- Nicht zuletzt gehört auch ein Gespräch zur psychosomatischen Untersuchung in diesen Katalog. Das RDS beinhaltet zwar so gut wie immer eine psychische Komponente, tiefer gehenden Störungen oder Traumata (seelische Verletzungen) aus der Vergangenheit sollte aber auf jeden Fall durch fachlich kompetente Diagnostiker nachgegangen werden.

Liegt zusätzlich eine LI vor, ist die Abgrenzung zwischen Reizdarm-Syndrom und Laktose-Intoleranz nicht immer einfach. Es ist aber relativ unerheblich, welchem Beschwerde-Komplex ein Symptom zuzuordnen ist, man muss sich auf eine Vermeidung von auslösenden Faktoren für beide Syndrome einstellen. Leider nehmen sich die Ärzte in Zeiten leerer Kassen nur sehr wenig Zeit, um ein Reizdarm-Syndrom sorgfältig zu diagnostizieren. Wenn Ihnen die

Beratung Ihres Arztes nicht genügt, und Ihre Beschwerden nicht nachlassen, bestehen Sie auf einer gründlichen Aufnahme der Anamnese (Aufnahme der Krankengeschichte) und weiteren Tests. Ggf. können Sie auch den Arzt wechseln. Bevorzugen Sie bei der Wahl des Facharztes einen Gastroenterologen. Adressen in Ihrer Nähe nennt Ihnen die Krankenkasse.

In Köln gibt es das erste Becken-Bauch-Zentrum, in dem von Ärzten der verschiedensten Fachrichtungen mit zahlreichen Diagnoseverfahren ohne medizinbürokratische Hürden Ihren Beschwerden u.a. im Magendarm-Trakt nachgegangen werden kann. Durch diese fachübergreifende Zusammenarbeit wird der Patient nicht mehr »von Pontius zu Pilatus« geschickt, was auf der einen Seite zeitaufwändige und Nerven zermürbende Doppeluntersuchungen vermeidet, und auf der anderen Seite auch überflüssige Kosten für die Krankenkassen einspart. Ein solches Zentrum, in dem Sie nach Überweisung durch Ihren behandelnden Arzt stationär oder ambulant eine sichere Diagnose für unklare Beschwerden innerhalb von zwei Tagen bekommen, halte ich für eine sehr sinnvolle Einrichtung, die Schule machen sollte. Die Adresse finden Sie im Anhang.

In Berlin gibt es in der Charité ein so genanntes Allergie-Centrum, das sich neben der Allergie-Diagnostik u.a. auf die Problematik des Reizdarm-Syndromes spezialisiert hat. Die Adresse finden Sie ebenfalls im Anhang.

6.5 Behandlung des RDS

Weil die Ursachen des Reizdarm-Syndromes noch nicht gänzlich geklärt sind, kann eine Behandlung noch nicht alle Ursachen beheben, sondern muss sich teilweise auf die Linderung der Symptome beschränken. Hierbei unterscheiden sich die Behandlungs-Formen je nach Typ-Gruppe des Reizdarm-Syndromes: Diarrhoe-Typ, Obstipations-Typ, Schmerz-Typ und der Wechsel-Typ müssen selbstverständlich mit unterschiedlichen Therapien und ggf. Medikamenten behandelt werden.

Diagnose und Behandlung des Reizdarm-Syndromes müssen im Gegensatz zur Laktose-Intoleranz immer von einem Arzt durchgeführt und begleitet werden, da andere Erkrankungen ausgeschlossen werden müssen, die ähnliche Beschwerdebilder hervorrufen können, wie z.B. Tumore im Bauchraum oder entzündliche Vorgänge wie Morbus Crohn oder eine Zöliakie. Eine Mitarbeit der Patienten ist jedoch unerlässlich. Wie auch die Laktose-Intoleranz wird das RDS sehr stark durch eine aktive Mithilfe des Betroffenen beeinflusst. Suchen Sie sich einen Arzt (Gastroenterologen) oder auch einen Heilpraktiker. Bei letzterem sind Sie aufgrund des ganzheitlichen Behandlungsansatzes in den meisten Fällen in guten Händen, wenn zuvor von schulmedizinischer Seite andere Erkrankungen ausgeschlossen wurden. Wegen der langen Behandlungsdauer ist ein ungestörtes Vertrauensverhältnis zum Arzt bzw. Heilpraktiker notwendig. Sollten Sie beim ersten Versuch nicht zufrieden sein, scheuen Sie sich nicht, frühzeitig den Behandler zu wechseln, um einen dauerhaften Erfolg zu garantieren, denn Sie werden mit dieser Person über einen sehr langen Zeitraum zusammenarbeiten müssen.

Leider wird von vielen Ärzten das RDS immer noch als eine Erkrankung mit eher weniger gravierenden psychischen Ursachen abgewertet und auf die leichte Schulter genommen, und der Patient wird mit Ratschlägen wie »sorgen Sie für weniger Stress« abgespeist. Hier tragen sicherlich auch die derzeit herrschenden Abrechnungs-Modalitäten mit den gesetzlichen Krankenkassen eine Mitschuld, die eine ausführliche, zeitaufwändige Anamnese und Diagnostik nicht adäquat honorieren. Auch an dieser Stelle wird nicht die meist vorhandene psychische Komponente bestritten, jedoch ist mit solch lapidaren Ratschlägen keinem geholfen. Außerdem stellt jede psychische Ursache für den Betroffenen ein schwerwiegendes Problem dar, deren Entstehung unbedingt ermittelt und behandelt werden sollte. Die gesamte Behandlung ist jedoch ein großer Komplex, wobei alle Maßnahmen gleichberechtigt nebeneinander stehen und sich gegenseitig ergänzen müssen.

- Eine psychotherapeutische Behandlung muss deshalb das Übel bei der Wurzel packen und beseitigen.
- Sehr förderlich sind selbst anzuwendende Techniken wie Entspannungsübungen, Yoga, Autogenes Training oder die Progressive Muskelentspannung nach Jacobson, nachdem diese in angeleiteten Kursen erlernt wurden.
- Hinzu kommt eine Diät – in unserem Falle laktosefrei, weiterhin der Verzicht auf blähende Speisen wie Kohl, Zwiebeln, Hülsenfrüchte usw.
- Die einschlägige Literatur empfiehlt die Vermeidung scharfer Gewürze. Es gibt jedoch auch Erfahrungen, dass solche Gewürze in Maßen durchaus auch therapeutisch eingesetzt werden können, da sie die Schleim-

- bildung in Magen und Darm fördern und außerdem die Freude am Essen wecken bzw. erhalten. Dies ist individuell vorsichtig auszutesten.
- Getränke wie Kaffee und Schwarztee, die den Darm reizen, sind zu meiden, weil sie anregend auf die Darmperistaltik wirken. Nach einer Eingewöhnungszeit, bei der Sie vollkommen auf diese Genussmittel verzichten, können Sie testen, ob eine Tasse Kaffee oder Tee pro Tag als kleine Entspannungs-Auszeit toleriert wird, wenn sie nicht »mal so eben zwischendurch herunter geschüttet«, sondern eher zelebriert wird. Auch Alkohol ist natürlich in großen Mengen nicht förderlich, ein kleines Glas Wein oder Bier am Abend kann nach einer konsequenten Abstinenz-Phase vielleicht später eine feierliche Angelegenheit sein.
- Speisen und Getränke sollten Sie immer nur in kleinen Portionen zu sich nehmen, um den Magen nicht zu überladen.
- Schlingen Sie das Essen nicht so nebenbei herunter, denn beim hastigen Essen wird viel Luft geschluckt, die hinterher als Blähungen belasten. Machen Sie Ihre Mahlzeiten zu einer bewussten und entspannenden Erholung.
- Ballast- und Quellstoffe wie Leinsamen oder Kleie und Flohsamen eignen sich zur Regulierung der Stuhlkonsistenz.
- Blähungen behandeln Sie sanft mit Kamille, Kümmel, Fenchel, Anis oder auch Pfefferminze.
- Vom Arzt können bei entsprechend gravierenden Beschwerden vorübergehend auch krampflösende oder schmerzstillende Mittel verschrieben werden. Bei Bedarf kann ein Facharzt für Psychiatrie oder psychosomatische Medizin auch Medikamente gegen Depressionen (Antidepressiva) verordnen.
- Rauchen ist Gift beim Reizdarm-Syndrom (und nicht nur hier) und sollte, wenn möglich, unterlassen werden. Nikotin wirkt sehr schädlich auf den ohnehin schon gereizten Darm. Wenn Sie es nicht sofort schaffen, diese Sucht aufzugeben, so schränken Sie den Zigarettenkonsum wenigstens auf die kleinste mögliche Anzahl ein. Auf keinen Fall rauchen Sie auf nüchternen Magen, da hier die »durchschlagende Wirkung« auf Ihren Darm am größten ist.

Als weitere unterstützende Maßnahmen empfehlen sich entspannende Sportarten (also kein Leistungssport) wie Spazieren gehen, Wandern, Walken, Schwimmen oder Radfahren, sofern es Ihnen Freude bereitet. Jeder Zwang würde jedoch erneut Stress erzeugen und den Erfolg unterminieren.

Wenn Sie Ihren inneren Schweinehund nicht allein überwinden können, dann verabreden Sie sich mit Gleichgesinnten. Dies fördert nebenbei auch noch Ihre vielleicht vernachlässigten sozialen Kontakte.

Eine Wärmflasche auf dem Bauch oder auch sanfte Massagen in Richtung der Darmschlingen, also im Uhrzeigersinn (siehe Bild 2, Seite 36), ohne oder mit wohlriechenden oder ätherischen Ölen, können Beschwerden lindern. Manche Patienten empfinden aber gerade dies als unangenehm – probieren Sie es aus.

Führen Sie ein Tagebuch, in dem Sie Ihren Tagesablauf festhalten und Ihre Mahlzeiten aufzeichnen. Parallel dazu tragen Sie Ihr Befinden ein, um den Tätigkeiten oder Nahrungsmitteln, die Ihre Beschwerden verursachen, auf die Spur zu kommen. Auch ein – natürlich subjektives – Stresstagebuch ist sicherlich aufschlussreich. Vielleicht ergibt sich bei genauerem Nachdenken die eine oder andere Möglichkeit zum Abstellen der Ursachen.

RDS-Patienten haben ein verstärktes Schmerzempfinden. Entgegen sonstigen Empfehlungen, bei denen dringend geraten wird, die Signale des Körpers grundsätzlich ernst zu nehmen, sollten Sie beim Reizdarm-Syndrom jedoch verstehen, dass die Schmerz-Reize, die Sie wahrnehmen, keinen adäquaten Ursachen zuzuordnen sind. Verlernen Sie, den Schmerz als solchen wahrzunehmen, je nach Stärke anfangs eventuell mit medikamentöser Unterstützung. Akzeptieren Sie die Signale als Unwohlsein, das zunächst noch hingenommen werden muss. Nach einem unter Umständen länger andauernden Lernprozess werden Sie diese Reize später nicht mehr bewusst wahrnehmen, wie es bei Menschen ohne RDS üblich ist. Nicht jede Darmbewegung bedeutet am Schluss mehr Schmerz, sondern wird später wie bei gesunden Menschen vielleicht nur als kleines Bauchgrummeln registriert. Doch ganz bestimmt ist der Weg bis dahin lang, es wird mit Sicherheit Rückfälle geben. Drei Schritte vorwärts und zwei zurück werden wahrscheinlich normal sein – lassen Sie sich trotzdem nicht entmutigen.

6.6 Prognose bei RDS

Das Reizdarm-Syndrom ist nicht bösartig und es zieht auch keine bösartigen Krankheiten wie Krebs nach sich. Auch wenn die Darmwände ständig gereizt sind, und teilweise sogar Darmwand-Entzündungen nachgewiesen werden können, führt dies später nicht zu unheilbaren Erkrankungen. Da sich die Beschwerden eines unbehandelten RDS jedoch gravierend auf das Allgemeinbefinden und damit letztendlich auf die körperliche und seelische Gesundheit auswirken, kommt es häufig vor, dass die Betroffenen aus dem Arbeitsleben ausscheiden und sich frühverrenten lassen müssen.

Dadurch, dass Sie die Laktose-Intoleranz als eine der wichtigsten Ursachen erkannt haben und anfangen, die damit verbundenen Probleme zu beseitigen, haben Sie die große Chance, auch das Reizdarm-Syndrom in den Griff zu bekommen. Vernachlässigen Sie dabei aber auf keinen Fall die anderen Komponenten und deren Behandlung. Das Reizdarm-Syndrom ist ein Komplex, dessen sämtliche Symptome behandelt werden sollten, um eine nachhaltige Heilung zu erzielen.

6.7 Unterscheidungsmerkmale RDS und LI

Viele Symptome, unter denen Sie leiden, können nicht eindeutig dem einen oder anderen Syndrom zugeordnet werden. Einige Beschwerden und vor allem die Zeitpunkte sagen jedoch aufgrund des Auftretens etwas über den einen oder anderen Symptomen-Komplex aus.

Tritt beispielsweise sofort oder wenige Minuten nach dem Verzehr von laktosehaltigen Speisen Durchfall auf, so ist dieser nicht verursacht durch die LI-typischen Vorgänge im Darm, weil der unverträgliche Stoff noch gar nicht dort angekommen ist. Die Erwartungshaltung »jetzt kommt bestimmt bald Durchfall« erfüllt sich (self-fullfilling prophecy). Die Ursache in diesem Fall ist also psychisch und damit eindeutig dem Reizdarm-Syndrom zuzuordnen.

Bessern sich die Beschwerden im Urlaub, am Wochenende, in Ruhephasen oder bei Nacht, so sind diese Symptome dem RDS zuzuordnen, denn laktosebedingte Vorgänge im Darm finden unabhängig von Tageszeiten, Ruhe oder Stress statt. Für die Behandlung ist eine konkrete Unterscheidung jedoch relativ unerheblich. Leiden Sie sowohl an einer Laktose-Intoleranz als auch an einem Reizdarm-Syndrom, so müssen Sie auf jeden Fall eine konsequente Diät einhalten und viele Aspekte beachten, was letztendlich beide Beschwerdebilder bessern wird.

7 Weitere Nahrungsmittel-Unverträglichkeiten und Abgrenzungsmöglichkeiten

Schwerwiegende Symptome können auch von Lebensmittelallergien ausgelöst werden. Diese sollen jedoch mit Ausnahme der Milcheiweißallergie (vergl. Kapitel 7.3, Milcheiweißallergie) in diesem Buch nicht besprochen werden, weil sie grundsätzlich andere Behandlungsmethoden erfordern als Nahrungsmittel-Unverträglichkeiten. Sollten Sie an einer Allergie leiden, so empfiehlt sich nach der Diagnosestellung durch einen Allergologen neben der Begleitung durch den Facharzt die Fachliteratur. Weiterhin können Sie durch eine Mitgliedschaft im Deutschen Allergie- und Asthmabund e.V. Informationsmaterial abonnieren, die Adresse finden Sie im Anhang. in der Mitglieder-Zeitung »Allergie konkret« gibt es viele wertvolle Hinweise, und darüber hinaus können Sie auch aus einem reichhaltigen Ratgeber-Angebot wählen.

Neben der Laktose-Intoleranz gibt es Unverträglichkeiten anderer Stoffe, die wir mit unserer Nahrung zu uns nehmen. Es ist wichtig, die verschiedenen Intoleranzen zu kennen und ggf. gegeneinander abzugrenzen. Wenn Sie an mehreren Nahrungsmittel-Unverträglichkeiten gleichzeitig leiden, ist es unerheblich, welche Beschwerden von welchem Stoff herrühren. Zur Abklärung des Vorhandenseins der einzelnen Syndrome müssen Sie diese jedoch genau kennen und ggf. ausschließen.

7.1 Intestinale Fruktose-Intoleranz

Als zusätzliche Unverträglichkeit oder auch allein, also ohne Vorliegen einer Laktose-Intoleranz kann eine intestinale Fruktose-Intoleranz (FI) vorhanden sein. Sie ist kein Folge-Symptom der LI, sondern ebenso wie die Laktose-Intoleranz die Malabsorption (fehlende oder mangelhafte Aufnahme) eines Stoffes, in diesem Falle des Fruchtzuckers, durch zuwenig oder gänzlich fehlende Enzyme. Sie tritt erst im Erwachsenenalter auf und ist nicht lebensbedrohlich, eine konsequente Diät ist aber, genauso wie bei der Laktose-Intoleranz, auch hier notwendig, um Verdauungsbeschwerden zu vermeiden, die großteilig denen der LI gleichen. Der Begriff »intestinal« leitet sich von dem lateinischen »intestinum« her und bedeutet »innen liegend« und meint in diesem Falle den Darm.

Es gibt auch eine angeborene Form der Fruktose-Intoleranz, die hereditäre Fruktose-Intoleranz (HFI) (hereditas = Vererbung, lat.). Dies ist eine äußerst ernste Erkrankung, deren Nicht- oder Falsch-Behandlung lebensbedrohlich ist, bzw. zu schwersten Schäden des Säuglings führt. Auf diese erbliche Krankheit soll jedoch an dieser Stelle nicht eingegangen werden. Die Diät bei der HFI ist grundsätzlich anders als die der intestinalen Fruktose-Intoleranz, und es empfiehlt sich neben unbedingt erforderlicher ärztlicher Diagnose und Begleitung die ausführliche, einschlägige Fachliteratur.

Anders als der Zweifachzucker Laktose, der mit dem Enzym Laktase in die verwertbaren Bestandteile zerlegt wird, muss der Einfachzucker Fruktose nicht mehr aufgespalten werden. Zur Passage durch die Dünndarmwand ins Blut ist jedoch ein Transportprotein notwendig, das GLUT-5 heißt (GLUkose-Transporter). Ist GLUT-5 nicht in ausreichender Menge vorhanden, so können die Fruktose-Moleküle nicht vollständig von der Darmwand aufgenommen werden und gelangen zu einem kleineren oder größeren Teil in den Dickdarm, wo sie von Bakterien zersetzt werden. Dabei bilden sich Gase und Fettsäuren, die zu Blähungen und Durchfall führen.

Aufgrund der Tatsache, dass die Darmbakterien den Fruchtzucker neben kurzkettigen Fettsäuren zu Methan (CH_4), Kohlendioxid (CO_2) und auch zu Wasserstoff (H_2) zersetzen, kann die FI mit dem gleichen Atemtest wie die LI diagnostiziert werden. Hier wird jedoch nach Aufnahme des Nüchternwertes keine Laktose als Testmedium getrunken, sondern 25ml reine Fruktose. Im Abstand von jeweils 30 Minuten wird der Gehalt des Wasserstoffes im Atem gemessen. Der Anstieg gibt einen verlässlichen Hinweis, ob der Testkandidat an einer Fruktose-Intoleranz leidet.

Eine Vermeidungs-Diät bei Fruktose-Intoleranz ist schwerer einzuhalten als bei einer Laktose-Intoleranz, denn Fruchtzucker ist in sehr vielen Lebensmitteln wie Obst, Gemüse und Honig in natürlicher Form enthalten, weiterhin damit in allen aus diesen Lebensmitteln hergestellten Produkten.

Fruchtzucker hat eine höhere Süßkraft als Haushaltszucker (Saccharose). Eine kleinere Menge Fruchtzucker erzeugt den gleichen Süßgrad wie eine größere Menge Haushaltszucker. Deshalb wird Fruktose leider gerne von der Industrie in kalorienreduzierten Nahrungsmitteln eingesetzt. Bei dem heute verbreiteten Schlankheits- und Diätwahn der Verbraucher ist dies ebenso verhängnisvoll wie das verstärkte Zusetzen von Laktose in Nahrungsmitteln. Darüber hinaus setzt beim Verzehr von fruchtzuckergesüßten Nahrungsmitteln das Sättigungsgefühl erst verspätet ein, so dass größere Mengen dieser Produkte konsumiert werden, was den Absatz steigert und den Profit der Hersteller maximiert. Auch in Säften, vor allem in Multivitaminsäften und sogar in Medikamenten kann Fruktose zugesetzt sein. Hierbei sind besonders flüssige Medikamente zu erwähnen, weil diese dann gut schmecken. Dies ist besonders fatal, weil Tabletten oftmals für LI-Betroffene wegen des Laktosegehaltes nicht infrage kommen. Ein Ausweichen auf Tropfen ist für Menschen mit einer zusätzlichen Fruktose-Intoleranz dann leider auch nicht möglich. Hier müssen Sie unbedingt den Beipackzettel beachten, bzw. sich ausführlich vom Arzt oder Apotheker beraten lassen.

Die natürlichen Quellen von Fruchtzucker sind, wie der Name schon sagt Früchte, aber auch viele Gemüsesorten wie rote und gelbe Paprika oder auch Kohlrüben, verschiedene Bohnensorten und Weißkohl. Besonders reich an Fruchtzucker sind Äpfel, Birnen, Hagebutten und Weintrauben. Honig enthält sogar ca. 40% Fruktose. Mehr als gehaltvoll in Bezug auf die Fruktose ist Trockenobst, weil sich hier die Bestandteile durch den Wasserentzug konzentrieren.

Der Einfachzucker Fruktose ist in vielen Mehrfachzuckern enthalten und wird bei der Aufspaltung während der Verdauung freigesetzt. So ist der Fruchtzucker als freie Form und auch gebunden vorhanden in

- Haushaltszucker (Saccharose), einem Gemisch aus den Einfachzuckern Fruktose und Glukose
- Inulin, einem Kohlenhydrat, das aus Fruktose aufgebaut ist
- Sorbit, einem chemischen Abkömmling der Glukose, der als Zuckeraustauschstoff vor allem bei Diabetikerprodukten verwendet wird. Sorbit wird im Körper in Fruktose umgewandelt
- Invertzucker, einem Gemisch aus Fruktose und Glukose

Bei allen diesen Stoffen ist also bei Vorliegen einer Fruktose-Intoleranz die gleiche Zurückhaltung angeraten, wie beim Verzehr von fruchtzuckerhaltigen Nahrungsmitteln.

Zusätzlich zum Zuckeralkohol Sorbit sollten auch alle anderen Zuckeralkohole gemieden werden. Sie tragen folgende Bezeichnungen auf den Zutatenlisten:

- Isomalt / Isomaltitol (E 953)
- Lactit / Lactitol (E966)
- Maltit / Maltitol (E 965)
- Mannit / Mannitol (E 421)
- Sorbit / Sorbitol (E 420)
- Xylit / Xylitol (E 967)

Am sichersten ist es, wenn Sie anfangs alle Süßstoffe aus der Nahrung weglassen. Achten Sie hier auf Bezeichnungen wie »Zucker«, »Zuckerstoffe«, »Zuckerarten« und »Zucker-Austauschstoffe«. Sie können sich später langsam an die einzelnen Stoffe herantasten und schauen, ob die eine oder andere Substanz vertragen wird.

Achtung

Fast alle Zahnpasten enthalten Sorbit oder Xylit, damit sie besser schmecken. Da es nicht auszuschließen ist, dass diese Zucker-Ersatzstoffe über die Schleimhäute aufgenommen werden, sollten Sie auch auf die Zutatenlisten von Zahnpflegeprodukten schauen. Es wird angegeben, dass Sorbit nicht zahnschädlich sei. Dies entspricht nicht der Wahrheit. Sorbit kann genauso wie Saccharose (Haushalts- oder Kristallzucker) von den Karies-Bakterien verwertet werden. Wegen der Zahn schädigenden Wirkung sollten sich eigentlich nicht nur Menschen mit Fruktose-Intoleranz, sondern alle Verbraucher nur für Zahnpasten ohne diese Zusatzstoffe entscheiden.

Ein Tipp

Bei der Verwertung von Fruktose ist es von Vorteil, wenn die Nahrungsmittel zusätzlich zum Fruchtzucker auch Traubenzucker enthalten. Bei einem ausgeglichenen Verhältnis von Fruchtzucker zu Traubenzucker ist die Verträglichkeit deutlich gesteigert. Verzehrt ein FI-Betroffener zusätzlich zu einem fruktosereichen Lebensmittel Traubenzucker, so werden die Beschwerden offenkundig gemildert.

Es gibt viele weitere Tricks und Tipps, wie Sie sich im Falle einer Fruktose-Intoleranz das Leben erleichtern können. Sie alle aufzuzählen, würde den Umfang dieses Buches sprengen. Sollten Sie zusätzlich zur Laktose-Intoleranz an einer Fruktose-Intoleranz leiden, empfehle ich Ihnen, sich eingehender mit der einschlägigen Fachliteratur zu beschäftigen.

In den meisten Fällen, in denen Sie – insbesondere als LI- und RDS-Betroffener – mit Verdauungsbeschwerden auf Fruktose reagieren, liegt jedoch keine »echte« Fruktose-Intoleranz vor. Da Fruktose, wie bereits erwähnt, aus selbstsüchtigem und unverantwortlichem Profitstreben überflüssigerweise von den Herstellern vielen Nahrungsmitteln beigefügt wird, reicht zum einen der Vorrat an Transportproteinen nicht aus, um diese Menge zu verdauen. Zum anderen wird Fruktose ohnehin nur sehr langsam abgebaut, so dass bei Verzehr von größeren Mengen der Fruchtzucker Wasser an sich bindet, was eine flüssigere Konsistenz des Stuhlganges und damit Durchfall nach sich zieht. Die nicht abgebaute, in den Dickdarm gelangende Fruktose wird dort von Darmbakterien zersetzt, wobei Gase entstehen, die für Blähungen sorgen.

»*Wer glaubt, dass er sensibel auf den Fruchtzucker reagiert, sollte anstelle des Spezialisten für Fruktosemalabsorption lieber nach versteckter Fruktose in Speisekammer und Kühlschrank fahnden, auf alle mit Fruchtzucker versetzte Mixturen eine Weile verzichten und als Alternative auch nicht unbedingt drei Äpfel auf einmal essen.*

Außerdem sollte man Nahrungsmittel meiden, die Sorbit oder andere sogenannte Zuckeralkohole enthalten, wie Mannitol, Isomalt und Xylit, weil sie die Aufnahme von Fruktose zusätzlich stören.« (Anhang F, 13)

Wenn Sie sich also mit möglichst vielen naturbelassenen Lebensmitteln ernähren und darüber hinaus für einige Zeit Obst- und Gemüsesorten mit hohem Fruchtzuckergehalt reduzieren, so sollten fruktosebedingte Verdauungsbeschwerden bald der Vergangenheit angehören.

7.2 Histamin-Intoleranz

Ebenso wie bei der Laktose- und bei der Fruktose-Intoleranz ist bei der Histamin-Intoleranz (HI) der Abbau des mit der Nahrung aufgenommenen Histamins durch einen Mangel eines Enzyms, in diesem Falle die Diaminoxidase, behindert.

Histamin ist ein biogenes Amin, d.h. diese organische Stickstoffverbindung (Amin) kommt in natürlicher Form (biogen) in unserem Körper vor. Histamin wird in einer enzymatischen Reaktion aus der Aminosäure Histidin gebildet und wirkt als Gewebehormon und Neurotransmitter (Stoffe, die bei der Reizleitung der Nerven beteiligt sind). Histamin ist für die Kontraktion der glatten Muskulatur u.a. in Darm, Bronchien und Blutgefäßen zuständig und somit an der Peristaltik im Magen-Darmtrakt und auch an der Magensäureproduktion beteiligt.

So genannte Histaminliberatoren (liberare = befreien, lat.) können bei allergischen Reaktionen das inaktive Histamin freisetzen und aktivieren. Die Symptome sind in diesem Fall Juckreiz und Hautrötungen, weiterhin Erbrechen, Durchfall, Magenkrämpfe, Herzrasen, Schwindel, Asthma, laufende oder verstopfte Nase, oder auch Kopfschmerzen bis hin zu Migräne. Die gleichen Symptome können jedoch auch bei einer Histamin-Intoleranz (HI) auftreten. Leider ist Histamin in fast allen Nahrungsmitteln nachweisbar, besonders in länger gelagerten wie Sauerkraut, Wein oder Käse. Aber auch in Fisch, Erdbeeren, Wurst und Hefeprodukten ist reichlich Histamin enthalten.

Neben Histamin gibt es weitere Nahrungsbestandteile, die ebenfalls von Diaminoxidase abgebaut werden, beispielsweise Serotonin (enthalten z.B. in Schokolade) und Tyramin (enthalten z.B. in Bananen). Diese werden verhängnisvollerweise beim Abbau durch die Diaminoxidase bevorzugt, so dass für das Histamin nicht mehr genügend Enzym zur Verfügung steht. Auch dies führt zu den Symptomen der HI.

Neben der Histamin-Intoleranz durch einen Mangel an Diaminoxidase im Erwachsenenalter gibt es einen angeborenen Enzymdefekt, der in diesem Buch ebenso wenig wie die hereditäre Fruktose-Intoleranz Gegenstand sein kann. Eine vorübergehende Form der HI, die durch Schäden an der Darmschleimhaut, beispielsweise durch Magendarm-Infekte ausgelöst werden kann, muss wie eine »normale« HI behandelt werden.

Die Diagnose Histamin-Intoleranz können Sie selbst mithilfe einer Eliminations-Diät und einem Provokationstest stellen (siehe Kapitel 5.2, Eliminations-Diät und Provokationstest). Eine Besserung der Beschwerden der HI wird ebenso wie bei allen anderen Nahrungsmittel-Unverträglichkeiten durch eine weitest gehende Vermeidung von histaminhaltigen und länger gelagerten Nahrungsmitteln erreicht. Sollten Sie zusätzlich zur Laktose-Intoleranz eine Histamin-Intoleranz vermuten, lege ich Ihnen die einschlägige Fachliteratur ans Herz. Sie können sich auch im Internet informieren. Hier gibt es Seiten von Betroffenen oder Seiten von Fach-Institutionen, wie z.B. der Charité in Berlin (Anhang F, 1, 5, 7, 17).

7.3 Milcheiweißallergie

Bei Allergien gegenüber bestimmten Bestandteilen von Nahrungsmitteln erzeugen schon kleinste Mengen des Allergens eine Abwehrreaktion des Körpers. In ungünstigen Fällen kann der Kontakt mit dem Allergen zu einem anaphylaktischen Schock führen, einer schwerwiegenden Komplikation mit drastischem Blutdruckabfall, Organversagen und sogar eventueller Todesfolge, sofern nicht unverzüglich eine geeignete Notfall-Behandlung eingeleitet wird. Bei Nahrungsmittel-Unverträglichkeiten wie der Laktose-Intoleranz werden in den meisten Fällen kleine Mengen des unverträglichen Stoffes toleriert. Aufgrund dieses entscheidenden Unterschiedes sollen die Nahrungsmittelallergien allgemein an dieser Stelle nicht besprochen werden, wegen der Verwechslungsgefahr durch die begriffliche Verwandtschaft wird jedoch für die Milcheiweißallergie eine klare Abgrenzung dargestellt.

Abgesehen von den seltenen Fällen der angeborenen Form, tritt die Laktose-Intoleranz erst in der Adoleszenz (Zeit des Heranwachsens) bzw. beim Erwachsenen auf und ist dann manifest, d.h. sie kann zwar behandelt, aber nicht rückgängig gemacht werden. Die Milcheiweißallergie tritt jedoch überwiegend im Säuglingsalter auf und bildet sich meist bei entsprechender Vermeidungsdiät im Alter von ca. 3 Jahren von alleine zurück, so dass wieder Milcheiweiß verzehrt werden kann. Dies liegt darin begründet, dass auf der einen Seite die Milchproteine die Darmwand eines Säuglings wesentlich leichter durchdringen können als beim Erwachsenen, und andererseits Kleinkinder meist sehr viel mehr Milch trinken als Erwachsene. Um eine äquivalente Proteinmenge aufzunehmen, müsste ein Erwachsener täglich ca. 6 – 8 Liter Milch trinken (Anhang G, 10, 7/1998).

Neben den LI-typischen Verdauungsbeschwerden, die auch bei der Milcheiweißallergie auftreten, unterscheiden sich zusätzliche Symptome deutlich: es können Hautausschläge und Asthma-Anfälle auftreten, die bei einer Laktose-Intoleranz nicht beobachtet werden.

Der Körper reagiert bei einer Allergie bereits auf Spuren des Allergens. Im Falle der Milcheiweißallergie ist das Allergen das Milcheiweiß und nicht der Milchzucker. Bei der Laktose-Intoleranz werden in den meisten Fällen kleine Mengen vertragen. Auf keinen Fall reagiert der Körper auf Spuren von Milchzucker.

Aufgrund all dieser Merkmale ist eine Milcheiweißallergie ganz klar abzugrenzen zu einer Milchzucker-Unverträglichkeit. Lediglich die Begriffe könnten zu Verwechslungen führen – vor allem, wenn die Laktose-Intoleranz von weniger informierten Menschen als »Milchallergie« bezeichnet wird. Sollten Sie jedoch einem anderen Menschen auf die Schnelle Ihre Beschwerden erklären müssen, beispielsweise in einem Restaurant, lassen Sie den Begriff »Allergie« ruhig stehen, denn so versteht er rasch worauf es ankommt. Feinere Unterschiede müssen Sie nicht näher herausarbeiten.

7.4 Abgrenzung verschiedener Nahrungsmittel-Unverträglichkeiten und des Reizdarm-Syndromes

Es ist schwierig, anhand der Symptome eine Laktose-Intoleranz von einer Fruktose-Intoleranz zu unterscheiden – beide erzeugen gleiche oder ähnliche Beschwerden. Wenn Sie auf die Methoden zur Diagnosesicherung der LI verzichten möchten und keinen Erfolg mit einer laktosefreien Diät erreichen, so sollten Sie zusätzlich konsequent auf Fruktose in der Nahrung achten. Wenn bei Ausschluss von Fruchtzucker in der Nahrung eine Besserung eintritt, können Sie austesten, ob »nur« eine FI und keine LI vorliegt, indem Sie beispielsweise zu einer fruchtzuckerfreien Diät ein Glas Milch trinken – folgt Durchfall, liegen Unverträglichkeiten auf beide Stoffe vor. Haben Sie danach keine Beschwerden, leiden Sie »nur« unter einer Fruktose-, nicht jedoch unter einer Laktose-Intoleranz.

Die Abgrenzung zu einer Histamin-Intoleranz ist meist einfacher, da hier neben den LI-typischen Symptomen noch weitere, allergieähnliche Beeinträchtigungen hinzukommen. Häufig tritt nach dem Genuss histaminhaltiger Lebensmittel eine Schwellung der Mundschleimhaut auf, in schlimmeren Fällen sogar Asthma-ähnliche Atembeschwerden. Juckreiz auf der Haut kann hinzukommen oder Augen und Nase können laufen. Die Verdauungsbeschwerden jedoch können wie auch bei der FI nur mithilfe der Elimininations-Diät korrekt zugeordnet werden.

Auch die Unterscheidung zum Reizdarm-Syndrom ist schwierig. Ein wichtiger Unterschied kann jedoch die Diagnose vereinfachen: die Beschwerden des RDS werden in Entspannungssituationen und nachts besser oder verschwinden sogar ganz. Dies ist weder bei der Laktose-, noch bei der Fruktose- und der Histamin-Intoleranz der Fall. Wenn Sie abends unverträgliche Nahrungsmittel zu sich genommen haben, treten die Folgen auch in der Nacht auf.

Wenn Sie sich nicht ganz sicher sind, ob oder an welcher der erwähnten Nahrungsmittel-Unverträglichkeiten Sie leiden, müssen Sie mithilfe eines Verzehrtagebuches (siehe Kapitel 5.1, VERZEHRTAGEBUCH) genau über Ihre Nahrungsmittel und die auftretenden Symptome Buch führen. Dies ist eine sichere Methode, den Verursachern Ihrer Beschwerden auf die Spur zu kommen und sie durch eine geeignete Diät vermeiden zu können. Zugegeben, der Aufwand ist groß, die Mühe wird jedoch durch eine baldige Besserung Ihres Gesamtbefindens belohnt.

Um abzuklären, ob eventuell zusätzlich oder ausschließlich ein Reizdarm-Syndrom vorliegt, ist es weiterhin wichtig, die Zeitpunkte und die Begleitumstände des Auftretens Ihrer Beeinträchtigungen aufzulisten, denn die Beschwerden sind größtenteils identisch wie bei Nahrungsmittel-Unverträglichkeiten, die Zeitpunkte unterscheiden sich jedoch. Wenn Sie an einer Nahrungsmittel-Unverträglichkeit leiden, stellen sich die dazugehörigen Beschwerden unabhängig von Tages- oder Nachtzeiten ein.

Beobachten Sie sich also genau. Dies soll natürlich nicht bedeuten, dass Sie sich ab sofort zu einem Hypochonder entwickeln sollen, der heute an diesem und morgen an jenem, jedoch grundsätzlich immer an irgendeinem Zipperlein leidet. Aber je genauer Sie die Signale Ihres Körpers wahrnehmen, desto eher können Sie die Verursacher Ihrer Leiden entdecken und damit später auch vermeiden. Betrachten Sie dies als Aufgabe auf Ihrem Weg bergauf. Und versuchen Sie dabei ganz bewusst, trotz aller Beschwerden die Sonnenseiten Ihres Lebens zu genießen.

8 Folge-Erkrankungen bei Laktose-Intoleranz

In Folge einer Laktose-Intoleranz kann es zu ernsthaften Erkrankungen kommen, wenn man den Laktasemangel nicht erkennt und ihm mit einer geeigneten Diät begegnet. Meistens leiden die Betroffenen schon jahrelang an der LI und den evtl. daraus resultierenden Störungen, ohne dass ein vernünftig geschulter Arzt die Ursache erkennt und die richtige Diagnose stellt.

Mit dem Wissen um die Quelle der Beschwerden liegt es nun in Ihrer Hand, bereits bestehende Krankheiten heilen zu lassen, oder zu verhindern, dass ernsthafte Folgen Ihre Gesundheit beeinträchtigen. Nehmen Sie deshalb bitte die Diät nicht auf die leichte Schulter und halten Sie sie konsequent ein. Nicht nur Ihre primären Leiden wie Durchfall, Blähungen, Bauchkrämpfe usw. werden verschwinden, sondern auch Folgeerscheinungen können Sie auf diese Weise bessern oder beheben wie das evtl. auftretende Reizdarm-Syndrom, psychische Beeinträchtigungen oder eine Zerstörung der Darmflora mit all ihren Folgeerkrankungen wie z.B. Mangelerscheinungen oder eine Immunschwäche.

8.1 Psychische Erkrankungen infolge der LI

Nicht als Ursache, jedoch in vielen Fällen als Folgeerscheinung tritt bei einer Laktose-Intoleranz eine große psychische Belastung auf, denn sie bedeutet immer eine schwere Beeinträchtigung des Betroffenen, vor allem, wenn sie mit einem Reizdarm-Syndrom gemeinsam auftritt.

Bei einer unbehandelten Laktose-Intoleranz können u.a. durch eine Übersäuerung des Organismus durch eine gestörte Darmflora psychische Symptome auftreten. Die Erkenntnis, dass man von seinem Körper im Stich gelassen wird, dass man sich nicht in sozialen Gefügen bewegen kann, weil man ständig auf die Toilette muss oder an Blähungen leidet, kann ebenfalls eine ernste Beeinträchtigung der seelischen Gesundheit zur Folge haben. Ältere Menschen ziehen sich eventuell zurück und vereinsamen. Bei jüngeren Betroffenen tritt dieser Zustand sicherlich später ein, aber Ansätze dazu zeigen sich auch bei ihnen.

Dies alles kann mit einer gut eingestellten und vor allem konsequent eingehaltenen Diät verhindert oder umgekehrt werden. Mit dem Gefühl, sich wieder auf seinen Körper verlassen zu können, kehrt wieder Lebensfreude und damit eine aktive Teilnahme am sozialen Leben zurück. Dies hilft, eine depressive Phase zu beenden und die Psyche zu stabilisieren.

Mit der Einhaltung einer geeigneten Diät können die körperlichen Beschwerden der Laktose-Intoleranz wie Durchfall, Blähungen, Bauchkrämpfe usw. behoben werden. Allein durch diese Maßnahme fällt nach einiger Zeit, wenn Sie Vertrauen zu Ihrem Verdauungssystem aufbauen konnten, eine große Last von Ihren Schultern. Nach und nach werden Sie wieder unbeschwert aus dem Haus gehen können, ohne ständig an eine Toilette denken zu müssen.

8.2 RDS infolge der LI

Ob die Laktose-Intoleranz als erstes und das Reizdarm-Syndrom als Folge auftrat oder umgekehrt, ist manchmal ebenso wenig zu klären wie die Frage, ob zuerst die Henne oder das Ei auf der Welt war. Tatsache ist jedoch, dass man mit der Behandlung der LI auch das Reizdarm-Syndrom günstig beeinflussen kann.

Erlaubt man sich zu viele Ausrutscher und nimmt die Diät nicht ernst genug, hat man nicht nur unter den Folgen wie wiederkehrenden Durchfällen und Blähungen zu leiden. Der Darm, der eines unserer empfindlichsten Organe ist und nicht zu Unrecht auch das »Bauchhirn« genannt wird, kann dies sehr übel nehmen und mit einem Reizdarm-Syndrom reagieren, dem nicht so einfach wie der LI mit einer Diät zu begegnen ist. Halten Sie deshalb die laktosefreie oder zumindest laktosearme Diät konsequent ein, um sich vor weiteren, gravierenden Störungen zu bewahren.

Natürlich kann auch ein Reizdarm-Syndrom auftreten, weil in der Vergangenheit eine schwere seelische Traumatisierung stattgefunden hat. Dann ist das RDS keine Folge der Laktose-Intoleranz, die Ursachen sollten aber in jedem Falle nach einer körperlichen Stabilisierung mit professioneller Hilfe aufgearbeitet werden.

8.3 Zerstörung von Darmschleimhaut und Darmflora infolge der LI

Wenn man der Laktose-Intoleranz nicht mit einer angemessenen Diät begegnet, kann die ständige Überbeanspruchung der Verdauungsorgane die Darmschleimhaut schädigen und auch nachteilige Folgen für die Darmflora haben. Dadurch verstärken sich nicht nur die Beschwerden, es kann sogar zu ernsteren Erkrankungen wie Allergien durch unverdaut ins Blut gelangende Fremdeiweiß-Moleküle oder sogar Vergiftungen kommen, weil die natürliche Barrierefunktion einer gesunden Darmschleimhaut nicht mehr gegeben ist. Wenn Schadstoffe und bakterielle Abbauprodukte ins Blut übertreten, gelangen sie zu Leber und Nieren, die mit der Aufgabe, den Körper zu entgiften, überfordert sind. Es kann zu einer Übersäuerung des Organismus mit Kopf- und Gelenkschmerzen oder psychischen Beschwerden, im schlimmsten Falle sogar zu einer Organschädigung kommen.

Auch das Immunsystem kann gestört sein, weil diese Funktion zu einem hohen Anteil im Darm angesiedelt ist, wo normalerweise viele hilfreiche Mikroorganismen wie Wächter mit breiten Schultern bereit stehen und den schädlichen Bakterien den Platz verwehren. Sind von diesen Wächtern zu wenig vorhanden, können sich die Krankheitserreger ungehindert breit machen. Eine gesteigerte Infektanfälligkeit ist die Folge.

Durch Abbauprodukte wie Gase oder kurzkettige Fettsäuren, die entstehen, wenn Bakterien in den Dickdarm gelangte Laktose verwerten, wird die Darmschleimhaut ständig gereizt und kann sich auf Dauer entzünden. Durch die eingeschränkte Funktion des Darmes können Nährstoffe aus der Nahrung, vor allem Vitamine und Mineralstoffe, nicht mehr richtig aufgenommen werden, und es treten Mangelerscheinungen auf.

8.4 Osteoporose infolge der Laktose-Intoleranz?

Osteoporose ist ein vermehrter Abbau der kalkigen Knochensubstanz, so dass die Knochen ohne Gewalteinwirkung brechen können (siehe auch Kapitel 4.6.3, Laktose zur Osteoporoseprophylaxe und -behandlung). Um diese schwere Erkrankung zu verhindern oder ggf. zu bessern, ist es notwendig, dem Stoffwechsel genügend verfügbares Kalzium zuzuführen.

Kalzium allein ist vom Körper nicht verwertbar, es benötigt bestimmte Stoffe zur Erreichung der so genannten Bioverfügbarkeit wie z.B. Vitamin D oder auch die Laktose. Diese Stoffe dienen als Transportmittel für das Kalzium, letztere scheidet aber für laktoseintolerante Menschen aus. »*Trinken Lactose-intolerante Personen dennoch Milch, leiden sie nicht nur unter Bauchweh und Durchfällen, die Calziumresorption in ihrem Darm wird darüber hinaus nachhaltig gestört. Deshalb sind Lactose-Intolerante durch Milch eher Osteoporose-gefährdet.*« (Anhang G, 10, 5/1998)

Dies ist jedoch kein Grund für die Befürchtung, dass sich für LI-Betroffene automatisch ein erhöhtes Osteoporose-Risiko ergeben müsste. Im Allgemeinen ist die Zufuhr von Kalzium aus anderen Quellen als Milch sichergestellt. »*Wäre eine geringere Calziumzufuhr die Ursache der Osteoporose, müßten vor allem Völker, die keine Milch trinken, besonders gefährdet sein. Das Gegenteil trifft zu. Der Grund für ihre gesünderen Knochen ist wahrscheinlich eine höhere Sonneneinstrahlung.*« (Anhang G, 10, 5/1998) Mit der Sonneneinstrahlung wird Vitamin D synthetisiert. Aus diesem Grunde ist es für laktoseintolerante Menschen besonders wichtig, neben einer konsequenten Diät, die durch den Verzicht auf Milchzucker den Darm »in Ruhe« lässt, sich täglich über einen möglichst langen Zeitraum dem Sonnen- bzw. Tageslicht aussetzen.

Es gibt weitere Faktoren, die sich unabhängig von einer Laktose-Intoleranz ungünstig auf die Verwertbarkeit des Kalziums und die Ausbildung einer Osteoporose auswirken können. In der Jugend verhindert ein übermäßiger Genuss von Cola-Getränken und Fruchtsäften durch den Phosphat- und Citrat-Gehalt die Einlagerung ausreichender Kalzium-Depots in das wachsende Skelett. Auch andere Phosphat- und oxalsäurehaltige Nahrungsmittel wie z.B. Fleisch- und Wurstwaren oder Schmelzkäse hemmen die Aufnahme von Kalzium. Im Erwachsenenalter schlagen fehlende Bewegung, Rauchen und auch radikale Diäten besonders zu Buche, da durch starken Nahrungsmangel oder eine Nahrungskarenz über einen gewissen Zeitraum soviel Knochensubstanz abgebaut wird, dass der Verlust auch bei einer anschließenden Gewichtszunahme nicht mehr ausgeglichen werden kann.

Deshalb fasst Dr. med. Peter Porz folgende Grundsätze für LI-Betroffene zusammen: »*Gehe ans Licht, treibe Sport oder arbeite körperlich, rauche nicht und mache keine Diäten*«. (Anhang G, 10, 5/1998).

Es gibt eine Vielzahl von wissenschaftlichen Untersuchungen, deren Ergebnisse und Schlussfolgerungen sich teilweise widersprechen. So kommen auch Wissenschaftler zu vollkommen unterschiedlichen Ergebnissen, je nachdem, von welcher Lobby sie bezahlt werden, frei nach dem Motto »Wes Brot ich ess, des Lied ich sing«. Kein von der in unserem Lande sehr starken Milchwirtschaft unterstützter Wissenschaftler wird bestätigen, dass Sie auch sehr gut ohne Milch Ihren Kalzium-Bedarf decken können, weil er seinen Arbeitsplatz nicht gefährden möchte.

Auch für viele andere Bereiche der Ernährungswissenschaft gibt es die verschiedensten Studien, von deren Aussagen Sie sich nicht verunsichern lassen sollten. Oftmals werden Ergebnisse aus Tierversuchen auf den Menschen übertragen, was sich später als unrealistisch erweist – der Stoffwechsel einer Ratte unterscheidet sich eben doch von dem des Menschen. Teilweise wird mit Stoffen in extrem hohen Dosierungen experimentiert, die unter normalen Bedingungen nie vorkommen würden. Oder es werden Faktoren einzeln und losgelöst vom Gesamt-Geschehen betrachtet, im Zusammenspiel der komplexen physiologischen Vorgänge können die Ergebnisse aber eine ganz andere Wertigkeit bekommen. Verfolgen Sie solche Versuche aufmerksam und informieren Sie sich ggf. bei unabhängigen Organisationen, bevor Sie sich ein Urteil bilden.

Ernähren Sie sich vernünftig nach den einfachen Regeln der Vollwertkost, und achten Sie auf die Gesundheit Ihrer Darmschleimhaut und der Darmflora, indem Sie regelmäßig Nahrungsmittel mit Milchsäurebakterien in Ihren Speiseplan einbauen. Bewegen Sie sich ausreichend und nehmen Sie aktiv am Leben teil – dies ist der beste Garant für Gesundheit. So bieten Sie Ihrem Körper alles, was er braucht und schützen sich in größtmöglichen Umfang vor Krankheiten (siehe auch Kapitel 11.2.8, So einfach ist Vollwertkost und Kapitel 10, Sanierung des Darmes).

9 Viel zu wenig beachtet: Laktose-Intoleranz im Alter

Je älter Sie werden, desto weniger Laktase wird im Darm gebildet – das ist ein vollkommen normaler Vorgang. Die meisten Kinder können. Kuhmilch in der bei uns üblicherweise angebotenen Menge noch problemlos verdauen, eine LI tritt meist erst in der Adoleszenz (Phase der jugendlichen Entwicklung) und bei Erwachsenen auf. Aber im Alter von über 60 Jahren reduziert sich auch bei den bisher laktosetoleranten Menschen die Laktaseproduktion, was sich als Laktose-Intoleranz bemerkbar macht, nur wissen es die meisten nicht. Man »verträgt halt immer weniger«, hat »Probleme mit der Verdauung« usw., das geht ja den meisten so. Über die belastenden Folgen wie Durchfälle und Blähungen spricht man jedoch nicht. Sie haben sich wahrscheinlich nach und nach eingeschlichen und wurden zuerst gar nicht so wahrgenommen. Einmal an der Tagesordnung, traute man sich nicht mehr, darüber mit anderen zu sprechen. Verdauungsprobleme sind, wenn man vom meist viel zu missbräuchlich betriebenen Gebrauch von Abführmitteln absieht, auch heute noch ein Tabu-Thema.

Die Nahrungsmittelindustrie mit ihren Fertigprodukten hat die älteren Menschen als einen großen, neuen Markt entdeckt und stellt extra kleine Portionspackungen für die Menschen »in der zweiten Lebenshälfte« her. Dies ist verlockend für die häufig Alleinstehenden, die oftmals wenig Lust und Motivation zum Kochen aufwändiger Mahlzeiten haben. In den Fertigprodukten sind aus den erwähnten Gründen meist große Mengen von Laktose enthalten.

Bei den häufig in Anspruch genommenen Menüdiensten wie beispielsweise »Essen auf Rädern« gibt es zwar laktosefreie Gerichte, die Notwendigkeit und Bestellung einer solchen Diät ist aber leider noch viel zu unbekannt. So werden die Fertiggerichte der »Normalkost« bestellt, die ebenso wie alle Fertiggerichte meist viel Laktose enthalten. Auch in Alteneinrichtungen ist leider die Laktose-Intoleranz noch viel zu unbekannt, so dass auch hier dieser Problematik bei der Zubereitung der Speisen nicht Rechnung getragen wird.

Ein fataler Teufelskreis, denn so wird die altersgemäß vollkommen normale Intoleranz gegenüber der Laktose immer mehr zu Beschwerden führen, die von den uninformierten älteren Verbrauchern nicht mit der Ursache in

Verbindung gebracht werden können. Es ist zu erwarten, dass sich dadurch bald ein neuer Markt für »den älteren, empfindlichen Verbraucher« und damit eine neue, lukrative Einnahmequelle für die Ernährungsindustrie ergeben könnte – ein Schelm, wer schlechtes darüber denkt.

Auch die Industrie für Erwachsenenwindeln erlebt derzeit einen Boom. Immer neue Produkte kommen auf den Markt, und die Werbung dafür wird langsam salonfähig. Dies liegt sicherlich nicht nur daran, dass wir generell älter werden, und damit natürlicherweise die altersbedingten Leiden wie beispielsweise die Harn-Inkontinenz zunehmen. Mit dem steigenden Alter wächst auch die Zahl der Laktoseintoleranten, und die Probleme der alten Menschen mit schwächer werdender Beckenbodenmuskulatur und der damit verbundenen Unfähigkeit, den Darm und insbesondere Durchfälle unter Kontrolle zu halten, treten stärker zu Tage.

Der leider meist erhöhte Medikamenten-Gebrauch im Alter kann die Darmflora oder sogar die Schleimhäute der Darmwände so gravierend schädigen, dass die Nahrung nicht mehr richtig verdaut werden kann, und die Laktaseproduktion im Dünndarm so gut wie gänzlich eingestellt wird. Dadurch treten dann vermehrt Durchfälle auf. Hinzu kommen notwendige Diagnose- oder Behandlungsmethoden mit Strahlen, die die Schleimhaut-Zellen zerstören können, wodurch die Laktaseproduktion zumindest in dem betroffenen Bereich teilweise gänzlich eingestellt wird, bis sich die Zellen regeneriert haben.

Aus diesen Gründen ist es notwendig, die Aufmerksamkeit für die Problematik der Laktose-Intoleranz im Alter nicht nur bei den Betroffenen selbst, sondern auch bei den Ärzten zu fördern, die dafür leider noch viel zu wenig Wissen und Verständnis haben. Viele Mediziner geben ganz besonders bei alten Patienten, die mit zahlreichen Zipperlein zu ihnen in die Praxen kommen, noch viel häufiger als bei jüngeren Menschen den Tipp, Zwiebeln, Bohnen, Kohl usw. wegzulassen und Schonkost zu essen. Nur – was ist »Schonkost«? Milchsüppchen, Griesbrei, Haferflocken usw.? Damit erweisen sich die Betroffenen unwissentlich einen Bärendienst, und die Beschwerden verschlimmern sich dadurch.

Die immer verzweifelter werdenden Patienten greifen heimlich zu Hygieneprodukten, um wenigstens ab und an aus dem Hause zu kommen. Wenn der Weg zur Toilette aufgrund von müderen Beinen zu lang wird, oder auch das Ausziehen der Kleidung vor drängendem Stuhlgang beschwerlich wird, ist die »Hilfe«, die die Windeln versprechen, oftmals die einzig sichtbare Lösung. Es bereitet ja schon einem jüngeren Menschen mit Durchfall Probleme, rechtzeitig die Reißverschlüsse und Knöpfe zu öffnen. Mit steiferen Fingern wird dies oft zu einer unüberwindlichen Hürde. Da die Wäsche häufig von Verwandten oder Dienstleistern gewaschen wird, will man gerne Spuren vermeiden. Der wahre Grund für die Durchfälle aber wird nicht beseitigt, und dem älteren Menschen wird keine echte Lösung für das Problem angeboten – damit wäre ja auch kein Geschäft zu machen.

Aber auch mit den Windeln werden Gänge nach draußen immer mehr eingeschränkt, weil man sich unsicher und unwohl fühlt, wenn man seine Verdauung nicht mehr unter Kontrolle hat – die Teufelsspirale zur Vereinsamung beginnt sich zu drehen. Der Kreis der Freunde, zu denen man Vertrauen hat und mit denen man unter Umständen wenigstens durch die Blume über dieses anrüchige Thema sprechen kann, wird kleiner, mit Fremden spricht man erst recht nicht darüber.

An dieser Stelle soll deshalb ausgiebig über die Problematik der Laktose-Intoleranz im Alter informiert werden, damit Sie sich zuerst einmal als Betroffene oder Betroffener erkennen können und die Symptome in Verbindung mit dem Milchzucker bringen. Dies allein bewirkt meist schon eine große Erleichterung, denn es heißt nicht ohne Berechtigung »Gefahr erkannt – Gefahr gebannt«.

Ich weiß, es ist für einen älteren Menschen nicht ganz einfach, eine laktosefreie Ernährung einzuhalten, denn Jahrzehnte alte Essgewohnheiten gibt man nicht so einfach von heute auf morgen auf. All die Erfahrungen, die Sie mit Nahrungsmitteln und deren Zubereitung gesammelt haben – dies schmeckt mir, jenes weniger; das bekommt mir und das nicht; dies Produkt bekomme ich beim Supermarkt um die Ecke, das neue kenne ich nicht und weiß nicht, in welchem Regal es zu finden ist – können Sie nicht abstreifen wie eine Schlangenhaut. Je länger man in bestimmten Gleisen gefahren ist, desto schwerer wird ein Umlenken.

Aber nehmen Sie sich bitte trotzdem die Zeit, die folgenden Abschnitte durchzulesen. Ich möchte Ihnen Mut machen, es auszuprobieren. Nach einer Ernährungsumstellung werden Sie sich wesentlich besser fühlen, und das allein sollte der Versuch wert sein.

Machen Sie sich bitte als erstes deutlich, dass Ihre Beschwerden weder eine Krankheit noch ungewöhnlich sind – Sie sind in großer Gesellschaft, es spricht nur keiner darüber. Sie aber haben jetzt eine mögliche Ursache erkannt und es ab sofort in der Hand, daran etwas zu ändern.

Zur Vereinfachung werden hier praktikable Vorschläge für eine zukünftige Ernährung gegeben. Die Rezepte am Ende des Buches können Sie für den Einstieg in Ihre neue Ernährung benutzen. Halten Sie sich in den ersten Wochen an diese Vorschläge und testen Sie aus, wie Ihnen das bekommt. Wenn Sie merken, dass es Ihnen besser geht, können Sie mutiger werden und eigene Versuche wagen.

9.1 TRINKEN IM ALTER

Grundsätzlich müssen Sie, wie auch jüngere Menschen, viel trinken – etwa 2 Liter Flüssigkeit pro Tag. Leider kommt jedoch im Alter das Durstgefühl abhanden, mit dem der Körper einen Flüssigkeitsmangel signalisiert. Deshalb merken Sie nicht, dass Ihre Zellen, vor allem die Gehirnzellen, bereits unterversorgt sind. Als Folge funktioniert die Reizleitung nicht mehr so gut, Sie werden müde, vergesslich, die Sprache wird schleppend und die Motorik (Bewegungen) ist verlangsamt. Letztendlich verlieren Sie das Interesse an allem, was um Sie herum vorgeht. Das ist ein fataler Teufelskreis in Richtung Senilität. Lassen Sie es nicht so weit kommen. Selbstverständlich gibt es auch weitere Ursachen für geistige Einschränkungen im Alter, die Vorbeugung für den hier beschriebenen Automatismus ist jedoch einfach: trinken Sie genügend. Mit einer ausreichenden Flüssigkeitsversorgung bleiben oder werden Sie wieder geistig fit und erhalten oder steigern Ihre Vitalität.

Unterstützen Sie sich dabei, indem Sie sich bereits am Morgen die gesamte Flüssigkeitsmenge bereitstellen, auch wenn Ihnen anfangs die Kannen oder Flaschen den Eindruck vermitteln »das schaffe ich nie!«. Am besten trinken Sie Wasser, verdünnte Fruchtsäfte oder Kräuter- und Früchtetee. Beginnen Sie den Tag mit einem halben Glas Wasser. Wenn Sie am frühen Morgen auf nüchternen Magen mehr trinken, könnte dies Ihre Darmperistaltik so heftig anregen, dass es zu Durchfällen kommt. Dann waschen Sie sich in Ruhe und regen Ihren gesamten Stoffwechsel durch etwas Bewegung an. Nun bereiten Sie Ihre Tagesration an Getränken zu und füllen sie in mehrere Gefäße, am besten Flaschen mit den so praktischen Nuckeldeckeln, die es im Handel auf vielen Getränkeflaschen gibt und die man aufheben kann (wegen der Gefahr einer Verkeimung sollten Sie jedoch auf peinliche Sauberkeit achten). Halten Sie die Getränke im Kühlschrank frisch. Nehmen Sie dann jeweils eine Flasche heraus – wo auch immer Sie hingehen, die Flasche begleitet Sie. Stellen Sie sich in der Eingewöhnungsphase eine Eieruhr auf 15 Minuten und trinken jedes Mal einige Schlucke, wenn es klingelt. Später brauchen Sie die Uhr natürlich nicht mehr, Sie haben sich dann an das Trinken gewöhnt.

Zusätzlich genießen Sie ruhig Ihre gewohnte Tasse Kaffee oder Schwarztee, nur zählen diese Getränke nicht in Ihr Flüssigkeitskontingent – koffeinhaltige Getränke sind Genussmittel, die Ihre Verdauung über Gebühr anregen (siehe auch Kapitel 15.8, Genussmittel).

Selbstverständlich werden Sie jetzt sehr viel häufiger Wasser lassen müssen als bisher. Steigern Sie deshalb langsam Ihre Flüssigkeitsaufnahme, damit Sie sich an die neuen Gegebenheiten gewöhnen können. Planen Sie das gesteigerte Bedürfnis nach einer Toilette unbedingt bei Ihren Einkaufsgängen und Unternehmungen mit ein, damit Sie nicht irgendwann in Schwierigkeiten kommen. Aber das ist ein kleiner Preis für Ihre bessere Leistungsfähigkeit und Gesundheit.

Ein Tipp

Einige Mineralwasser-Sorten können aufgrund der Zusammensetzung der Mineralien bei übermäßigem Genuss zu Durchfall führen. Tasten Sie sich langsam an Ihre bevorzugte Sorte heran oder wechseln Sie ggf. zwischen mehreren Mineralwässern. Übrigens gilt in Deutschland eine strenge Trinkwasserverordnung, so dass Leitungswasser eine gute und vor allem preiswerte Alternative darstellt.

9.2 Essenszubereitung

Für viele ältere Menschen, besonders wenn sie allein stehend sind, stellt sich die Frage, ob man die Essenszubereitung in andere Hände legt. Wenn die Beine unbeweglicher werden und man nicht mehr so gerne zum Einkaufen aus dem Haus geht, wenn man die schweren Sachen nicht mehr tragen kann, wenn die Hände steifer werden und die Geschicklichkeit beim Gemüse-Schnibbeln nachlässt, wenn auch die Motivation schwindet, für sich allein zu kochen, spätestens dann beginnt man sich Gedanken zu machen, ob man sich nicht wenigstens für das Mittagessen bei »Essen auf Rädern« oder ähnlichen Lieferanten anmeldet.

Grundsätzlich ist dies eine gute Sache, denn diesen professionellen Dienstleistern sind die verschiedenen Diätformen und natürlich auch die laktosefreie Kost bekannt, die bestellt werden können. Bedenken Sie jedoch, dass jede Tätigkeit, wie z.B. auch die Nahrungszubereitung, Sie geistig und körperlich fit hält, und jedes Aufgeben von Tätigkeiten ohne wirklich zwingenden Grund Sie einen kleinen Schritt weiter in einen lethargischeren, untätigeren Zustand führen kann.

Da ja auch immer noch das Problem mit den restlichen Mahlzeiten bleibt, könnten Sie unter Umständen überlegen, ob Sie nicht doch bei der Selbstzubereitung bleiben oder wieder dazu übergehen. In jedem Falle können Sie die Mahlzeiten, die Sie selbst herstellen, nach den Regeln der Vollwertkost zubereiten. Betrachten Sie das Kochen und die Zubereitung der Mahlzeiten als willkommene Anregung Ihres Geistes, und erfreuen Sie sich am frischen Aussehen, leckeren Geschmack und auch am anregenden Duft der Gerichte. Bringen Sie Abwechslung auf Ihren Tisch und schlagen Sie dem Alter auf diese Weise ein Schnippchen.

Sie können sich auch an einem oder anderen Tag mit Bekannten abwechseln und einladen: mal kocht der Eine, mal der Andere. So fördern Sie gleichzeitig Ihre sozialen Aktivitäten. Sprechen Sie dann auf jeden Fall über Ihre Bedürfnisse in Bezug auf die Laktose-Intoleranz mit der anderen Person. Mit großer Sicherheit werden auch andere die Milch nicht mehr uneingeschränkt vertragen.

9.3 Das Problem mit den Zutatenlisten

Es ist leider nicht nur die Milch, die weggelassen werden muss. Das wäre ja recht schön – einfach nur auf die Milch verzichten, und alles ist wieder gut. Unglücklicherweise ist in so vielen Nahrungsmitteln Milchzucker versteckt. Wie aus den obigen Kapiteln hervorgeht, muss man die Zutatenlisten sämtlicher Produkte, die man kauft, genauestens auf den Gehalt von Laktose prüfen. Leider sind diese Listen größtenteils so klein gedruckt, dass es schon einem jüngeren Menschen große Schwierigkeiten bereitet, hier alles entziffern zu können. Die übliche Altersfehlsichtigkeit wirkt sich hierbei dann als ein schier unüberwindbares Hindernis aus. Wer traut sich schon, bei jedem Produkt, dass man kaufen will, einen anderen, jüngeren Käufer um Hilfe zu bitten, die Zutatenliste vorzulesen? Und geduldiges Verkaufspersonal, das dazu die Zeit hat, gibt es mit großer Sicherheit nicht. Machen Sie sich bitte klar, dass die Zutatenlisten von der Industrie sicherlich nicht ohne Hintergedanken so unleserlich gestaltet werden. Der Gesetzgeber schreibt eine solche Liste vor, die Hersteller lassen sich aber nicht so gerne in die Karten schauen. Deshalb wird die Liste in möglichst winziger Schrift, alles in Großbuchstaben (was besonders schlecht zu lesen ist), mit möglichst schmalen Buchstaben und wenig Abstand zwischen den Zeilen aufgedruckt, damit man auch wirklich noch das letzte bisschen Lust oder Geduld oder Zeit zum Lesen verliert – oder aber, damit man einige Stoffe überliest. Mir ist es mehrfach passiert, dass ich Produkte mit Laktose gekauft habe, obwohl ich die Liste im Geschäft gelesen hatte. Zu Hause, mit mehr Zeit, habe ich dann doch noch die für mich nicht akzeptable Zutat entdeckt.

Versuchen Sie es bitte trotzdem. Wählen Sie zum Einkaufen eine Tageszeit aus, in der weniger Käufer in den Geschäften sind, und nehmen Sie sich Zeit. Außerdem benutzen Sie ruhig eine Lupe und tricksen Sie die Hersteller aus, die Sie an der Nase herumführen wollen. Machen Sie sich keine Gedanken darüber, was der Kunde neben Ihnen denkt, wenn er Sie mit dem Vergrößerungsglas in der Hand sieht – auch der wird mal älter. Kontrollieren Sie die erworbenen Produkte zu Hause in Ruhe noch einmal, damit Ihnen nicht dasselbe passiert wie mir. Sie sollten vor Augen haben, um wie viel es Ihnen besser gehen wird, wenn Sie mit einer konsequenten Diät Ihre Verdauung wieder in den Griff bekommen. Tasten Sie sich bei jedem Einkauf an ein oder zwei neue Produkte heran – es wird sich lohnen. Und nach einer Weile haben Sie eine Basis von vielen Produkten, die Sie für Ihre neue, abwechslungsreiche Diät verwenden können.

Die Hersteller ändern zwar ab und an die Rezepturen, Sie können aber für den Anfang darauf hoffen, dass Sie einmal erfolgreich getestete Produkte noch eine Weile unverändert bekommen. Bleiben Sie jedoch aufmerksam. Wenn auf der Packung steht »mit neuer Rezeptur«; »jetzt noch mehr

Geschmack«; »jetzt noch besser« usw., dann sollten Sie die Lupe wieder aus der Tasche holen. Sie wissen jetzt: kein Hersteller wird aus Menschenfreundlichkeit für Sie einen besseren Geschmack in seine Produkte bringen. Er ist nur an einem interessiert: wie er auf dem für ihn günstigsten und billigsten Weg an Ihr Geld kommt. Machen Sie ihm einen Strich durch die Rechnung.

Aber es besteht Hoffnung, dass das Verhalten der Händler sich zu Ihren Gunsten verbessern wird. Im »Kölner Stadt-Anzeiger« konnte man folgendes Zitat zum Unternehmenstag Lebensmittel in Köln lesen: »*Die Lupe am Supermarktregal, große Preisschilder und breite Gänge – wer ältere Kunden künftig in den Supermarkt locken will, muss sich nach Ansicht von Experten einiges einfallen lassen. Diese Kundschaft zu verprellen, wird sich ein Unternehmen kaum noch leisten können: Denn die Gesellschaft schrumpft nicht nur, sie altert auch. Konsumgüterhersteller und Händler, die sich bei Produktentwicklung, Sortimentsgestaltung und Werbung weiterhin nur auf Jüngere konzentrieren, könnten also selbst bald ganz schön alt aussehen.*« (Anhang G, 2). Es bleibt abzuwarten, ob sich die Verhaltensänderungen nur auf Äußerlichkeiten beschränken werden, die die älteren Kunden in den Supermarkt locken, oder ob auch die Nahrungsmittel selbst altersgerechter und damit laktosefrei hergestellt werden.

9.4 Eiweiß- und Kalziumbedarf im Alter

Der Vorsitzende des Gesundheitsvereins »Praekura e.V.«, Johann Freimuth, sagt: »*Ganz entscheidend für die Entstehung von Krankheiten ist die Ernährung: es wird zuviel Falsches, zum Beispiel zuviel Eiweiß, gegessen*« (Anhang F, 2). Im fortgeschrittenen Alter sinkt der Eiweißbedarf. Die Zellerneuerung, für die Protein aufgenommen werden muss, verlangsamt sich, um mit den Aminosäuren die neuen Zellen aufzubauen. Im Schnitt brauchen Sie aufgrund der Empfehlung der Deutschen Gesellschaft für Ernährung nur noch 44g (als Frau) bzw. 54g (als Mann) Protein pro Tag zu sich zu nehmen, das sind 6 – 12g weniger als in jüngerem Alter. Aus diesem Grunde ist es für ältere Menschen nicht mehr so wichtig wie für jüngere, die Eiweißzufuhr mithilfe der Milch zu steigern.

Essen Sie ab und an magere Fleischsorten, Geflügel ohne Haut oder auch Fisch, er enthält unter anderem viel Eiweiß und ist leichter verdaulich als

Fleisch, das Ihnen viel länger im Magen liegt. Auch Sojaprodukte sind eiweißreich und viel gesünder als tierische Produkte.

Es ist ganz besonders wichtig, dass Sie den im Alter erhöhten Kalziumbedarf decken, um zu verhindern, dass Ihre Knochen brüchig werden. Milch enthält viel Kalzium, deshalb wird sie nicht ganz ohne Grund von der Milchindustrie speziell für ältere Menschen empfohlen. Die Produzenten wollen jedoch in erster Linie ihren Milchsee und Butterberg an den Mann bringen, bevor sie um Ihre Gesundheit besorgt sind. Sie können durchaus auch andere ergiebige Kalziumquellen für sich erschließen. Grünkohl beispielsweise hat einen doppelt so hohen Kalziumgehalt wie Milch (215 mg/100g). Eine Portion von diesem schmackhaften Gemüse entspricht etwa einem Glas Milch. Das reicht aus, um den Tagesbedarf eines Erwachsenen zu decken. Weiterhin sind die Gemüsesorten Fenchel, Lauch und Brokkoli reich an Kalzium, ebenso Nüsse und Samen oder auch Feigen (Achtung: zu viele Feigen wirken abführend). Leider ist das pflanzliche Kalzium oftmals verbunden mit Oxalsäure und somit schlechter für den Körper verfügbar. Deshalb ist viel Vitamin D erforderlich, damit der Mineralstoff vom Körper verwertet werden kann. Achten Sie darum darauf, viel an die frische Luft und damit ans Tageslicht zu kommen, damit Ihr Körper dieses Vitamin bilden kann.

Auch kalziumreiche Mineralwässer helfen, Ihren Tagesbedarf zu decken und haben den weiteren Vorteil, dass Sie genügend Flüssigkeit zu sich nehmen, was gerade im Alter und bei sinkender Wahrnehmung von Durst wichtig ist.

Nehmen Sie eine kalziumhaltige Spätmahlzeit zu sich, damit können Sie den Knochenabbau in der Nacht verringern. Es muss ja nicht gleich eine ganze Flasche Mineralwasser sein, womit Sie sich viele Toilettengänge in der Nacht einhandeln würden. Auch ein Schälchen kalziumreiche Beeren wie Himbeeren, Brombeeren oder Johannisbeeren kann im Sommer als Betthupferl dienen.

9.5 Medikamentenkonsum im Alter

Je älter der Mensch wird, desto häufiger werden meist die kleinen und leider auch größeren Krankheiten. Um die Leiden zu lindern, werden oftmals viele Medikamente verordnet. Die meisten älteren Herrschaften besitzen Pillendöschen und nehmen vor fast jeder Mahlzeit Ihre Tabletten ein. Sehr viele Arzneien enthalten leider Laktose als Träger- und Trockensubstanz. Dies führt bei dem im Alter ganz normalen Rückgang der Laktase-Bildung im Dünndarm zwangsläufig zu den hier beschriebenen Verdauungsbeschwerden.

Weiterhin werden zu diagnostischen oder therapeutischen Zwecken Mittel oder auch Strahlen eingesetzt, die teilweise u.a. die Darmschleimhaut massiv schädigen und die Darmflora zerstören können. All dies bewirkt, dass gerade bei Menschen in hohem Alter die verbliebene Laktaseproduktion noch zusätzlich behindert wird. Auf manche Therapien kann man nicht verzichten, weil die Krankheiten diagnostiziert oder behandelt werden müssen, aber nicht jede Befindlichkeitsstörung muss mit Tabletten behandelt werden, die in den allermeisten Fällen Nebenwirkungen haben. Besinnen Sie sich doch mal auf die guten alten Hausmittel oder steigern Sie Ihr Allgemeinbefinden mit gesünderer Kost und mehr Bewegung.

Wenn eine Verschreibung notwendig ist, sprechen Sie Ihren Arzt bei Verordnung eines neuen Medikamentes auf jeden Fall an, ob es laktosefreie Alternativen gibt. Auch bereits über einen längeren Zeitraum eingenommene Tabletten können ggf. durch andere, gleichwertige ersetzen werden. Vergessen Sie auch die selbst verordneten Medikamente nicht, die Sie sich ohne Rezept in der Apotheke besorgen. Besprechen Sie mit Ihrem Apotheker Ihre Beschwerden und bitten um laktosefreie Alternativen. Jedes laktosehaltige Medikament, gleich ob verschreibungspflichtig oder nicht, macht Ihre gesamten Versuche vergeblich und den Erfolg zunichte.

Nach Behandlungen, die sich auf die Funktionsfähigkeit der Darmschleimhaut oder der Darmflora auswirken können, bitten Sie unbedingt um die Empfehlung eines Mittels, das die Besiedelung des Darmes mit Bakterien wiederherstellt. Diese Mittel sind jedoch nicht zu Lasten der gesetzlichen Krankenkassen erstattungsfähig, und Sie müssen Sie selbst bezahlen. Der Einsatz ist jedoch sinnvoll, und Sie sollten sich, wenn möglich, diese Investition Ihrer Gesundheit zuliebe leisten.

Sie können zusätzlich mit Ihrer Ernährung etwas zum Aufbau Ihrer Darmflora tun. Essen Sie milchsauer eingelegtes Gemüse wie z.B. Sauerkraut (bitte nicht aus der Dose, sondern aus Beuteln aus dem Kühlregal) oder trinken Sie Sauerkrautsaft aus dem Bioladen oder Reformhaus. Auch Brottrunk, ein durch Milchsäurevergärung gewonnenes Getränk aus Vollkorn, hilft, die Besiedelung des Darmes mit den wichtigen Milchsäurebakterien wiederherzustellen. Bauen Sie diese Eigentherapie bitte unbedingt langsam auf, denn zuviel des Guten gleich zu Anfang bewirkt genau das Gegenteil – nämlich Durchfall.

9.6 Auch im Alter gibt es das Reizdarm-Syndrom

Ja, Sie haben richtig gelesen, auch ältere Menschen können am Reizdarm-Syndrom leiden. Lesen Sie hierzu bitte das entsprechende Kapitel 6, Reizdarm-Syndrom. Sie haben jedoch meist einen unschätzbaren Vorteil gegenüber den jüngeren, noch in Arbeit stehenden Menschen: Sie können sich Ihre Zeit sicherlich in einem nicht unerheblichen Rahmen selbst einteilen. Natürlich unterliegen auch Sie meist irgendwelchen zeitlichen Zwängen, auch haben gerade Sie eingefahrene Gewohnheiten, die Sie nicht gerne so ohne weiteres abändern möchten. Klopfen Sie bitte trotzdem Ihren Tagesablauf auf stressige Momente ab und überlegen sich, wo Sie sich am ehesten überfordert fühlen. Kann nicht doch der eine oder andere alte Zopf abgeschnitten werden und durch neue, ruhigere Verhaltensweisen ersetzt werden? Sie selbst wissen sicherlich am besten, wo Sie hier ansetzen können – gehen Sie einmal ganz ehrlich in sich. Nicht alles muss auf einmal passieren, hier erweist sich die Strategie der kleinen Schritte und der niedrig gesteckten, dafür aber erreichbaren Ziele als die günstigste.

Auch für Sie als älteren Menschen gilt: jeder Stress und jede Aufregung wird von Ihrem Darm unangenehm beantwortet. Manche Dinge können Sie nicht ändern. Aber all die kleinen Angelegenheiten, die Sie selbst in der Hand haben, können Sie zu Ihren Gunsten wenden.

9.7 Wer rastet, der rostet

Gerade im Alter sollte man sich diese alte Weisheit zu Herzen nehmen und sich bewusst mehr bewegen. Meist sind die älteren Menschen schon eingerostet, also unbeweglicher geworden, denn es ist ganz natürlich, dass die Gelenke steifer und die Bewegungen beschwerlicher werden. Auch

Ängste, sich zu verletzen, führen zu einer immer weiter fortschreitenden Unbeweglichkeit.

Je nach Alter wird diese Unbeweglichkeit mehr oder weniger ausgeprägt sein. Dies ist ein Teufelskreis, den Sie unterbrechen oder aus dem Sie langsam, aber sicher wieder herausfinden sollten. Sie brauchen keine Bange zu haben, ich möchte Sie nicht dazu anhalten, irgendwann im chinesischen Zirkus als Schlangenmensch aufzutreten. Überdenken Sie lediglich Ihren Tagesablauf und überprüfen Sie, wann und wo Sie sich etwas mehr bewegen könnten.

Fühlen Sie sich körperlich noch als »junger« Alter, so sollten Sie sich verstärkt bewegen und schauen, wo Sie leichte sportliche Übungen in Ihren Tagensablauf einbauen könnten. Vielleicht treten Sie sogar einem Sportverein bei, der Kurse für Senioren anbietet. Auf jeden Fall sollten Sie sich immer wieder darum bemühen, körperlich fit zu bleiben und nicht in eine Abwärtsspirale zu geraten.

Gehören Sie eher zu den Menschen, bei denen der Prozess des Einrostens schon weiter fortgeschritten ist, dann beginnen Sie langsam, sich aus dieser Falle zu befreien. Fangen Sie doch mal damit an, nur die Arme ein wenig zu recken und zu strecken. Wann haben Sie das letzte Mal versucht, mit den Händen den Himmel zu berühren? Es mag sein, dass Ihr persönlicher Himmel heute noch zehn Zentimeter über Ihrem Kopf beginnt, aber schon nach wenigen Tagen fällt es Ihnen leichter, und die Arme reichen höher herauf.

Dann könnten Sie sich vielleicht auch etwas zu der Musik wiegen, die Sie im Radio oder Fernsehen hören – oder vielleicht auch erst einmal nur mit dem Fuß zu wippen. Die ersten kleinen Tanzschrittchen machen Sie später vielleicht in einem unbeobachteten Moment; halten Sie sich aber gut fest, wenn Sie nicht mehr oder noch nicht so sicher auf den Beinen sind.

Fällt es Ihnen schwer, Dinge vom Boden aufzuheben? Das kann mit einiger Übung besser werden: werfen Sie zuerst einmal täglich, später häufiger ein Taschentuch auf die Erde und heben es wieder auf. Und wenn es nicht bis auf den Boden geht, so beginnen Sie damit, das Taschentuch auf Ihre Fußbank zu legen, dann müssen Sie sich am Anfang nicht gar so weit bücken.

Jede Bewegung, die Sie vorher nicht gemacht haben und heute durchführen, hilft, die eingerosteten Gelenke langsam und mit viel Geduld wieder frei zu machen. Jede Bewegung, die Sie früher nicht (mehr) gemacht haben und zu der Sie sich heute wieder aufraffen, hilft, Sie etwas gelenkiger und gesünder zu machen, wenn Sie es, ganz nach Ihren Möglichkeiten, langsam angehen und nicht übertreiben.

Sie sollten auch wissen, dass Bewegung vorbeugt, dass die Knochen nicht noch spröder und brüchiger werden. Sie kann sogar helfen, bereits degenerierte Knochensubstanz wieder herzustellen, weil durch die Bewegung eine bessere Versorgung des Knochens mit Nährstoffen erreicht wird. So beugen Sie der Gefahr von Knochenbrüchen vor.

Vergessen Sie auch nicht, möglichst einmal täglich an die frische Luft zu kommen. Egal, welches Wetter herrscht, egal, ob es in Strömen regnet, ziehen Sie sich entsprechend an und gehen Sie raus. Die Luft und auch das Tageslicht tun Ihrem Körper und Ihrer Seele gut. Überwinden Sie sich, Sie werden sich spätestens beim Nachhausekommen phantastisch fühlen und stolz auf Ihre Leistung sein.

Gehen Sie in einer stillen Stunde in sich und überprüfen Sie, welche der vielen Vorschläge für Sie die richtigen sind, wo Sie Altes über Bord werfen und Neues ausprobieren können. Wenn ein Versuch misslingt oder Ihnen nicht gefällt, versuchen Sie es mit einer anderen Idee. Schon allein dieses Gedankenspiel hält Sie geistig fit und beweglich. Denn das Rasten und Rosten bezieht sich nicht nur auf den Körper, sondern auch auf den Geist, der täglich genauso wie Ihr Körper angeregt und trainiert werden sollte.

Fernsehen eignet sich weder als Anregung für den Körper noch für den Geist. Wir alle sitzen viel zuviel vor dem Flimmerkasten und lassen uns berieseln, ohne nachzudenken. Lesen Sie ein Buch oder lösen Sie ein Kreuzworträtsel, wenn Sie ihrem Geist etwas Gutes tun wollen. Graben Sie Ihre alten Hobbys aus. Treffen Sie andere Menschen und unterhalten sich über das Tagesgeschehen – Ihre Krankheiten sind allerdings ein weniger geeignetes Gesprächsthema. Es gibt so vieles, was Sie schon lange nicht mehr getan haben, beleben Sie die alten Gewohnheiten von früher wieder. Tun Sie mal, was Sie schon lange nicht mehr gemacht haben, woran Sie sich aber gerne zurück erinnern.

Oder schauen Sie sich nach einer ehrenamtlichen Tätigkeit um. Die Kirchengemeinden oder Sozialstationen wären hier der richtige Ansprechpartner. Fragen Sie doch die netten Nachbarn mit den vielen Kindern, ob Sie nicht als Leihoma oder -opa ein halbes Stündchen Märchen vorlesen dürfen – die Freude wird mit Sicherheit groß sein. Vielleicht bringt Ihnen der Vater der Familie im Gegenzug den Kasten mit den Wasserflaschen aus dem Supermarkt mit.

»Das waren jetzt aber viele Vorschläge, wo soll ich denn nur anfangen?« werden Sie jetzt vielleicht denken. Beginnen Sie am besten mit der Ernährungsumstellung, um Ihre laktose-bedingten Beschwerden in den Griff zu bekommen. Sie werden sehen, dass Sie sich schon nach kurzer Zeit wesentlich besser fühlen und dadurch mehr Energie haben werden, weitere Änderungen in Angriff zu nehmen.

Geben Sie sich einen Ruck und setzen Sie sich ein erstes kleines Ziel. Wenn Sie erfolgreich waren und Ihnen die Neuerung gefällt und gut tut, nehmen Sie das Nächste in Angriff. Haben Sie weniger Spaß, so machen Sie die Änderung eben rückgängig. Probieren Sie Neues aus und testen es auf die positiven Wirkungen. Betrachten Sie diese Aufgabe nicht als Pflicht, sondern als eine Herausforderung, die Sie meistern wollen. Sie haben Zeit. Haben Sie auch den Mut dazu!

10 Sanierung des Darmes

Jeder Versuch, eine Laktose-Intoleranz in den Griff zu bekommen, steht und fällt mit dem Zustand des Darmes und der Darmflora. Ist die Darmschleimhaut durch eine Laktose-Intoleranz, durch jahrelange, falsche Ernährung, übermäßigen Verzehr von Genussgiften, Stress, mangelnde Bewegung oder auch durch Krankheiten oder langfristige Einnahme von Arzneimitteln geschädigt, so verkümmern die in einem gesunden Darm üppigen Schleimhautzellen zu schlappen, mageren Zellen, die ihre eigentlichen Funktionen nicht mehr ausüben können: die Nährstoffe können nicht mehr richtig verwertet werden, und die Immunabwehr bricht zusammen.

Gesunde Darmschleimhautzellen produzieren Enzyme, die die Nährstoffe aufspalten, damit sie klein genug sind, um durch die Zellzwischenräume ins Blut gelangen zu können. Dies ist ein immerwährender und aufwändiger Prozess, wobei nur gut durchblutete, junge Zellen diese Aufgaben vollständig erfüllen können. Da der Nahrungsbrei aus gesunden, vollwertigen Lebensmitteln u.a. harte und raue Pflanzenfasern enthält, werden abgestorbene oder alte Zellen, die im Gewebeverbund nicht mehr so gut verankert sind, wie bei einem Peeling mechanisch abgeschliffen und müssen durch neue ersetzt werden. Die Darmschleimhaut wird auf diese Weise zu einer ständigen, gesunden Erneuerung gezwungen, und die Zellen haben nur einen kurzen Lebenszyklus von einigen, wenigen Tagen.

Wird ungesunde Nahrung mit einem großen Anteil an weicheren, leichter verdaulichen Bestandteilen verzehrt, so unterbleibt diese erwünschte Abnutzung, und die Darmschleimhautzellen werden alt. Die empfindsame Oberfläche, die mit ihren Rezeptoren den vorbeikommenden Speisebrei nach Nährstoffen abtasten und die benötigten Enzyme bilden und zur Verfügung stellen soll, verhornt und kann die Nahrungsbestandteile nicht mehr erkennen. Aber nicht nur dadurch unterbleibt die benötige Enzymherstellung, zusätzlich ist auch der Materialnachschub zur Enzymproduktion bei schlecht durchbluteten Zellen nicht mehr gewährleistet. Die logische Folge ist, dass die Nahrung aus Mangel an Enzymen nicht mehr richtig verwertet werden kann.

Das Vorliegen einer Laktose-Intoleranz hat zur Folge, dass die bereits zurückgegangene Enzymproduktion weiter gedrosselt wird, weil keine

Anregung durch Milchzucker mehr stattfinden kann, denn dieser wird durch die mangelhafte Rezeptorfunktion nicht mehr als solcher erkannt. Wie Sie aus den vorangegangenen Kapiteln wissen, wird die Laktaseproduktion u.a. auch dadurch erhalten, dass die Schleimhautzellen durch den ständigen Reiz von über die Stillzeit hinausgehend verzehrtem Milchzucker angeregt werden, Laktase zu bilden. Dieser Vorgang funktioniert – wenn auch nur rudimentär – auch noch bei laktoseintoleranten Menschen. Unterbleibt dieser Reiz, weil entweder über längere Zeit absolut keine Laktose verzehrt wird oder weil die Rezeptoren die meist unwissentlich doch noch vorhandene, kleine Menge an verzehrtem Milchzucker nicht erkennen können, so wird die Laktaseproduktion gänzlich abgeschaltet. Sie berauben sich auf diese Weise der für Ihre Verdauung sehr vorteilhaften Restfunktion.

Gesunde Darmschleimhautzellen sind üppig prall und liegen eng beieinander. Sind sie alt und schlapp, so vergrößern sich die Zwischenräume zwischen den Zellen, und Krankheitserreger oder auch Allergene können leichter ins Blut gelangen, wodurch der gesamte Organismus zusätzlich geschwächt und geschädigt werden kann.

Darüber hinaus verengt eine gesunde Darmschleimhaut das Darmlumen, also den Innenraum des Darmes. Dadurch kann der Speisebrei mithilfe der Darmperistaltik wesentlich effektiver durchmischt und vorwärts bewegt werden, was eine bessere Ausnutzung der Nährstoffe und einen erfolgreicheren Stuhlgang bewirkt. Sind die Zellen mangelernährt und zusammengeschrumpft, so verbleibt der Speisebrei mit all seinen giftigen Schadstoffen viel zu lange im Darm, was zu Darmerkrankungen oder im Ernstfalle sogar zu Darmkrebs führen kann.

Auch die Darmflora kann, wenn sie mangelhaft zusammengesetzt ist, ihre unterstützenden und schützenden Funktionen nicht mehr korrekt ausüben, was eine weitere Schwächung des Verdauungs- und Immunsystems bedeutet. Da sich der Zustand der Darmschleimhaut und der Darmflora gegenseitig bedingen – eine kranke Darmschleimhaut ist eine schlechte Herberge für die Darmbakterien, und eine mangelhaft zusammengesetzte Darmflora schädigt im Gegenzug die Darmschleimhaut – ist es einsehbar, dass sich beide Systeme in einem optimalen Gesundheitszustand befinden sollten. Wenn Sie Ihre Laktose-Intoleranz günstig beeinflussen möchten, so ist es deshalb unerlässlich, zuallererst die Darmschleimhaut und Darmflora zu sanieren. Nur eine gesunde Darmschleimhaut und eine Darmflora, die sich durch ein ausgewogenes Verhältnis der Bakterienstämme zusammensetzt, gewährleisten, dass Ihre Verdauung optimal funktioniert; dass reichlich vorhandene Milchsäurebakterien die Milchzucker-Aufspaltung unterstützen; dass eine noch vorhandene, aktive Rest-Laktaseproduktion genutzt werden kann; dass Sie gesund bleiben und sich wohl fühlen.

Lassen Sie sich für den Aufbau der Gesundheit Ihres Darmes viel Zeit: rechnen Sie etwa mit drei bis sechs Monaten für die Regeneration, je nach dem, in welchen Zustand sich Ihr Darm zuvor befunden hat. Mit Sicherheit werden sich mit der Sanierung Ihr körperliches und auch Ihr seelisches Befinden verbessern, Ihre Beschwerden werden zurückgehen, und Sie werden sich leistungsfähig und gesund fühlen.

10.1 Sanierung der Darmschleimhaut

Eine Sanierung der Darmschleimhaut erreichen Sie recht einfach durch den Umstieg auf eine naturbelassene Vollwertkost, den weitgehenden Verzicht auf industriell verarbeitete Produkte und Süßes und durch die Reduzierung von Genussmitteln auf ein vernünftiges Maß. Lassen Sie sich für diesen Umstieg genügend Zeit, denn zum einen kann ein kränkliches Verdauungssystem eine abrupte Änderung übel nehmen und mit verstärkten Beschwerden wie Durchfällen und Blähungen reagieren, und zum anderen ändern sich jahrelang eingeschliffene Vorlieben nicht von heute auf morgen. Eine plötzliche Umstellung Ihrer Ernährung würde mit großer Sicherheit aufgrund der auftretenden Beschwerden und der Vergewaltigung Ihrer Gewohnheiten zum Scheitern verurteilt sein.

Setzen Sie sich gründlich mit den im Folgenden beschriebenen allgemeinen Ernährungsrichtlinien auseinander, und tasten Sie sich langsam an die neuen Gewohnheiten heran.

Mit dem Verzehr von immer mehr vollwertigen Nahrungsmitteln mit ihren rauen Pflanzenfasern werden die alten, verhornten und abgestorbenen Zellen an der Oberfläche der Darmschleimhaut abgetragen, und die Schleimhaut verjüngt sich.

Der Verzicht auf industriell verarbeitete Produkte und Süßes unterstützt die Regeneration der Darmflora, die nun wiederum mit ihren Schutzfunktionen der Darmschleimhaut hilft.

Mit der Reduzierung von Genussmitteln und ggf. mit der Entwöhnung vom Rauchen wird die Darmschleimhaut wieder besser durchblutet, weil die zusammenziehende Wirkung auf die Gefäße unterbleibt, und eine optimale Durchblutung die Zellen wieder ausreichend mit Nährstoffen versorgen kann.

Trinken Sie ausreichend stille oder kohlensäurearme Mineralwässer, Leitungswasser, Kräuter- oder Früchtetees und ab und an auch verdünnte Fruchtsäfte, damit zum einen die Flüssigkeitsversorgung der Zellen gewährleistet ist und zum anderen die Beschaffenheit des Stuhlganges nicht zu fest wird. Auf diese Weise wird die Arbeit des Darmes erleichtert, der Stuhl wird zügig durch den Darm befördert und eine zu intensive Einwirkung von Gift- und Schadstoffen auf die Darmschleimhaut unterbleibt.

Ganz wichtig ist natürlich die Einhaltung einer vorerst konsequent laktosefreien Diät, bis Sie sich später an Ihre individuell verträgliche Milchzucker-Menge herantasten dürfen. Dadurch werden Durchfälle und Blähungen verhindert, die die Darmschleimhaut belasten. Die Bildung von kurzkettigen Fettsäuren, die entstehen, wenn Bakterien in den Dickdarm geratene Laktose verwerten, unterbleibt, wodurch bestehende Entzündungen ausheilen können.

Bewegen Sie sich möglichst viel, treiben Sie leichten Sport, um die Darmperistaltik zu fördern, denn auch die Darmmuskulatur kann, wie die übrige Muskulatur, durch mangelhafte Bewegung verkümmern und Beschwerden verstärken. Gehen Sie dazu möglichst oft an die frische Luft, denn die Aufnahme von Sauerstoff fördert eine gute Durchblutung des gesamten Verdauungssystems.

10.2 Sanierung der Darmflora

Mit der Sanierung der Darmschleimhaut muss unbedingt auch der Aufbau der Darmflora einhergehen. Durch eine bisher unbeachtete Laktose-Intoleranz mit ständigen Durchfällen und Blähungen ist nicht nur die

Darmschleimhaut geschädigt, auch die Darmflora wird sich nicht mehr in einem gesunden Gleichgewicht von guten und schädlichen Bakterienstämmen befinden.

Durchfälle, deren Zweck es ist, schädliche Stoffe möglichst schnell aus dem Körper zu befördern, bewirken eine vermehrte Ausschwemmung von Keimen, leider auch der guten, so dass sich diese nützlichen Helfer nicht ausreichend vermehren können. Da die Zusammensetzung der Bakterienarten durch einen ständigen Kampf zwischen stärkeren und schwächeren Gruppen bestimmt wird, können sich unempfindlichere Bakterienfamilien besser durchsetzen. Die hilfreichen Arten geraten dabei leider häufig ins Hintertreffen, und die robusteren, krankheitserregenden Keime können schnell die Überhand gewinnen und die guten Bakterien verdrängen.

Ist das Gleichgewicht erst einmal gestört, können sich auch Pilze wie Candida albicans vermehren und einnisten, wobei sie sich in der Schleimhaut verankern. Von hier aus können sie bis in andere Körperregionen wuchern und beispielsweise Nagel- oder Scheidenpilz-Erkrankungen verursachen. Pilz-Infektionen sind grundsätzlich schwierig zu behandeln und langwierig. Aus diesem Grunde sollte einer Besiedelung mit Darmpilzen unbedingt vorgebeugt werden. Sind einmal Darmpilze festgestellt worden, so ist eine konsequent zucker- und weißmehlfreie Diät einzuhalten, um die Schädlinge auszuhungern. Eine systematische Ansiedelung von Lacto- und Bifidobacillen unterstützt diesen Prozess, denn sie verarbeiten bereits in den oberen Darmabschnitten eventuell vorhandene Glukose, die dann den Pilzen in den unteren Darmbereichen nicht mehr zur Verfügung steht. Darüber hinaus erzeugen die Milchsäurebakterien ein günstiges, leicht saures Milieu, in dem die Pilze nicht überleben können.

Übermäßiger Zuckergenuss lockt darüber hinaus die eigentlich im Dickdarm ansässigen Bewohner nach oben in den Dünndarm, wo sie mit ihren unangepassten Stoffwechselvorgängen Abfallprodukte wie z.B. kurzkettige Fettsäuren erzeugen, die die Darmschleimhaut schädigen. Weiterhin verdrängen sie und die dort ansässigen, guten Keime.

Das empfindliche Immunsystem des Körpers wird geschädigt, und Erreger, die von außen eindringen, können nicht mehr bekämpft werden. Krankheiten, gegen die Sie mit einem gesunden Darm geschützt wären, können sich ausbreiten und Ihren Körper weiter schwächen – ein fataler Teufelskreis.

Aus diesem Grunde ist es äußerst wichtig, auf jeden Fall die Darmflora zu sanieren und das Verhältnis der Bakterienstämme in ein gesundes Gleichgewicht zu bringen. Neben der Sanierung der Darmschleimhaut wird der Aufbau der Darmflora idealerweise unterstützt mit probiotischen (enthalten lebende Bakterienkulturen) oder präbiotischen Nahrungsmitteln (enthalten unverdauliche Oligosaccharide, also Kohlenhydrate, die von der menschlichen Verdauung nicht verwertet werden können, jedoch den Darmbakterien als »Futter« dienen). Leider sind die meisten pro- und präbiotischen Nahrungsmittel auf Milchbasis hergestellt, meist Joghurtprodukte, die sich für LI-Betroffene – zumindest anfangs – verbieten. Es gibt aber auch andere Produkte, in denen Milchsäurebakterien enthalten sind, beispielsweise milchsauer eingelegtes Gemüse, das Sie am besten im Bioladen oder aus dem Reformhaus besorgen. Dort bieten sich Sauerkraut, saure Gurken, Rote Beete oder Mixed Pickles an. Auch in Brottrunk, den Sie dort bekommen, sind Milchsäurebakterien. Diese Lebensmittel, vor allem Sauerkraut, sind grundsätzlich langsam einzuschleichen, d.h. Sie müssen langsam die Verzehrmengen steigern, um nicht das Gegenteil bei einem ungewöhnten Verdauungssystem zu erzeugen, nämlich Durchfälle.

Im Reformhaus gibt es die Präparate Darmflora plus und Inulin von Natura, die sich für den Aufbau der Darmflora auf ideale Weise ergänzen. Auch bietet das Internet sicherlich interessante Möglichkeiten zur Recherche, vermeiden Sie jedoch Bestellungen aus dubiosen Quellen. Sollten sich die Beschwerden nicht bessern, können Sie aus der Apotheke Präparate wie z.B. Mutaflor® mit »entschärften« Escherichia coli-Bakterien erwerben (Achtung: viele ähnliche Präparate enthalten Laktose!). Sprechen Sie diese Maßnahme am besten mit Ihrem Arzt oder Heilpraktiker ab. Bezahlen müssen Sie die Mittel leider auf jeden Fall, da die Kassen die Kosten nicht übernehmen, obwohl der Einsatz sehr sinnvoll sein kann und hilft, kostenträchtigen Erkrankungen vorzubeugen.

Nach dem Umstieg auf vollwertige Kost kann sich die Darmflora dann von allein erhalten und muss nicht lebenslang mit künstlich zugeführten Mitteln unterstützt werden. Lesen Sie in den folgenden Kapiteln, wie eine vernünftige, gesunde Kost aussehen sollte, damit sich Ihre Darmschleimhaut und Ihre Darmflora erholen können.

Sind Darmschleimhaut und Darmflora erst einmal saniert, also nach einem Zeitraum von mehreren Wochen bis Monaten (abhängig vom Ausgangs-Zustand Ihres Darmes), in denen Sie konsequent den Verzehr von Milchzucker gemieden haben, können Sie vorsichtig testen, ob Sie einen hochwertigen Naturjoghurt mit einem hohen Anteil an lebenden Milchsäurebakterien vertragen, den Sie im Reformhaus oder Bioladen erhalten. Diese schaffen zusätzlich mithilfe der rechtsdrehenden (L+) Milchsäure ein gesundes, saures Milieu, das bei vielen hoch bearbeiteten, billigen Industrie-Joghurts nicht gegeben ist, die mehr körperfremde D-Milchsäure bilden. Entgegen anders lautenden Ratschlägen, die Ihnen empfehlen, mit 250g Joghurt auf nüchternen Magen zu beginnen und die Mengen nach und nach auf 500g zu steigern, lege ich Ihnen jedoch dringend nahe, diesen Versuch mit allergrößter Vorsicht durchzuführen. Beschränken Sie sich auf eine Anfangsmenge von 1 bis 2 Teelöffeln im Verbund mit anderen Speisen, und beobachten Sie die Folgen. Bleiben Blähungen und/oder Durchfall aus und fühlen Sie sich gut, können Sie die Menge nach und nach steigern, bis Sie Ihre Grenzen ausgetestet haben.

Es ist mehr als verständlich, wenn Sie nach einem jahrelangen Leidensweg und der Erlösung von Ihren Beschwerden durch eine laktosefreie Diät vor einem solchen Versuch Bedenken haben. Lassen Sie sich Zeit für diese Entscheidung, wählen Sie einen günstigen Zeitpunkt für einen Beginn und tasten Sie sich dann an Ihre verträgliche Menge heran.

Bedenken Sie jedoch, dass auch in Ihrem Darm noch eine Rest-Laktaseproduktion stattfindet, die durch den Reiz einer verträglichen Laktose-Minimalmenge aufrechterhalten wird. Verschieben Sie den Beginn des Verzehrs von Laktose zu weit nach hinten, könnte dieser Effekt leicht auf ein sehr kleines Maß schrumpfen. Es ist eine Gratwanderung zwischen zwei Übeln – auf der einen Seite darf der Darm nicht zu früh mit Milchzucker gereizt werden, auf der anderen Seite sollte der Erziehungseffekt nicht zu lange ausgesetzt werden. Versuchen Sie den richtigen Zeitpunkt zu finden.

Sollten Sie negative Wirkungen feststellen, reduzieren Sie die Menge oder verschieben den Zeitpunkt um ein oder zwei Wochen, und beginnen Sie das nächste Mal mit einer sehr viel kleineren Menge. Falls Sie den Eindruck haben, dass Sie tatsächlich noch nicht einmal eine kleinste Joghurtmenge vertragen, so sollten Sie weitere Versuche zu unterlassen, damit Ihr Darm gesund bleibt. Es ist auf jeden Fall besser, die Darmschleimhaut gesund und die Darmflora funktionstüchtig zu erhalten. Sie werden sich unter diesen Umständen in Zukunft konsequent laktosefrei ernähren müssen und dürfen nicht die kleinste Menge Milchzucker verzehren, ohne sich wieder Beschwerden einzuhandeln. Dies ist aber einem dauerhaft geschädigten Darm mit all den nachteiligen Folgen vorzuziehen. Unterstützen Sie Ihre Darmflora mit dem verstärkten Verzehr von pro- und präbiotischen Nahrungsmitteln oder einem Präparat mit Milchsäurebakterien und Oligofruktose bzw. Inulin.

11 ALLGEMEINE ERNÄHRUNGS-RICHTLINIEN

Nachdem die Laktose-Intoleranz erkannt ist, beginnt mit der Ernährungsumstellung und der damit einhergehenden Vermeidung von Laktose die Behebung der Symptome. Entgegen sonstiger schulmedizinischer Gepflogenheiten, bei denen bei Beschwerden meistens nur an den Symptomen herumgedoktert wird, haben Sie bei der LI die Möglichkeit, die Ursache der Beschwerden zu beseitigen. Natürlich können Sie nicht die Produktion von Laktase im Darm wiederherstellen, auch wenn einige Wissenschaftler dies behaupten. Sie können aber durch gute Information und vor allem konsequentes Vorgehen weitgehend verhindern, dass Sie wieder Laktose zu sich nehmen und damit die unangenehmen Symptome auslösen. Sie haben es mit Ihrer Diät also selbst in der Hand, wie Sie sich in Zukunft fühlen werden.

Das Lexikon definiert »Diät« folgendermaßen: »*Von der übl. Ernährung abweichende Kostform, bei der die Nahrung zur Vermeidung oder Behandlung von Krankheiten* [...] *den jeweiligen Erfordernissen angepasst ist*« (Anhang G, 8). In diesem Sinne wird Ihre zukünftige Ernährung eine Diät sein, wenn man davon absieht, dass Ihre Laktose-Intoleranz keine Krankheit ist. Nicht jedoch in dem landläufig üblicherweise verstandenen Sinne, dass Sie in Zukunft auf alles und jedes verzichten müssen, und Ihre Mahlzeiten langweilig und wenig schmackhaft sein werden.

Da Sie sich jetzt intensiv mit einer neuen Kostform auseinandersetzen, haben Sie die Möglichkeit, auf eine vollwertige Ernährung umzusteigen, wenn Sie sich nicht ohnehin schon vorher nach diesen Grundsätzen ernährt haben. So werden Sie gesund und fit bleiben bzw. werden. Vergessen Sie dabei das Vorurteil, Vollwertkost sei etwas für »Körnerfresser«. Vollwertige Ernährung ist lecker, abwechslungsreich und bei weitem nicht nur aus Körnern bestehend. Vor allem aber ist Vollwertkost die ursprünglichste und damit gesündeste Form der Ernährung. Warum hierbei u.a. die Körner eine Rolle spielen, wird in den folgenden Abschnitten deutlich.

11.1 WAS BIN ICH – FLEISCH- ODER PFLANZENESSER?

Jede Pflanzen- oder Tierart hat ihre ganz individuelle Ernährung, um dem artspezifischen Stoffwechsel die benötigten Nährstoffe zuzuführen. Rosen gedeihen nicht in der gleichen Erde wie Lilien; Hasen fressen nicht das gleiche wie Hunde. Und so brauchen auch Menschen ihre ganz spezielle, nur für ihre Art richtige Ernährung.

Noch in den 1970er Jahren lernte ich während meines Studiums, dass das Non-plus-Ultra in der menschlichen Ernährung das Fleisch sei, und man jeden Tag zumindest ein kleines Stück Fleisch oder Wurst verzehren müsse, um den Proteinbedarf mit wertvollem tierischem Eiweiß zu decken. Diese Überzeugung hat sich glücklicherweise mittlerweile geändert. Aufgrund der Anatomie ist sehr einfach zu beweisen, dass der Mensch weder ein Fleischesser wie der Hund noch ein reiner Vegetarier wie der Hase ist.

Pflanzenfresser benötigen einen im Verhältnis zur Körpergröße sehr langen Darm, um die vielen aufgenommen Ballaststoffe zu verdauen. Ballaststoffe, also die Wände der Pflanzenzellen, bestehen u. a. aus Zellulose, die für den tierischen Organismus eigentlich unverdaulich sind. Um die wertvollen Nährstoffe in den Zellen jedoch dem Pflanzenfresser aufschließen zu können, ist der Darm mit Bakterien besiedelt, die diese Aufgabe übernehmen. Um für diese aufwändige Arbeit genug Zeit zu haben, muss der Pflanzenfresserdarm lang sein, um den Speisebrei von den Bakterien zersetzen zu lassen und um die Nährstoffe verwerten zu können.

Fleischfresser haben einen im Verhältnis zu ihrer Körpergröße sehr kurzen Darm, weil die tierische Kost wenige Ballaststoffe enthält. Der konzentrierte, wenig voluminöse Speisebrei des Fleischfressers wird nur sehr langsam durch den Darm transportiert. Wenn dieser sehr lang wäre, würde die Verdauung länger dauern, als für den Prozess notwendig. Aus diesem Grunde reicht für einen Fleischfresser ein kurzer Darm.

Das Verhältnis des menschlichen Darmes zur Körperlänge liegt in der Mitte zwischen einem Pflanzen- und einem Fleischfresser – übrigens ähnlich wie bei Schweinen, die uns genetisch sehr nah verwandt sind. Dies weist uns als Alles(fr)esser oder auch Früchteesser aus. Unsere Kost sollte vernünftig gemischt aus reichlich Früchten, Gemüse und wenig Fleisch bestehen. Ernähren wir uns falsch, nimmt unser Verdauungssystem und auch unser gesamter Körper mit all seinen Zellen, die durch die Verdauung und die damit zur Verfügung gestellten Nährstoffe versorgt werden sollen, Schaden.

Besteht unsere Nahrung überwiegend aus Fleisch und Fleischprodukten, so bleibt dieser Speisebrei in unserem dafür zu langen Darm zu lange liegen. Die Abfälle, angereichert mit vielen Gift- und Schadstoffen, können viel zu intensiv auf die Darmwände einwirken und sie so schädigen. Auch reduziert sich der mechanische Abschleifungsprozess der Darmschleimhaut, und die Zellen werden alt und können entarten. Viele Studien belegen, dass Vegetarier ein geringeres Darmkrebs-Risiko haben als Menschen, die viel Fleisch essen. Aus diesem Grunde bieten in den Niederlanden einige fortschrittliche Krankenkassen vegetarisch lebenden Mitgliedern ebenso erniedrigte Beiträge an wie den Nichtrauchern, die ein nachweislich geringeres Lungenkrebs-Risiko haben. Eine weitere Komplikation bei zu reichhaltigem Fleischkonsum tritt bei Menschen auf, weil uns das bei Fleischfressern vorhandene Enzym Uricase fehlt, das die bei der Fleischverdauung entstehende schwerlösliche Harnsäure in leicht lösliches Allantoin umgewandelt. Unter ungünstigen Umständen kann sich die Harnsäure in kristalliner Form in den Gelenken ablagern und zu Gicht führen.

Ernähren wir uns rein vegan, also unter striktem Ausschluss von tierischen Produkten, so können Mangelerscheinungen auftreten, denn auf der einen Seite ist unser Darm für rein pflanzliche Kost zu kurz, und auf der anderen Seite fehlen uns die bei Pflanzenfressern vorhandenen Darmabschnitte mit der notwendigen Bakterienbesiedlung, um die Pflanzenzellen aufschließen und deren Inhalt verwerten zu können. Eine sinnvolle Zusammenstellung aus überwiegend pflanzlichen Nahrungsmitteln, ergänzt durch einige hochwertige, tierische Produkte ist für den Menschen gerade richtig.

Der Zeitpunkt ist günstig, sich jetzt für die gesündeste Form der Ernährung zu entscheiden. Da Sie sich auf jeden Fall mit einer neuen Art zu essen anfreunden müssen, sollten Sie langsam versuchen, von Ihren alten – wahrscheinlich eher ungesunden – Gewohnheiten abzukommen und Ihrem Körper das Beste bieten, was die Natur uns geben kann.

11.2 Vollwertige Kost

Für unsere Ernährung sind bestimmte Nährstoffe notwendig: Wasser, Eiweiß (Protein), Fett und Kohlenhydrate, daneben Vitamine und Mineralstoffe. Dabei sollte die benötigte Energiemenge etwa in folgenden

Verhältnis durch die Hauptnährstoffe geliefert werden: zu 10 – 15 % aus Eiweiß, zu höchstens 30% aus Fett und zu 55 – 60 % aus Kohlenhydraten. Auch für alle anderen Stoffe gibt es Richtwerte, deren Unter- oder Überschreitung zu teilweise schweren gesundheitlichen Schäden führen kann.

11.2.1 Wasser

Wasser liefert dem Körper keine Energie, und doch ist Wasser der Nährstoff, der anteilsmäßig die größte Menge unserer Nahrung ausmacht. Selbstverständlich enthält unsere Nahrung Wasser, denn Sie ernähren sich ja nicht von Trockenpulver. Diese Menge reicht jedoch nicht aus, es muss zusätzlich noch Flüssigkeit getrunken werden. Erwachsenen wird empfohlen, mindestens 2 Liter täglich zu trinken und dies möglichst in Form von Wasser (Mineral- oder stilles Wasser), Kräuter- und Früchtetees oder verdünnten Säften. Weniger geeignet sind wegen des Koffein- oder Teeingehaltes Kaffee oder schwarzer Tee und hochkalorische Getränke wie Limonaden, Cola-Getränke oder aufgrund der hohen Nährstoffdichte auch Milch.

Achten Sie beim Trinken darauf, dass schon allein das Volumen der Flüssigkeit Durchfall erzeugen kann, auch wenn in dem Getränk keine Laktose enthalten ist. Beginnen Sie Ihren Tag mit ½ Glas Wasser. Stellen Sie sich, bis Sie sich daran gewöhnt haben, schon morgens die Trinkmenge für den ganzen Tag bereit. Verteilen Sie diese Menge gleichmäßig über den Tag und trinken Sie pro Portion jeweils etwa ½ bis 1 Glas. Das verhindert einerseits die erwähnte Volumenbelastung durch Druckerhöhung im Darm und dadurch hervorgerufene Durchfälle. Andererseits vermeiden Sie auch, dass Sie zu häufig und dringend Wasser lassen müssen, weil Sie vielleicht innerhalb einer Stunde einen ganzen Liter getrunken haben. Verhindern Sie in jedem Falle, dass Sie Durst bekommen: Durst ist das Alarmzeichen des Körpers, dass er bereits unterversorgt ist. Lassen Sie es erst gar nicht soweit kommen.

11.2.2 Eiweiß (Protein)

Eiweiß ist lebensnotwendig, weil die sich ständig erneuernden Körperzellen aus Protein aufgebaut werden. In der letzten Zeit wird jedoch dem Eiweißgehalt in der Nahrung ein zu hoher Stellenwert eingeräumt, und viele Menschen nehmen viel zuviel Eiweiß zu sich. Hierbei denke ich vor allem an so genannte Diäten, bei denen aus Pulvern ein »Getränk« angerührt wird, das eine »gesunde Mahlzeit« ersetzen soll und mit der man sein Gewicht auf »gesunde Weise« reduzieren soll, oder mit deren Hilfe Sportler ihre Muskelmasse aufbauen wollen. Diese Pulver sind meist auf Molkebasis hergestellt und keineswegs gesund, weil der Eiweißgehalt viel zu hoch ist. Auch Diäten, bei denen so gut wie keine Kohlenhydrate verzehrt werden, und die Nahrung fast nur aus Protein besteht, können hier als abschreckendes Beispiel genannt werden. Eine zu hohe Proteinaufnahme mit der Nahrung vor allem aus tierischen Quellen greift Leber und Nieren an und erzeugt Krankheiten wie beispielsweise Nierenversagen oder Gicht.

Die Urmenschen ernährten sich meist von Pflanzen und nahmen nur als willkommene Ergänzung ab und an tierische Nahrung zu sich, wenn sie einen Wurm oder Käfer aßen oder ein Tier erlegen konnten. Bis Mitte des letzten Jahrhunderts kam nur an Sonn- und Feiertagen ein Braten auf den Tisch, ansonsten gab es unter der Woche pflanzliche Nahrung mit Milch- und Eizugaben. Dadurch war der Eiweißgehalt geringer.

Die Deutsche Gesellschaft für Ernährung (DGE) empfiehlt heute Erwachsenen, je nach Alter einen Energieanteil von etwa 10 – 15% durch Eiweiß zu decken, das wären etwa 0,8g pro kg Körpergewicht und Tag. Protein liefert pro Gramm 4 kcal (Kilokalorien) Energie. Der Energiebedarf richtet sich nach der Körpermasse, dem Geschlecht und vor allem nach der Art der Tätigkeit, d.h. nach der Menge der Bewegung. Je mehr man sich bewegt, desto größer ist der Energiebedarf. Ein Bauarbeiter verbraucht also wesentlich mehr Energie als ein Bankangestellter.

Man geht davon aus, dass eine durchschnittlich große und schwere erwachsene Frau mit normaler Bewegung – nennen wir sie Susi – täglich etwa 2100 kcal benötigt. Ein durchschnittlich großer und schwerer erwachsener Mann – nennen wir ihn Mark – verbraucht wegen eines höheren Grundumsatzes mehr, nämlich etwa 2400 kcal (Grundumsatz = Energieverbrauch in absoluter Ruhestellung). Susi müsste 10 – 15% von 2100 kcal, also 210 – 315 kcal durch Eiweiß decken. Bei einer Energiedichte von 4 kcal pro Gramm Eiweiß bedeutet das einen Verzehr von rund 50 – 80g Eiweiß täglich. Für Mark sieht die Berechnung seines Eiweißbedarfes folgendermaßen aus: 10 – 15% von 2400 kcal sind 240 – 360 kcal. Er benötigt also 60 – 90g Eiweiß pro Tag.

Eiweiß ist wichtig für den Aufbau sämtlicher Körperzellen. Deswegen haben Schwangere und Stillende einen erhöhten Eiweißbedarf, weil sie ein wachsendes Wesen ernähren müssen. Kinder und Jugendliche benötigen mehr Eiweiß als Erwachsene. Eiweiß besteht aus Bausteinen, den Aminosäuren. Die Zellen jedes Lebewesens sind aus einer ganz artspezifischen Zusammensetzung von Aminosäuren aufgebaut. Pflanzen haben eine andere Kombination als Tiere, Rinder eine andere als Menschen.

Einige Aminosäuren kann der Organismus selbst bilden, andere müssen durch die Nahrung aufgenommen werden (essentielle Aminosäuren). Hierbei ist Eiweiß tierischer Herkunft insgesamt leichter in die eigenen Körperzellen einzubauen als pflanzliches Protein, weil die Zusammensetzung der Aminosäuren in tierischer Nahrung eher dem benötigten Verhältnis für uns Menschen entspricht. Will man den Eiweißbedarf aus ausschließlich veganer, also pflanzlicher Kost ohne jegliche Zugabe von tierischen Produkten decken, so muss man sehr genau auf die Kombination verschiedener Pflanzen achten, um den Bedarf insgesamt decken zu können. In einzelnen Pflanzen kommen nur einige essentielle Aminosäuren vor, nie jedoch alle benötigten gleichzeitig. Ein hoher Eiweißgehalt in einer Pflanze allein genügt also nicht, das Angebot der Aminosäuren muss mit einer sinnvollen Kombination der verzehrten Pflanzen optimiert werden. Eine abwechslungsreiche Auswahl von pflanzlichen und tierischen Nahrungsmitteln garantiert am ehesten eine ausreichende Versorgung mit den benötigten Aminosäuren.

11.2.3 Fett

Obwohl Fett als Nahrungsbestandteil durch die immer größer werdende Schar übergewichtiger Menschen und die damit verbundenen Bestrebungen zu Gewichtsreduktionen in Verruf gekommen ist, ist das Fett doch ein unverzichtbarer Bestandteil unserer Nahrung. Fett wird vom Körper als wichtiger Energielieferant benötigt. Im Gegensatz zu den ebenfalls als Energielieferant benötigen Kohlenhydraten kann Fett direkt als Energiespeicher in den unbeliebten Fettpölsterchen an Bauch und Hüften eingelagert werden. Lebensnotwendig sind Fettpolster aber für die Organe, um sie vor Kälte und Stößen zu schützen – dies natürlich nur in Maßen, denn eine Fettleber oder ein Fettpanzer um das Herz sind für die Gesundheit weniger zuträglich.

Fette (Lipide) können gesättigte, einfach und mehrfach ungesättigte Fettsäuren enthalten. Der chemische Aufbau von Fettsäuren besteht aus unterschiedlich langen Kohlenstoffketten, kurz-, mittel- und langkettigen Fettsäuren, an deren Atome sich weitere chemische Elemente wie Wasserstoff- und Sauerstoff-Atome anlagern. Diese Atome halten sich mit »Ärmchen« aneinander fest, wobei ein Arm reicht, um das Nachbar-Atom zu binden. Bleiben überzählige Ärmchen frei, halten sich die Atome gegenseitig mit je einem Arm fest, man spricht dann von einer Doppelbindung. Sind ein oder mehrere Doppelbindungen – also eigentlich freie Ärmchen – vorhanden, so spricht man von ein- bzw. mehrfach ungesättigten Fettsäuren, gesättigte haben keine Doppelbindungen. In unserer Nahrung sind überwiegend langkettige Fettsäuren enthalten, wobei diese, je nach Herkunft, gesättigt oder ein- und mehrfach ungesättigt sein können.

Fette können die so genannten essentiellen Fettsäuren enthalten, die unser Körper dringend benötigt, aber nicht selbst herstellen kann, beispielsweise die aus Fisch bekannte Omega3-Fettsäure. Essentielle Fettsäuren sind grundsätzlich ein- oder mehrfach ungesättigte Fettsäuren, wobei nicht alle ein- bzw. mehrfach ungesättigten Fettsäuren essentiell sind. Einige werden nicht zwingend benötigt, andere kann der Körper selbst bilden. Beim Fettverzehr sollte trotzdem auf einen möglichst hohen Anteil an einfach und mehrfach ungesättigten und auch auf den Gehalt der essentiellen Fettsäuren geachtet werden, die vor allem in pflanzlichen Ölen und Fetten und Fisch enthalten sind. Tierische Fette (mit Ausnahme von Fisch) enthalten größtenteils gesättigte Fettsäuren, die zwar auch nicht unwichtig sind, deren Anteil im täglich aufgenommenen Nahrungsfett aber möglichst gering sein sollte.

Gesättigte Fettsäuren erhöhen die Gefahr der so genannten Arterienverkalkung (Arteriosklerose), wobei Ablagerungen an den Arterienwänden gebildet werden, und das Lumen (die Durchlassweite) der Ader verringert wird – eine der Ursachen für lebensbedrohliche Krankheiten wie z.B. Schlaganfall und Herzinfarkt.

Die DGE gibt den Tagesbedarf von Fett für Erwachsene mit ca. 30% der zugeführten Energie an. Ein Gramm Fett liefert 9 kcal. Susi muss demnach 630 kcal aus Fett beziehen, also etwa 70 g Fett verzehren. Mark sollte 720 kcal durch Fett decken, also nicht mehr als 80 g Fett täglich essen.

Bei der Errechung des Fettbedarfes muss neben den sichtbaren Speisefetten unbedingt auch auf die versteckten Fette, beispielsweise in Wurst und auch Käse oder Fertiggerichten, geachtet werden.

Vergessen werden darf jedoch nicht, dass es fettlösliche Vitamine gibt, die der Körper nur mit Fett zusammen verwerten kann. Diese sind die Vitamine A, D, E und K. Essen Sie die Möhren ohne ein kleines bisschen Fett, dann verschenken Sie den hohen Vitamin A-Gehalt. Die Betonung liegt jedoch auf »ein kleines bisschen«, also nicht die Möhren in einer riesigen Butterlache schwimmen lassen. Ein kleiner Schuss Distelöl (reich an gesunden, ungesättigten Fettsäuren) genügt und trägt zur Gesunderhaltung bei.

Fett ist ein schwer verdaulicher Nahrungsbestandteil und kann, im Übermaß genossen, zu Durchfällen führen (Anhang G, 23, Seite 44). Aus diesem Grunde ist es für LI- und RDS-Betroffene besonders wichtig, den empfohlenen Fettbedarf möglichst nicht zu überschreiten.

Bei einigen Krankheiten, bei denen der Darm zu Entzündungen neigt, wie beispielsweise Morbus Crohn, wird der Verzehr von so genannten MCT-Fetten (medium-chain-triglycerides = mittelkettige Triglyzeride), einer bestimmten Art von halbsynthetischen Fetten empfohlen. Wenn Sie empfindlich auf Speisefette reagieren, können Sie Nahrungsmittel mit MCT-Fetten im Reformhaus erhalten. Hierbei müssen Sie jedoch äußerst vorsichtig vorgehen, denn den Verzehr der MCT-Fette müssen Sie sehr langsam einschleichen. Wägen Sie gut ab, ob Sie nicht doch lieber den Fettverzehr insgesamt reduzieren wollen. MCT-Fett wird auch als das »Fett, das nicht dick macht« bezeichnet und bei Gewichtsreduktions-Diäten empfohlen, u.a. weil es 10% weniger Energie liefert als herkömmliche Fette (Anhang G, 16). Bei all den Nebenwirkungen, die MCT-Fette erzeugen können (Durchfall, Übelkeit, Erbrechen etc.) und auch all den Gefahren, die es für Personen mit bestimmten Krankheiten und Veranlagungen mit sich bringt, halte ich dies für eine mehr als bedenkliche Empfehlung.

11.2.4 Kohlenhydrate

Kohlenhydrate dienen als schnell verfügbarer Energie-Lieferant. Sie können zwar ebenfalls als Fettpolster für »schwere Zeiten« angelagert werden, müssen dann jedoch zuvor chemisch umgebaut werden. Im Gegensatz zu

Fett, das pro Gramm 9 kcal Energie liefert, entspricht 1 Gramm Kohlenhydrate einem Energiewert von nur 4 kcal. Laut Empfehlung der Deutschen Gesellschaft für Ernährung ist ein Nahrungs-Energieanteil aus Kohlenhydraten von ca. 55 – 60% wünschenswert.

Die Bilanz unseres Pärchens sähe folgendermaßen aus: Susi muss 1155 – 1260 kcal aus Kohlenhydraten beziehen, also rund 290 – 320g Kohlenhydrate verzehren. Mark deckt 1320 – 1440 kcal mit etwa 330 – 360g Kohlenhydraten ab.

Abgesehen von den unverdaulichen Ballaststoffen gilt grundsätzlich für die Kohlenhydrate: je vollwertiger, also je schwerer abbaubar, desto besser. Hier sind Vollkornprodukte die beste Wahl. So kommen die oben erwähnten Körner ins Spiel. Ernährungstechnisch weniger empfehlenswert sind so genannte leere Kohlenhydrate, also Nahrungsmittel, die außer Kohlenhydraten keine nennenswerten Anteile an anderen Nährstoffen enthalten, beispielsweise Haushaltszucker oder Weißmehl.

Kohlenhydrate sind Einfach-, Zweifach- oder Mehrfachzucker, die den Körperzellen als Energielieferant zugeführt werden. Die beiden letztgenannten Gruppen müssen zuvor durch Enzyme aufgespalten werden. Diese Aufspaltung beginnt schon im Mund durch die im Speichel enthaltenen Enzyme in die kleineren Bestandteile, wie beispielsweise Glukose, die teilweise sofort über die Mundschleimhäute ins Blut gelangt, zum anderen Teil in Magen und Darm transportiert wird. Schwerer verdauliche Kohlenhydrate aus vollwertigeren Produkten benötigen mehr Zeit, bis die Enzyme sie aufspalten können. Nehmen Sie Kohlenhydrate zu sich, so erhöht sich der Blutzuckerspiegel. Dies bewirkt die Ausschüttung von Insulin aus den Langerhansschen Inseln in der Bauchspeicheldrüse. Werden schnell verwertbare Kohlenhydrate verzehrt, steigt der Blutzuckerspiegel schnell und stark an und es wird viel Insulin produziert. Diese große Menge Insulin baut den Blutzucker schnell ab, wodurch der Spiegel rasch fällt, oftmals sogar unter einen vernünftigen Minimalwert, so dass durch den niedrigen Zuckerspiegel Hunger signalisiert wird. Nehmen Sie langsam verwertbare Kohlenhydrate auf, steigt der Blutzuckerspiegel langsamer an, und es wird weniger Insulin gebildet – ein moderaterer Abbau und damit ein ausgeglichenerer Blutzuckerspiegel und ein später einsetzendes Hungergefühl sind die Folge.

Es gibt auch Kohlenhydrate, die für den menschlichen Stoffwechsel überhaupt nicht verwertet werden können: die Ballaststoffe. Ballaststoffe sind pflanzliche Zellwände, die unser Verdauungssystem nicht aufspalten kann, weil im Laufe unserer Evolution der Blinddarm (nicht zu verwechseln mit dem kleinen Wurmfortsatz, der bei Entzündungen schnell herausoperiert wird) zu einem kurzen Abschnitt verkümmert ist. Bei Pflanzenfressern wie beispielsweise den Hasen ist dieses Organ groß genug, um dort genügend Bakterien beherbergen zu können, die die Zellulose (Zellwände) zerlegen und so den Zellinhalt dem Stoffwechsel zur Verfügung stellen können.

Für uns Menschen sind die Ballaststoffe jedoch keineswegs nutzlos, sondern, im Gegenteil, für den Darm äußerst vorteilhaft. Mit ihrer harten, rauen Oberfläche reiben sie an der Darmwand entlang und tragen so alte und abgestorbene Schleimhautzellen und eventuell angeklebte, alte Nahrungsbestandteile ab und sorgen auf diese Weise für eine ständige, gesunde Erneuerung und Reinigung. Weiterhin quellen sie mit Wasser auf, vergrößern das Stuhlvolumen und wirken so regulierend auf die Verdauung. Ohne Ballaststoffe würde viel zu wenig Speisebrei im Darm vorhanden sein. Nur durch eine große Menge Stuhl und den dadurch erzeugten Druck auf die Darmwände wird der nötige Reiz ausgeübt, um mit einer ausreichenden Peristaltik den Stuhl vorwärts zu transportieren und letztendlich auszuscheiden. Menschen, die viel Fleisch essen, leiden häufig unter Verstopfungsproblemen, die sie oftmals mit Abführmitteln bekämpfen. Hier würde meist eine ballaststoffreiche Kost genügen, um sie von diesem Leiden zu befreien.

Für den laktoseintoleranten Menschen, der im Allgemeinen zu Durchfällen neigt, bedeutet dies jedoch keinesfalls, die Ballaststoffe aus dem Speiseplan zu eliminieren und durch eine geringere Stuhlmenge die Darmbewegung zu beruhigen. Auch für LI-Betroffene bieten Ballaststoffe einen großen, verdauungsregulierenden Vorteil: die pflanzlichen Fasern besitzen ein sehr großes Wasserbindungsvermögen, wodurch dem dünnen Speisebrei Flüssigkeit entzogen wird und eine bessere Konsistenz erreicht werden kann. Aber auch hier ist ein vernünftiges Maß vonnöten, ein Zuviel ist genauso schädlich wie ein Zuwenig. Nimmt man zu viele Ballaststoffe zu sich, so wird der Darm durch das übergroße Volumen zu mehr Bewegungen angeregt, was sich dann auch wieder unangenehm bemerkbar machen kann.

Vollwertige Nahrungsmittel mit einem ausgeglichenen Anteil an Ballaststoffen haben einen weiteren Vorteil. Die enthaltenen Kohlenhydrate werden insgesamt langsamer abgebaut und wirken sich positiv auf den Blutzuckerspiegel aus – Sie sehen, die »Körnerfresser« haben doch nicht so ganz Unrecht.

11.2.5 Vitamine

Das Wort »Vitamin« ist ein Kunstbegriff, der sich aus den Teilen »vita« (Leben, lat.) und »amin« (Stickstoffverbindung) zusammensetzt. Vitamine kommen natürlicherweise in pflanzlicher und tierischer Nahrung vor. Eine vollwertige Ernährung führt diese Stoffe meist in ausreichender Menge zu. Jedes Vitamin hat im Körper eine ganz spezifische Aufgabe, und Unterversorgungen können u.U. schwere Mangelerscheinungen hervorrufen.

Bisher sind in der medizinischen Wissenschaft 20 Vitamine bekannt, wovon 13 in Europa als essentiell, d.h. unerlässlich anerkannt sind. Die Vitamine A, D, E und K sind fettlösliche Vitamine, die sich vorübergehend auch im Körperfett speichern können. Dadurch ist die Gefahr einer Unterdosierung seltener gegeben. Die Vitamine der B-Gruppe (B1, B2, B3, B5, B6, B7, B9, B12) und Vitamin C sind wasserlöslich. Obwohl sie z.B. mit dem Kochwasser weggeschüttet werden können, ist bei unserem Überangebot an abwechslungsreichen Lebensmitteln auch hier kaum eine Unterversorgung zu befürchten.

Weiterhin gibt es Vitamin-ähnliche Stoffe, die so genannten »Pseudo-Vitamine« oder »Vitaminoide«. Sie können vom Körper selbst gebildet werden. Diese sind das Coenzym Q10 (Ubichinone), Carnitin, Taurin, Cholin, Orotsäure und Inositol. Diese Stoffe werden gerne von der Industrie in Präparaten angeboten, die gesundheitsfördernde Wirkungen haben sollen. Dies ist jedoch wissenschaftlich nicht belegt.

Eine vollwertige Nahrung muss alle anerkannten Vitamine und Mineralstoffe in ausreichender Menge enthalten. Wird der Bedarf nicht ausreichend gedeckt oder wird zuviel von einem Stoff beispielsweise durch Vitamin- oder Mineralstofftabletten zugeführt, können zum Teil gravierende Nebenwirkungen auftreten. Die Überdosierung von Vitamin C kann zu Durchfall führen, zuviel Vitamin A kann bei Schwangeren eine Fehlgeburt auslösen. Der Bedarf der verschiedenen Vitamine und Mineralstoffe ist den Veröffentlichungen der Deutschen Gesellschaft für Ernährung oder umfassend der allgemeingültigen DACH-Liste zu entnehmen. Diese kann man der einschlägigen Literatur entnehmen oder auch im Internet anschauen.

Obwohl ich meine, dass es nicht sinnvoll ist, sich mit detaillierten Werten verrückt zu machen und den Vitamin- und Mineralstoffbedarf anhand einer Tabelle auf die Lebensmittel umbrechen zu wollen, sind in der folgenden Liste nicht nur die wichtigsten Wirkungen und die Komplikationen, die bei einer Unter- oder Überversorgung auftreten können, sondern auch die von der DGE empfohlenen Bedarfsmengen aufgeführt. Wer sich jedoch nach den einfachen Regeln vollwertig ernährt (siehe Kapitel 11.2.8, So einfach ist Vollwertkost), der kann sich auch ohne Mengenberechnungen sicher sein, dass er alle benötigten Stoffe in ausreichendem Maße zu sich nimmt, und dass das Essen Spaß macht.

Nährstoff	**Empfohlene Tagesdosis (Erwachsene)**	**Vorkommen**	**Aufgaben**	**Mangelerscheinungen (-) Überversorgung (+)**
A (Retinol)	0,8-1 mg	Leber, Butter, Margarine, Lebertran	gutes Sehen, Gesunderhaltung von Haut und Schleimhäuten	(-): Nachtblindheit, verschlechtertes Dämmerungssehen, Lichtscheu, Hautschäden. (+): Überdosierung kann Fehlgeburten auslösen, sollte also keinesfalls von Schwangeren in künstlicher Form eingenommen werden.
Provitamin A (Beta-Carotin)	2 mg (Richtwert)	dunkelgelbe und orangefarbene Früchte, grünes Blattgemüse, Möhren, Spinat, Brokkoli, Grünkohl	dient als Vorstufe von Vitamin A. antioxidative Wirkung (möglicher Schutzfaktor vor Krebs)	(-/+): wie bei Vitamin A
B1 (Thiamin)	1,1 - 1,4 mg	Fleisch, Leber, Vollkornprodukte, Hülsenfrüchte, Kartoffeln	mitwirkend beim Energie- und Kohlenhydratstoffwechsel, gut für Nervengewebe und Herzmuskel	(-): Störungen des Kohlenhydratstoffwechsels, des Nervensystems, Müdigkeit, Appetitlosigkeit
B2 (Riboflavin)	1,5 - 1,8 mg	Milch und Milchprodukte, Fleisch, Fisch, Eier, Kartoffeln, Vollkornprodukte	mitwirkend beim Energie- und Eiweißstoffwechsel	(-): Sehstörungen, Lichtempfindlichkeit, Hautveränderungen
B3 (Niacin)	15 - 18 mg	Fleisch, Fisch, Leber, Milch, Eier, Getreideprodukte	mitwirkend beim Auf- und Abbau von Eiweiß, Fett und Kohlenhydraten	(-): bei uns äußerst selten; Schleimhautveränderungen im gesamten Verdauungs-Trakt, Störungen des Nervensystems
B5 (Panthotensäure)	6,0 mg (Schätzwert)	Leber, rotes Fleisch, Fisch, Milch und Milchprodukte, Vollkornprodukte, Hülsenfrüchte	mitwirkend beim Abbau von Eiweiß, Fett und Kohlenhydraten	(-): bei uns äußerst selten; bei unterernährten Menschen Empfindungsstörungen in Extremitäten

Nährstoff	Empfohlene Tagesdosis (Erwachsene)	Vorkommen	Aufgaben	Mangelerscheinungen (-) Überversorgung (+)
B6 (Pyridoxin)	1,6 - 1,8 mg	Hühner- und Schweinefleisch, Fisch, Getreideprodukte, Kartoffeln, Kohl, grüne Bohnen, Linsen, Feldsalat, Bananen, Weizenkeime	mitwirkend beim Eiweißstoffwechsel und bei der Blutbildung	(-): Störung im Eiweißstoffwechsel, Muskelschwund, Hautveränderungen, Schädigungen des Nervengewebes
B7 (Biotin)	30 - 100 µg	Leber, Niere, Eigelb, Sojabohnen, Nüsse, Haferflocken, Blumenkohl, Champignons, Linsen	mitwirkend am Stoffwechsel von Eiweiß, Fett und Kohlenhydraten	(-): bei den üblichen Ernährungsgewohnheiten nicht zu beobachten
B9 (Folsäure)	300 µg Gesamtfolat	grünes Blattgemüse (Spinat, Kohl, Brokkoli, Fenchel), Vollkornprodukte, Weizenkeime, Nüsse, Leber, Eier, Milch, Milchprodukte	Zellteilung und -neubildung	(-): Störungen bei der Zellneubildung, (besonders betroffen: Schleimhautzellen, rote Blutkörperchen) Schwangerschaftskomplikationen
B12 (Cobalamin)	3 µg	Leber, Fleisch, Fisch, Milch, Ei; in pflanzlichen Nahrungsmitteln (z.B. Sauerkraut) nur Spuren	mitwirkend bei Bildung und Abbau einzelner Aminosäuren und Körperzellen, vor allem roten Blutkörperchen	(-): Störungen der Blutbildung, Eisenarmut, Schädigungen von Rückenmark und Zentralnervensystem bis hin zu Lähmungen, Schwangerschaftskomplikationen
C (Ascorbinsäure)	75 mg	Obst und Gemüse (insbesondere schwarze Johannisbeeren, Zitrusfrüchte, Paprikaschoten, grünes Blattgemüse), Kartoffeln	Bildung von Bindegewebe, Wundheilung und Narbenbildung	(-): Skorbut, Zahnfleischbluten, Zahnausfall, Neigung zu Blutergüssen, erhöhte Infektanfälligkeit. (+): Durchfall.
D (Calciferol)	5 µg	Fettfische (z.B. Hering, Makrele) Leber, Eigelb, Margarine. Besonderheit: wird bei Sonnenlicht in der Haut gebildet	mitwirkend an Kalzium- und Phosphatstoffwechsel, Knochenbildung	(-): Entkalkung der Knochen, Osteoporose, Knochenerweichung, Rachitis, Osteomalazie
E (Tocopherol)	12 mg	Pflanzenöle, Butter, Margarine, Haferflocken, Ei, Leber, Milch, grünes Gemüse, Salate	mitwirkend am Fettstoffwechsel, schützt vor Oxydation der mehrfach ungesättigten Fettsäuren	(-): tritt äußerst selten auf; beim Erwachsenen bisher nicht beobachtet
K (Phyllochinon)	60 - 80 µg	grünes Gemüse, Milch und Milchprodukte, Fleisch, Eier, Obst, Kartoffeln, Vollkornprodukte	mitwirkend an der Bildung von Blutgerinnungsfaktoren	(-): nicht bei gesunden Erwachsenen. Bestimmte Krankheiten erzeugen Mangel, dann erhöhte Blutungsneigung

(großteilig angelehnt an Anhang F, 19)

In einer vollwertigen Kost mit viel frischem Obst und Gemüse, reichlichem Verzehr von Getreide und Hülsenfrüchten, regelmäßigen Fisch- und selteneren, aber hochwertigen Fleisch-Mahlzeiten und ab und an einem Ei sind alle Vitamine in ausreichender Menge enthalten und müssen nicht künstlich zugeführt werden.

Der Konsum von Vitamin- oder Mineralstofftabletten führt meistens nur einzelne Stoffe in zu hoher Konzentration zu. Teilweise wird dabei der Tagesbedarf um ein Vielfaches überschritten und kann bei dauerhaftem Gebrauch zu den aufgeführten Beeinträchtigungen führen. Wichtig ist auch, dass es in Lebensmitteln noch weitgehend unerforschte Vitalstoffe gibt, die für ein optimales Zusammenwirken aller Vitamine und Mineralstoffe notwendig sind. Wird also nur die eine oder andere isolierte Substanz zugeführt, so besteht meist ein Ungleichgewicht, und die Vitalstoffe fehlen ganz. Auf diese Weise ist im günstigsten Fall lediglich keine optimale Ausnutzung möglich, und Sie haben das Geld für die meist teuren Produkte zum Fenster hinaus geworfen. In ungünstigeren Fällen besteht ein Überangebot des einen oder anderen Stoffes, und es treten schädliche Überdosierungen auf.

Dies belegt auch eine von der Zeitschrift ÖKO-TEST in Auftrag gegebene Studie von der Ernährungswissenschaftlerin Monika Brenz-Rickert vom Aschaffenburger Forum für Ernährungsberatung und -therapie. Sie hat ermittelt, dass in unserer normalen Ernährung »*Vitamine und Mineralstoffe in Mengen* [enthalten sind]*, die die Empfehlungen der DGE locker erreichen oder gar darüber liegen. Nur die üblichen Verdächtigen sind nicht in wünschenswertem Maße enthalten: Vitamin D, Folsäure und Jod. Wer aber an einem anderen Tag der Woche einmal Seefisch auf seinen Speiseplan hievt, auch Tomaten, Gurken, Apfelsinen oder Weintrauben isst, bringt seinen Haushalt schnell ins Lot.*« Sie kommt zu folgendem Fazit: »*Bei durchschnittlicher Ernährung gibt es wirklich keinen Grund, zusätzliche Vitamine und Mineralstoffe zu schlucken.*« (Anhang G, 25, Seite 32)

11.2.6 Mineralstoffe

Mineralstoffe sind anorganische Stoffe. Die Mineralstoffe unterteilen sich in die Mengenelemente und die Spurenelemente, der Unterschied besteht lediglich in der Menge, in der sie im menschlichen Körper vorkommen – Mengenelemente sind in größeren Mengen vorhanden, Spurenelemente, wie der Name besagt, nur in Spuren. Der Gesamtanteil im menschlichen Körper beträgt etwa 5%. Da laufend mit Stuhl, Urin und Schweiß Mineralstoffe ausgeschieden werden, müssen diese kontinuierlich durch die Nahrung zugeführt werden.

Mineralstoff **Mengenelement (M)** **Spurenelement (S)**	**Empfohlene Tagesdosis lt. DGE (Erw.)**	**Vorkommen**	**Aufgaben**	**Mangelerscheinungen (-)** **Überversorgung (+)**
Chlor (M)	kein Richtwert von der DGE vorgegeben	Kochsalz	regelt den Wasser- und Elektrolythaushalt, wichtig für die Bildung der Magensäure	(-): Störung im Säure-Basen-Haushalt mit Muskelkrämpfen und Störungen der Herzfunktion.
Chrom (S)	50 - 200 µg (Schätzwert)	Fleisch, Bierhefe, Käse, Vollkornprodukte	Mitwirkung am Kohlenhydratstoffwechsel	(-): Beeinträchtigung der Zuckerverwertung (Glukosetoleranz)
Eisen (S)	10 - 15 mg	Leber, Fleisch, Fleischwaren, Vollkornprodukte, Gemüse (Spinat, Mangold, Schwarzwurzeln, Fenchel)	Baustein des Hämoglobins (roter Blutfarbstoff), deshalb unentbehrlich beim Sauerstofftransport	(-): Anämie (Blutarmut); Sauerstoffmangel in den Zellen Wichtig bei Laktose-Intoleranz: Eisenmangel hemmt die Bildung von Disaccharidasen, also auch von Laktase! (+): Schwächung des Immunsystems, Leberzirrhose
Fluorid (S)	1,5 - 4,0 mg (Richtwert)	Schwarz- und Grüntee, Sprotten, Sardinen, Leber, Getreideprodukte, Fleisch	festigt die Knochenstruktur und den Zahnschmelz, Vorbeugung vor Karies	(-): im Kindesalter unzureichende Zahnhärtung, Zähne werden kariesanfällig. (+): Verfärbungen des Zahnschmelzes sowie mangelnde Elastizität der Knochen.
Jod (S)	180 - 200 µg	Seefisch, Milch, Eier, jodiertes Speisesalz	Bestandteil des Schilddrüsenhormons, mitwirkend bei Energieumsatz, Wachstum und Knochenreifung	(-): Kropf (Vergrößerung der Schilddrüse). Tritt ein Mangel während der Schwangerschaft ein, folgt Debilität und Minderwuchs beim Kind (+): Entgleisung verschiedener Stoffwechselfunktionen
Kalium (M)	2 g (Mindestbedarf)	Obst, Gemüse, Kartoffeln, Hülsenfrüchte, Spinat, Champignons	Gewebespannung, Reizleitung, Aktivierung von Enzymen	(-): Schwäche und Schädigung sämtlicher Muskeln, auch des Herzmuskels. Verschiebung der Natrium-Kalium-Balance, Störung der Muskel- und Nervenerregbarkeit.
Kalzium (M)	800 - 1000 mg	Milch und Milchprodukte, Hülsenfrüchte, Grünkohl, Fenchel, Lauch, Brokkoli, Nüsse, Samen, Feigen, bestimmte Mineralwässer	Bausteine für Zähne und Knochen, mitwirkend an Blutgerinnung und Muskelkontraktionen	(-): Entkalkung von Knochen und Zähnen, im Alter Osteoporose, Übererregbarkeit von Muskeln und Nerven. (+): häufiges Wasserlassen, Durst, Übelkeit, Erbrechen, Herzrhythmusstörungen, Organverkalkungen
Magnesium (M)	300 - 350 mg	Getreideprodukte, Milch und Milchprodukte, Fleisch, Hülsenfrüchte, bestimmte Mineralwässer	Bestandteil von Enzymen, Reizleitung zur Muskulatur	(-): selten, nur bei einseitiger Ernährung und hohem Alkoholkonsum. Übererregbarkeit der Muskulatur, Krämpfe (+): Übelkeit, niedriger Blutdruck, abgeschwächte Reflexe, im Extremfall Herzversagen
Mangan (S)	2 - 5 mg (Schätzwert)	Tee, Vollkornprodukte, Walnüsse, Sojabohnen, Petersilie	Aufbau und Erhalt von Knochen und Bindegewebe, Bestandteil vieler Enzyme	(-): kommt so gut wie nicht vor. (+): Veränderungen im Zentralnervensystem.

Mineralstoff Mengenelement (M) Spurenelement (S)	Empfohlene Tagesdosis lt. DGE (Erw.)	Vorkommen	Aufgaben	Mangelerscheinungen (-) Überversorgung (+)
Molybdän (S)	75 - 200 µg (Schätzwert)	Innereien, Milchprodukte, Getreide	Bestandteile mehrerer Enzyme	(-): kommt so gut wie nicht vor. (+): Reduktion der Resorption von Kupfer und Eisen.
Natrium und Chlorid (Kochsalz) (M)	5 g (Richtwert)	mit Kochsalz zubereitete Speisen, Wurst, Käse und salziges Gebäck	wichtig für die Gewebsspannung und die Regulation des Wasserhaushalts, Chlorid ist Bestandteil der Magensäure	(-): äußerst selten: niedriger Blutdruck, Muskelkrämpfe (+): Störung der Natrium-Kalium-Balance, vermehrte Wassereinlagerung in Zellen, Bluthochdruck.
Phosphor (M)	kein Richtwert von der DGE vorgegeben	in allen Lebensmitteln, besonders in proteinreichen Lebensmitteln wie Fleisch, Fisch und Käse.	wichtig für Knochen und Zähne, für die Nährstoffverwertung und um in den Zellen Energie freizusetzen	(-):kommt so gut wie nicht vor. (+):durch eine zu hohe Phosphoraufnahme wird die Kalziumverwertung behindert und kann zu Osteoporose führen. Achtung: Phosphate werden Nahrungsmitteln als Stabilisatoren und Verdickungsmittel zugesetzt, (E338, E339, E340, E341, E345)
Schwefel (M)	kein Richtwert von der DGE vorgegeben	tierisches und pflanzliches Eiweiß, geschwefelte Trockenfrüchte	Schwefel ist in jeder Körperzelle vorhanden. Besonders in Haut, Nägeln und Haaren	(-): kommt nicht vor (+): Blähungen
Selen (S)	20-100 µg Schätzwert	Leber, rotes Fleisch, Hülsenfrüchte, Getreideprodukte	Schutz vor zellschädigenden Substanzen (antioxidative Wirkung)	(-): kommt bei uns so gut wie nicht vor. Störungen der Muskel- und Herzfunktionen
Zink (S)	12 - 15 mg	Fleisch, Fisch, Schalentiere, Eier, Milch und Milchprodukte, Vollkornprodukte	Bestandteil zahlreicher Enzyme	(+): Wachstumshemmung, Schädigung von Haut und Nerven sowie der Infektabwehr

(großteilig angelehnt an Anhang F, 19)

Mineralstoffe sind in einer vollwertigen Nahrung in ausreichender Menge enthalten. Für Ihre laktosefreie Diät sollte jedoch ein besonderes Augenmerk auf das Kalzium gerichtet werden, weil die Milch als wertvoller Kalzium-Lieferant ausfällt. Deshalb sollten Sie den Ausfall durch eine kluge Auswahl von Gemüse wie Brokkoli, Fenchel, Grünkohl und auch Nüssen, Samen oder Feigen kompensieren. Kalziumreiche Mineralwässer bilden ebenfalls eine gute Aufnahmequelle. Eine künstliche Kalzium-Zufuhr ist nicht notwendig, eine Überdosierung kann u.U. zu Nierensteinen führen.

Bei Laktose-Intoleranz ist auf eine ausreichende Versorgung mit Eisen zu achten, weil dieses Spurenelement u.a. auch für die Bildung von Disaccharidasen, also den Enzymen zur Spaltung von Zweifachzuckern benötigt wird. Laktose ist ein Zweifachzucker, der durch die Disaccharidase

Laktase aufbereitet wird. Ist eine Laktose-Intoleranz durch einen Eisenmangel bedingt, kann sie durch die Zufuhr des Minerals behoben werden. Der Eisenbedarf kann durch den Verzehr von Gemüse, insbesondere von Spinat, Fenchel, Mangold und Schwarzwurzeln und Vollkornprodukten gedeckt werden, weiterhin empfiehlt es sich, mehrmals in der Woche hochwertiges Muskelfleisch oder ab und an Leber zuzubereiten.

11.2.7 Gift- und Schadstoffe, Krankheitserreger

Aufgrund der Umweltverschmutzung, aber auch durch verschiedene Methoden der Haltbarmachung (z.B. von Orangenschalen) enthalten die meisten Lebensmittel im normalen Handel leider einen mehr oder weniger großen Anteil an Gift- und Schadstoffen. Selbst bei Bioprodukten aus alternativem und kontrollierten Anbau ist ein – wenn auch geringerer – Schadstoffgehalt nie vollkommen auszuschließen, der sich durch die Luft- und Bodenverschmutzung bedingt. Nahrungsmittel können auch natürlicherweise Stoffe beinhalten, wie z.B. Nachtschattengewächse (Kartoffeln, Tomaten) oder Bohnen, deren roher Verzehr in größeren Mengen schädlich sein kann.

Im Vergleich zu Fleisch ist in pflanzlichen Produkten generell ein geringerer Gehalt an Schadstoffen enthalten, der durch Abwaschen weiter vermindert werden kann. Dies liegt daran, dass die tierischen Fleischlieferanten wie z.B. Rinder, Schweine und Geflügel Pflanzen fressen und die Gifte und Schadstoffe, wie Pestizide und Insektizide aus ihrer Nahrung in ihren Körperzellen anreichern, denn viele dieser Stoffe werden nicht ausgeschieden. Weiterhin gibt es Tiere, die andere Tiere fressen und so die Schadstoffe in ihrem eigenen Körper anreichern. Wir als Menschen stehen an letzter Stelle dieser Nahrungskette und nehmen mit dem Fleisch die geballte Ladung zu uns.

Besonders sensible Tiere schütten jede Menge Stresshormone aus. Den auf magere Fleischproduktion hoch gezüchteten Schweinen, die in Massenbetrieben gehalten werden, müssen die Schwänze kupiert werden, damit sie sich diese nicht aus lauter Stress abbeißen. Sie werden tagelang zum Schlachthof transportiert und dort mit brutalen Methoden geschlachtet. Da die Schweine uns sehr nahe verwandt sind, wirken die nicht abgebauten Hormone aus dem Fleisch wie menschliche Stresshormone. Nicht nur aus diesem Grunde sollten wir Schweinefleisch von Tieren aus dieser Haltung nur in einem sehr kleinen Rahmen verzehren oder auf Fleisch von »glücklichen« Schweinen von kleinen Bauernhöfen zurückgreifen, wo vielleicht sogar noch selbst geschlachtet wird. Mein Biometzger hat Verträge mit Bauern, die sich verpflichten, ihr Vieh zu Schlachthöfen zu bringen, die nicht weiter als 40 km entfernt vom Hof sind. So werden tagelange Transporte verhindert, was die Ausschüttung von Stresshormonen reduziert und die Fleischqualität entscheidend verbessert.

Wegen der unnatürlichen Tierhaltung, bei der viel zu viele Tiere auf zu engem Raum zusammengepfercht sind und bei der eigentlich vegetarisch lebende Tiere zwangsweise kannibalisch mit Tiermehl gemästet werden, gibt es die auf den Menschen übertragbaren Tierkrankheiten wie z.B. den Rinderwahnsinn (BSE), die Schweinepest (entgegen anders lautenden Informationen gibt es belegbare Fälle, in denen die Schweinepest auf den Menschen übertragen wurde) oder Salmonellen, einer bei Vögeln von Natur aus vorkommenden, jedoch erst durch die Massentierhaltung problematisch werdenden Erkrankung. Natürlich reicht schon ein winziges Stückchen verseuchtes Rindfleisch aus, um sich mit BSE zu infizieren, Sie können jedoch durch einen kleineren Fleischanteil in Ihrer Nahrung diese Gefahr minimieren (Anhang G, 20), nicht zuletzt auch deshalb, weil durch einen geringeren Fleischverzehr die Massentierhaltung und damit die unnatürlichen Fütterungsmethoden zurückgehen könnten. Auch die Notwendigkeit des Einsatzes von Tiermedikamenten erübrigte sich, wenn die Tiere nicht mehr so dicht zusammengepfercht würden. Antibiotika, die in der Fleischproduktion eingesetzt werden, um einerseits eine Ansteckung von Tier zu Tier zu verhindern und andererseits die Mast zu fördern, bauen sich vor der Schlachtung nicht ausreichend ab, werden mit dem Fleisch vom Menschen verzehrt und machen die ständig vorhandenen Keime resistent gegen diese Mittel. Dem Menschen verabreichte Antibiotika sind dann leider wirkungslos – eine im Ernstfalle fatale Folge.

Weiterhin zerstören mit der Nahrung aufgenommene Antibiotikareste die eigene Darmflora und leisten so durch die sukzessive Belastung des Immunsystems Krankheiten Vorschub. Darüber hinaus gewöhnen sich im Darm vorhandene Krankheitserreger an die Medikamente und werden resistent, d.h. widerstandfähig. Im Ernstfalle können aufflammende Infektionen dann nicht mehr mit diesen Mitteln behandelt werden, da die Keime eine Therapie mit Antibiotika überleben.

Unter anderem auch aus diesen Gründen wird für eine vollwertige Ernährung nicht nur ein geringerer Fleischanteil, sondern auch eine größtmögliche Abwechslung empfohlen, um eine Schadstoffart, die in einem Lebensmittel vorhanden ist, nicht durch den einseitigen Verzehr zu maximieren. Die Summe der Schadstoffe wird vielleicht die gleiche bleiben, wenn Sie jedoch viele verschiedene Nahrungsmittel zu sich nehmen, werden Sie von jedem nur ein bisschen aufnehmen und können so versuchen, die negativen Wirkungen so gering wie möglich zu halten.

11.2.8 So einfach ist Vollwertkost

Jetzt haben Sie die ganzen schönen Abschnitte gelesen und denken sicherlich: »das schaffe ich nie, meine Nahrung nach allen diesen komplizierten Regeln zusammenzustellen«. Doch keine Angst, eigentlich ist es vollkommen einfach. Der Ernährungsforscher Prof. Dr. Werner Kollath (1892 – 1970) sagte: »*Lasst die Nahrung so natürlich wie möglich!*« und unterschied zwischen Lebens- und Nahrungsmitteln: »*Unter Lebensmittel wird dabei die Nahrung verstanden, die noch lebendig und ursprünglich ist, wie sie die Natur uns bietet* [...], *während zu den Nahrungsmitteln alle durch Erhitzung, Konservierung und Präparierung erzeugten Produkte gehören. Durch diese Eingriffe verschiedener Art wird aus einem Lebensmittel ein Nahrungsmittel, das eben nicht mehr alle Nährstoffe und biologischen Wirkstoffe enthält. Wer also Lebensmittel isst – im Gegensatz zu Nahrungsmitteln, braucht sich um die Versorgung mit den einzelnen Stoffen überhaupt keine Gedanken zu machen.*« (Anhang G, 4, Seite 72 und 68).

Es gibt tatsächlich nur wenige Regeln, die Sie einhalten müssen. Gewöhnen Sie sich langsam an diese Regeln. Nach und nach sollten Sie die Empfehlungen in Ihr Ernährungsprogramm einbauen. Schon bald wird die neue Art, Speisen auszuwählen und zuzubereiten zu Ihnen gehören. Sie werden sich frisch, fit und vor allem gesund fühlen.

Was soll ich essen?

- Bereiten Sie Ihre Mahlzeiten möglichst aus frischen oder tiefgekühlten Zutaten zu, und kochen Sie die Gerichte nicht länger als unbedingt nötig, denn die meisten Vitamine sind hitzeempfindlich. In einem stundenlang verkochten Mus sind fast keine Vitamine mehr vorhanden.

- Essen Sie möglichst wenige Fertigprodukte. Diese empfehlen sich auch wegen Ihrer LI eher nicht, da sie oftmals Milchzucker enthalten.
- Essen Sie soviel frisches Obst und Gemüse, wie es geht. Die Deutsche Gesellschaft für Ernährung empfiehlt 5 Portionen pro Tag. Also eine Banane zum Frühstück, einen Apfel als Zwischenmahlzeit, frisches Gemüse als Beilage zum Mittag, nachmittags ein paar Trauben und abends noch etwas geschnibbeltes Gemüse geknabbert, einen frischen Salat oder auch eine Tomate oder eine halbe Paprikaschote auf das Vollkornbrot – schon haben Sie Ihr Soll an Vitaminen und Mineralstoffen auf leckere Weise erfüllt.
- Bevorzugen Sie jahreszeitlich passendes Obst und Gemüse. Es müssen im Winter nicht unbedingt die Erdbeeren aus Afrika sein. Erstens schmecken sie nach nichts und zweitens sind sie lange transportiert worden, und Sauerstoff und Licht haben die Vitamine zerstört. Weiterhin sind sie mit vielen Schadstoffen belastet, weil sie für die langen Transportwege haltbar gemacht werden müssen. Und ganz nebenbei schaden diese Transporte auch noch der Umwelt. Kaufen Sie jedoch die Produkte der Jahreszeit und Region, ist Frische meist garantiert.
- Lassen Sie welkes Gemüse liegen, wählen Sie frische Zutaten.
- »An apple a day keeps the doctor away« (ein Apfel am Tag hält den Doktor fern, engl.) – essen Sie jeden Tag einen Apfel. Äpfel enthalten viele Vitamine und vor allem Mineralstoffe und Ballaststoffe. Es gibt unzählige, leckere Sorten, von süß-mehlig bis sauer-saftig. Finden Sie Ihren persönlichen Favoriten, aber wechseln Sie trotzdem ab.
- Essen Sie häufiger Getreideprodukte. Wählen Sie hier grundsätzlich die Vollkorn-Variante, in den Schalen und Keimen der Körner sind wertvolle Vitamine und Mineralstoffe und vor allem viele Ballaststoffe. Ausgemahlenes Weißmehl (Type 405) besteht nur aus dem Mehlkörper, sämtliche Schalen und Keime wurden ausgesiebt – welch eine Verschwendung! Vollkornbrot und -nudeln schmecken genauso lecker und machen länger satt als ihre Weißmehl-Verwandten. Nicht zuletzt wegen ihrer Vorliebe für das labberige Weißbrot sind viele Amerikaner ganz unermesslich dick und leiden unter diversen ernährungsbedingten Krankheiten.
- Achten Sie auf die Deckung Ihres Eiweißbedarfes, denn mit der Milch fällt für Sie als LI-Betroffene eine wichtige Proteinquelle weg. Aber Getreide und Hülsenfrüchte, vor allem Soja sind sehr reich an Eiweiß, nebenbei auch an Eisen. Wenn Sie also häufiger Sojaprodukte zu sich nehmen, ist die Deckung Ihres Proteinbedarfes kein Problem.

- Essen Sie mehrmals in der Woche frischen Fisch. Sie decken damit nicht nur den Eiweißbedarf, sondern steigern auch die Zufuhr von wichtigen essentiellen, mehrfach ungesättigten Fettsäuren und Spurenelementen wie z.B. Jod, das in Seefisch vorhanden ist. Bevorzugen Sie Fischsorten, die noch nicht überfischt oder erfahrungsgemäß schadstoffbelastet sind. Es eignen sich am besten Seelachs, Hering, Heilbutt oder auch Forelle.
- Ein oder zwei Fleisch-Portionen pro Woche sind vollkommen ausreichend. Fleisch sollte nicht vollkommen verteufelt werden, denn es enthält neben Eiweiß mit wertvollen essentiellen Aminosäuren durchaus wichtige Vitamine und Mineralien. Ein Zuviel ist aber ungesund. Beschränken Sie sich also auf wenige, dafür hochwertige Fleischmahlzeiten.
- Lassen Sie sich 2 – 3 mal pro Woche ein Ei schmecken.
- Wichtig für Ihre laktose- und damit zumindest für den Anfang milchfreie Ernährung ist auf jeden Fall das Kalzium. Milch und Milchprodukte sind bedeutende Kalzium-Lieferanten, die für Sie anfangs nicht zur Verfügung stehen werden. Aus diesen Gründen müssen Sie sich Gedanken machen, welche anderen Kalziumquellen Sie für sich erschließen. Brokkoli, Fenchel, Grünkohl oder Lauch und Nüsse, Samen und Feigen enthalten viel Kalzium. Da das pflanzliche Kalzium meist verbunden mit Oxalsäure und somit schlechter für den Körper verfügbar ist, müssen Sie viel Vitamin D zu sich nehmen, beispielsweise aus Seefisch, Eiern oder auch Pilzen, um das Kalzium für den Körper verfügbar zu machen. Achten Sie darum auch darauf, viel an die frische Luft und damit ans Tageslicht zu kommen, damit Ihr Körper dieses Vitamin bilden kann. Sie können die nach einer Eingewöhnungsphase sehr schmackhafte Sojamilch mit Kalzium-Zusatz trinken (z.B. Alpro Soja mit Kalzium).

Wie soll ich die Zutaten zubereiten?

- Essen Sie möglichst Frisch- und Rohkost, denn hier sind noch alle Vitamine und Vitalstoffe vorhanden. Weiterhin hat Frischkost durch den Gehalt an Eigenenzymen eine kurze Verweildauer im Magen und ist deshalb leichter verdaulich als behandelte Nahrungsmittel. Wenn die Rohkost für Sie neu ist, tasten Sie sich bitte sehr langsam an diese neue Ernährungsweise. Zuviel Rohkost auf einmal wird Ihnen wahrscheinliche nicht bekommen, weil sich der Darm erst darauf einstellen und die Besiedelung mit Bakterien, die für die Verdauung der Rohkost notwendig sind, aufbauen muss.

- Wenn Sie keine Zeit haben, jeden Tag zu kochen, bereiten Sie große Portionen vor und frieren diese ein. Es macht fast die gleiche Arbeit und Sie können mehrere Tage ihr leckeres, selbst gekochtes Essen genießen. Wenn Ihnen die Zeit oder die Muße fehlt, Gemüse selbst zu schnibbeln, greifen Sie zu Tiefkühlkost, dies ist die zweitbeste Alternative nach der Selbstzubereitung. Das Gemüse wird vor der Frostung frisch vom Feld geerntet und zeitnah eingefroren, so dass kaum Vitamine durch die Lagerung verloren gehen. Auf jeden Fall sollten Sie Dosengemüse meiden, das ist so gut wie tot.
- Schneiden Sie Gemüse vor dem Kochen nicht in zu kleine Stücke, sondern erst danach. Von jeder Schnittfläche gehen Vitamine ins Kochwasser und werden dort in größerem Maße zerstört als in der Frucht selbst.
- Gießen Sie das Kochwasser von Gemüse nicht mehr weg. Verwenden Sie weniger Wasser und nutzen es als schmackhafte Sauce. Die Vitamine und Mineralstoffe, die in das Kochwasser übergegangen sind, sind zu schade zum Verschenken. Außerdem sind viele Geschmacksstoffe in dieser Sauce, Sie brauchen dann keine Suppenwürfel oder andere künstliche Aromen mehr hinzufügen.
- Vermeiden Sie nach Möglichkeit, Obst oder Gemüse zu schälen. Viele Vitamine sitzen direkt unter der Schale. Werfen Sie nicht das Wertvollste in den Mülleimer. Natürlich gilt dies nicht für Orangen oder Bananen, aber Äpfel und auch Gurken schmecken ungeschält am besten. Bei Kartoffeln sollten Sie Pellkartoffeln den Salzkartoffeln vorziehen.
- Schwelgen Sie in Gewürzen. Nichts macht das Essen schmackhafter, als verschiedene Gewürze und Kräuter. Gemeint ist hierbei nicht das Salz, davon bekommen wir auf jeden Fall genug, wenn nicht sogar zuviel. Gehen Sie in einen Gewürzladen, und lassen sich beeindrucken von den verschiedenen Gerüchen bekannter oder unbekannter Gewürze. Experimentieren Sie: haben Sie schon einmal indisch gekocht, mit Gelbwurz, Kreuzkümmel, Koriander und Chili? Kaufen Sie sich ein Kochbuch und versuchen Sie es. Gewürze regen die Verdauung an, aber keine Angst, sie erzeugen keinen Durchfall. Kräuter enthalten viele Vitamine und Mineralstoffe – kleine Gesundheitspakete also.

Was sollte ich besser weglassen?

- Schränken Sie den Gebrauch von sichtbaren Fetten wie z.B. Margarine ein. Mit den versteckten Fetten nehmen Sie genug Fett zu sich, weitere

- Streich- oder Bratfette sind selten notwendig. Wenn Sie Fette zum Braten oder in Salaten verwenden wollen, kaufen Sie hochwertige Pflanzenöle wie beispielsweise natives Oliven- oder Weizenkeimöl, das Sie mit den wichtigen essentiellen Fettsäuren versorgt.
- Minimieren Sie Ihren Zuckerkonsum. Nicht nur Süßigkeiten enthalten Zucker. Schauen Sie auf die Zutatenlisten vieler Fertigprodukte, Zucker ist ein sehr beliebter Füllstoff. Hätten Sie gedacht, dass Tomatenketchup Zucker enthält? Wenn Sie unbedingt süßen möchten, bevorzugen Sie Honig, Birnen-Dicksaft oder auch unraffinierten Vollrohrzucker, den es z.B. von der Firma Gepa (Produktname: Bio Mascobado) gibt, die nebenbei auch noch den fairen Handel unterstützt.
- Auch Weißmehl und Weißmehlprodukte wie Weißbrot, Nudeln und Gebäck sind nach Möglichkeit zu meiden und durch Vollkornprodukte zu ersetzen. Weißmehl ist wie der Haushaltszucker ein »leeres« Kohlenhydrat, d.h. alle für die Verwertung dieses Nährstoffes notwendigen, wertvollen Begleitstoffe, die in der Schale und dem Keim des Kornes vorhanden waren, fehlen. Mit dem Verzehr von Vollkornprodukten versorgen Sie Ihren Körper u.a. mit B-Vitaminen, Vitamin E und Folsäure, weiterhin mit Kalzium, Phosphor, Eisen, Magnesium und Kieselsäure.
- Wenn Sie zu Blähungen neigen, schränken Sie zumindest in der Anfangsphase den Verzehr von den sonst so gesunden Hülsenfrüchten wie Erbsen, Linsen, Bohnen und auch Kohl ein. Auch Zwiebeln und Knoblauch sollten Sie anfangs eher vorsichtig in den Speiseplan einzubauen, obwohl gerade Lauchgemüse wegen des Gehaltes von ätherischen Ölen als Heilmittel u.a. gegen »*Darmgärung, Blähungen* [und] *träge Gallenfunktion*« eingesetzt wird (Anhang G, 24, Seite 41). Tasten Sie sich langsam an Ihre bekömmliche Menge heran.

Was soll ich trinken?

- Trinken Sie ausreichend. Bevorzugen Sie Wasser, verdünnte Fruchtsäfte ohne Zuckerzusatz und Kräuter- und Früchtetees. Wenn Sie Kaffee oder Schwarztee trinken möchten, so betrachten Sie dies als Genussmittel, deren Konsum sich auf ein oder zwei Tassen pro Tag beschränken sollte.
- Trinken Sie – zumindest in der ersten Zeit Ihrer Ernährungsumstellung kein kohlensäurehaltiges Mineralwasser. Sie bekommen Luft in den Bauch, die Blähungen erzeugt. Trinken Sie stattdessen stilles oder Leitungswasser.

- Wenn Sie viele Ballaststoffe zu sich nehmen, achten Sie noch mehr auf eine ausreichende Trinkmenge. Ballaststoffe binden Flüssigkeit an sich. Fehlt diese, weil Sie zu wenig trinken, so verklumpen die Ballaststoffe im Darm und können im Extremfall einen Darmverschluss verursachen.

Was muss ich sonst noch beachten?

- Essen Sie bewusst und mit Genuss. Zelebrieren Sie jede Mahlzeit, lassen Sie es sich richtig schmecken. Gewöhnen Sie sich ab, zwischen Tür und Angel einen Müsliriegel zu essen, von dem Sie nach 10 Minuten schon nicht mehr wissen, wie er geschmeckt hat. Machen Sie schon die Zubereitung der Mahlzeiten zu einem Erlebnis, das Sie bewusst auskosten.
- Für Sie als laktoseintoleranten Menschen ist es wichtig zu beachten, dass ein hoher Fettkonsum ebenfalls Durchfälle erzeugen kann, speziell, wenn Sie Gallenprobleme haben. Der Gallensaft ist dafür zuständig, das Fett in kleinste, verdaubare Tröpfchen aufzuspalten. Wenn zuwenig Gallensaft produziert wird, gelangt das Fett unverdaut in den Dickdarm und erzeugt schlimme Durchfälle. Achten Sie dann ganz besonders auf den Gebrauch von »guten« Fetten, also hochwertigen Pflanzenölen.
- Essen Sie bewusst langsam. Zum einen schlucken Sie dabei weniger (blähungserzeugende) Luft, und zum anderen wird durch die gründliche Einspeichelung der Speisen die Verdauung erleichtert. Wenn Sie sich Zeit nehmen, können Sie sich auch besser erholen und die Arbeit hinterher mit sehr viel mehr Elan bewältigen.
- Auch wenn's wehtut: versuchen Sie, sich bei dieser Gelegenheit das Rauchen abzugewöhnen. Jeder Raucher weiß, dass diese Sucht ungesund ist, deshalb ist es unnötig, das an dieser Stelle zu erläutern. Wenn Sie Lust und Energie haben, versuchen Sie es, die Gelegenheit ist günstig. Ihre neue Ernährung sollte nicht nur aus gesunder Kost bestehen, Ihr ganzes Leben sollte gesünder werden. Ihre gesamten Nahrungsmittel werden rauchlos besser schmecken, und auf jeden Fall wird ein eventuell vorhandenes Reizdarm-Syndrom auf diese Weise günstig beeinflusst.
- Und last but not least: sehen Sie das alles bitte nicht fanatisch. Die eine oder andere kleine Sünde kann durchaus Spaß machen! Richten Sie sich im Großen und Ganzen nach diesen Regeln, aber vermeiden Sie es, sich zu enge Fesseln anzulegen. In Bezug auf die Laktose dürfen Sie sich zumindest in der Anfangsphase natürlich keine Ausrutscher erlauben – aber das ist ein anderes Thema.

11.3 Die Katabolit-Repression – oder warum Süßes bei Laktose-Intoleranz besonders unvorteilhaft ist

Süße Speisen schmecken gut. Schon die erste Nahrung, die wir zu uns nehmen, die Muttermilch, ist durch ihren hohen Laktosegehalt angenehm süß. Gegen eine natürliche Süße ist auch vom gesundheitlichen Standpunkt aus nichts einzuwenden.

Weniger vorteilhaft sind aus den bereits erwähnten Gründen Haushalts- oder Industriezucker und Süßigkeiten und auch Weißmehlprodukte wie helles Brot und Brötchen, Kuchen und Kekse. Über diese Gründe hinaus begünstigt Zucker ein ungesundes, stark saueres Milieu im Darm, das dazu beiträgt, dass sich die Schleimhaut entzünden kann und dadurch ihre vorgesehene, wichtige Funktion nicht mehr korrekt ausführt. Wenn zudem bei einer unzureichenden Laktose-Aufspaltung durch die Darmbakterien gebildete Fettsäuren die geschädigte Schleimhaut weiter angreifen und belastende Gase nicht absorbiert werden können, entsteht ein fataler Teufelskreis. Auch das Immunsystem arbeitet nicht mehr korrekt, weil sich verstärkt krankheitserregende Keime vermehren können. Gesundheitsförderliche Bakterienstämme wie beispielsweise die Milchsäurebakterien der Lactobacillus-Familie oder Bifidobacterien bevorzugen einen schwach sauren PH-Wert.

Ein besonders für LI-Betroffene wichtiger Aspekt ist die so genannte Katabolit-Repression, früher auch Glukoseeffekt genannt. Hierbei bewirkt das Vorhandensein einer Katabolit-Substanz (in unserem Falle Glukose) die Unterdrückung (Repression) der Bildung der Enzyme (Laktase), die zum Abbau einer zweiten Substanz (in unserem Falle der Laktose) benötigt werden. Steht im Dünndarm neben Milchzucker also auch Traubenzucker zur Verfügung, so wird die Bildung von Laktase solange unterdrückt, bis die Glukose durch die Schleimhautzellen ins Blut aufgenommen wurde. Sie ist wesentlich leichter zu verstoffwechseln als Laktose, die erst durch einen höheren Aufwand mithilfe von Enzymen aufbereitet werden muss. Für die bei laktoseintoleranten Menschen ohnehin nur noch rudimentär arbeitende Laktaseproduktion hat dies eine fatale Folge: zwar üben die bereits gebildeten und in den Schleimhautzellen verankerten Enzyme ihre aufspaltende Funktion aus, eine Anregung zur Neubildung wird jedoch gehemmt, und es wird in Zukunft weniger Laktase gebildet, der Dimmer fährt die Produktion noch weiter nach unten.

Ebenso tritt die Katabolit-Repression bei bestimmten Bakterien auf. Wenn Zucker oder auch Weißmehlprodukte verzehrt werden, deren Kohlenhydrate teilweise bereits im Mund durch die im Speichel enthaltenen Enzyme in ihre Bausteine, u.a. Glukose, aufgespalten werden, hat dies zur Folge, dass die Bakterien im Dünndarm solange keine Laktase produzieren, bis die sehr viel leichter zu verstoffwechselnde Glukose verbraucht ist.

Salopp ausgedrückt heißt das, dass die »faulen« Darmbakterien zuerst die leichter zu verarbeitende Glukose aus Haushaltszucker oder Weißmehl fressen, bevor sie sich die Mühe machen, die Laktose mühsam aufzuspalten, um an den dort enthaltenen Glukose-Bestandteil zu kommen. In dieser Zeit kann die unaufgespaltene Laktose aber bereits in den Dickdarm weitertransportiert werden, wo sie von den dort angesiedelten Bakterien zu Gasen und Fettsäuren abgebaut wird, was uns all die bekannten, unangenehmen Folgen beschert. Nehmen wir also zuckerhaltige Speisen zu uns, so hemmen wir die erwünschte Unterstützung der Laktaseproduktion durch die Darmbakterien.

Darüber hinaus werden bei übermäßigem Genuss von Zuckrigem anaerob (sauerstofffrei) lebende Keime, die eigentlich im sauerstofffreien Dickdarm angesiedelt sein sollten, in den aeroben, sauerstoffhaltigen Dünndarm gelockt, um dort die leicht verdauliche Glukose zu fressen und können hier ihre unangepassten Stoffwechselprodukte abladen, die den empfindlichen Dünndarm schädigen.

Als Alternative bieten sich Vollkornprodukte und zum Süßen von Speisen dunkler Honig an, der neben einem kleineren Glukose-Anteil viel Fruktose enthält. Sie können auch auf Fruchtzucker zurückgreifen, der für Diabetiker angeboten wird, (leider nicht empfehlenswert bei Fruktose-Intoleranz). Generell sollte jedoch der Verzehr von gesüßten Nahrungsmitteln so weit wie möglich reduziert werden, da auch die genannten Süßungsmittel Glukose in kleinen Mengen enthalten, was die Anregung der noch vorhandenen eigenen Laktaseproduktion und die wertvolle Hilfe durch die Lactobacillen behindert. Wenn Sie Appetit auf Süßes verspüren, so sollten Sie, wenn Sie zuckerhaltige Produkte verzehren, darauf achten, diese nicht häppchenweise über den ganzen Tag zu verteilen, sondern lieber die Portion auf einmal essen. Auf diese Weise behindert die Katabolit-Repression die Laktose-Aufspaltung nur für einen begrenzten Zeitraum.

11.4 Sind Sie sauer?

Diese Frage ist nicht nur im übertragenen Sinne gemeint. »Sauer sein« bedeutet nicht nur, dass Sie über einen Sachverhalt ungehalten oder böse sind, sondern dass mit großer Sicherheit die Balance zwischen Säuren und Basen in Ihrem Körper nicht mehr stimmt. Eine Säure kann je nach Konzentration genauso aggressiv wirken, wie eine alkalische Lösung (Base, Lauge). Der Messwert für Säuren und Basen ist der PH-Wert (potentia Hydrogenii, lat. potentia = Kraft; hydrogenium = Wasserstoff), einem Wert auf einer 10-stelligen Skala. Der Wert 7 bedeutet eine neutrale Lösung, Werte kleiner als 7 sind saure, Werte größer als 7 sind alkalische Lösungen.

Das menschliche Blut muss einen leicht basischen PH-Wert von 7,35 bis 7,45 haben, jeder abweichende Wert ist lebensbedrohlich. Nur in diesem alkalischen Milieu können die basischen Mineralsalze wie z.B. das Kalzium von den Zellen aufgenommen werden. Ein saures Milieu würde die Mineralsalze lösen und neutralisieren, so dass sie dem Körper nicht mehr zur Verfügung stehen. Man kann den PH-Wert mit Indikatorpapier-Streifen im Urin messen, der im Mittel nicht unter 6 und nicht über 8,5 liegen sollte, denn das Blut verfügt über Puffersubstanzen, die natürlicherweise vorkommende Schwankungen in dieser Breite auffangen (abpuffern) können. Längerfristigere und größere Abweichungen von diesen Werten – üblicherweise in den sauren Bereich – bedeuten eine große Belastung für den Stoffwechsel, der unter allen Umständen versucht, die Balance im Blut zu erhalten.

Nahrungsmittel entwickeln im Körper eine saure oder alkalische Wirkung, und mitnichten sind sauer schmeckende Obstsorten immer Säure bildend. Generell können Sie davon ausgehen, dass pflanzliche Produkte eher basisch wirken und tierische Produkte eher sauer. Dies erklärt auch, dass mit einer Fleisch- und Milchprodukte-lastigen Ernährung ein ungesundes, saures Milieu im Verdauungsprozess gebildet wird, was uns im wahrsten Sinne des Wortes »sauer« werden lässt und unseren Stress noch vergrößert, den wir in der hektischen Umwelt ohnehin schon haben.

Legen Sie also Wert auf eine pflanzlich dominierte Kost und reduzieren Sie den Konsum von Fleisch auf ein Minimum, das Sie dann jedoch auch ohne Reue genießen können. Zur Unterstützung der Säure-Basen-Balance können Sie sich ein Basen-Getränk oder eine Basen-Suppe zubereiten und über den Tag verteilt zu sich nehmen, wenn Sie in Bezug auf Fleisch mal über die Stränge geschlagen haben und sich danach unwohl fühlen.

BASEN-GETRÄNK

1 mittelgroße Kartoffel waschen und in Stückchen schneiden (nicht schälen). Mit je 1 Teelöffel Leinsamen und Kümmel in 1 Liter Wasser 20 Min kochen und abseien.

BASEN-SUPPE

Je eine große Kartoffel und Mohrrübe waschen und in Stücke schneiden. Mit ¼ Liter Wasser aufsetzen und 20 Min kochen, bis das Gemüse weich ist. Suppe leicht salzen oder mit ½ Teelöffel Vitam Gemüsehefebrühe aus dem Reformhaus würzen und im Mixer pürieren.

Wenn Sie sich intensiver mit diesem Thema auseinandersetzen möchten, empfehle ich Ihnen die diesbezügliche Fachliteratur. Achten Sie auf seriöse Verfasser, denn zum einen ändern sich die wissenschaftlichen Erkenntnisse zu diesem Thema laufend, und zum anderen gibt es auf diesem Sektor viel Scharlatanerie. So drastisch, wie die Hersteller der seit längerer Zeit erhältlichen Basenpülverchen, mit denen sich so trefflich Geld verdienen lässt, es darstellen möchten, ist die Lage nicht. Eine ausgeglichene, gesunde Kost ist vollkommen ausreichend, die Einnahme der erwähnten Pulver ist dabei im Allgemeinen nicht notwendig. Verlassen Sie sich deshalb nicht auf Informationen, die Sie in Apotheken oder Drogerien in Form von Broschüren von den Herstellern dieser Zusatzprodukte erhalten. Die Firmen sind daran interessiert, die Situation zu dramatisieren, um Sie zum Kauf ihrer Produkte zu animieren und liefern auch gleich die kleinen Indikatorpapier-Streifen mit, in der berechtigten Hoffnung, dass Sie bei der Benutzung mit Sicherheit einen zu sauren Wert feststellen werden. Ihnen wird dabei nämlich verschwiegen, dass es hier tageszeitlich natürlicherweise vorkommende Schwankungen gibt. Erst ein gemittelter Wert, der aus vielen Messungen über mehrere Tage verteilt gebildet wird, kann eine Aussage über den Säuregrad des Urins geben. Eine einmalige Messung sagt wenig über Ihre Säure-Basen-Balance und schon gar nichts über die Gesundheit Ihres Blutes aus.

11.5 WIE VIEL LAKTOSE VERTRAGE ICH?

Nur sehr wenige Menschen leiden an einer absoluten Intoleranz gegenüber Laktose. Eine Restproduktion des Laktase-Enzymes ist bei den meisten

Menschen noch vorhanden; selten wird die Produktion vollständig abgeschaltet. Meistens werden geringe Mengen von Milchzucker ohne Symptome vertragen. Weil jedoch häufig die Darmschleimhaut geschädigt und degeneriert ist, kann die Laktase mit ihren Rezeptoren die Laktose-Moleküle in der Nahrung nicht mehr erkennen und den Aufspaltungsprozess in Gang setzen. Ist erst einmal die Darmschleimhaut saniert und befindet sich wieder in einem gesunden Zustand, muss nicht mehr ganz auf Milch oder Milchprodukte verzichtet werden, bzw. besteht ein Spielraum für verstekkte Laktose z.B. in Fertigprodukten.

Nach einer Ein- und Umgewöhnungszeit, in der man versuchen sollte, die Aufnahme von Laktose konsequent zu vermeiden, kann man sich langsam an die individuell verträgliche Menge herantasten. Es gibt Nahrungsmittel, die bei eigentlich gleichem Laktosegehalt aufgrund der Gesamt-Zusammensetzung besser oder schlechter vertragen werden. Auch die Kombination mit anderen Nahrungsmitteln oder die Konsistenz kann die Verträglichkeit beeinflussen. Flüssige Nahrung beispielsweise wird schneller durch den Darm befördert und hat so weniger Gelegenheit, mit der wenigen, noch zur Verfügung stehenden Laktase im Dünndarm in Berührung zu kommen. Festere Nahrung benötigt eine längere Zeit zur Passage durch den Darm und kann so das Enzym besser ausnutzen.

Hier ist grundsätzlich eine längere Testzeit erforderlich, die Ihnen kein Buch abnehmen kann. Meine Erfahrungen müssen in keinster Weise mit Ihren eigenen übereinstimmen. Lassen Sie sich Zeit und warten Sie, bis Sie nach Ihrer persönlichen Eingewöhnungsphase zu Ihrer Verdauung wieder soweit Vertrauen gefasst haben, dass Sie es wagen können, Versuche zu starten. Nehmen Sie in Kauf, dass Sie sich unter Umständen auch ab und an Misserfolge einhandeln. Beim nächsten Mal wissen Sie es eben besser. Außerdem können Sie die Versuche ja an unverfänglicheren Tagen starten – es muss ja nicht der Tag vor Ihrem wichtigen Bewerbungsgespräch oder vor einem großen Familienfest sein.

Im Allgemeinen vertragen LI-Betroffene etwa 2 – 10g Laktose pro Tag, wenn diese nicht auf einmal verzehrt, sondern über den Tag verteilt und »eingepackt« wird in weitere Nahrungsmittel. Es ist ein Unterschied, ob Sie auf nüchternen Magen ein Glas Milch (200ml enthalten ca. 10g Laktose) trinken oder die gleiche Menge verteilt auf drei Mahlzeiten mit je 3 – 4g Laktose zu sich nehmen. Je besser die Laktose umhüllt und vermischt ist mit anderen, möglichst vollwertigen Nahrungsmitteln, deren Bestandteile eher langsam verdaut werden, umso besser können die geringen Mengen an Laktase, die Ihr Darm noch produziert, den Milchzucker erreichen und spalten.

Wundern Sie sich auch nicht, wenn Sie mit der Zeit feststellen, dass Sie trotz der Diät immer empfindlicher auf Laktose reagieren. Dies ist vollkommen normal, wenn Sie sich zuviel Zeit mit dem Beginn des langsamen Einstiegs in eine laktosekontrollierte Diät lassen und nicht austesten, wie viel Milchzucker Sie noch vertragen, beispielsweise durch den Verzehr von einigen Teelöffeln Naturjoghurt (siehe Kapitel 10.2, Sanierung der Darmflora). Am Anfang meiner Diät habe ich gedacht, dass die Hersteller von laktosefreier Butter mir nur mein Geld aus der Tasche ziehen wollen, denn ich vertrug die »normale« Butter, die nur einen Laktosegehalt von 0,6% hat. Da ich die Butter ohnehin nur ganz dünn auf mein Brot strich, konnte es doch nicht so schlimm sein. Aber mit der Zeit stellte ich fest, dass es doch schlimm wurde. Dies liegt daran, dass auch bei einer LI der Darm durch das ständige Angebot an Laktose noch angestachelt wird, wenigstens ein wenig Laktase zu bilden. Fällt nun dieser Reiz weg, verlernt der LI-Darm mehr und mehr, Laktase zu bilden – so erklärt sich die nicht zu vermeidende, fortschreitende Intoleranz. Ich hatte jedoch leider aus Unwissenheit um die Zusammenhänge den richtigen Zeitpunkt verpasst und erst später mit einem sanften Einstieg begonnen. Es ist zwar grundsätzlich nie zu spät, ich vertrage jedoch jetzt weniger Laktose, als es mit einem rechtzeitigen Wiedereinstieg möglich gewesen wäre.

Warten Sie aus diesem Grunde nicht zu lange mit dem in Kapitel 10, Sanierung des Darmes beschriebenen Versuch, ob und wie viel Laktose Sie wieder vertragen. Die Balance zu finden zwischen einer Überforderung der noch nicht wieder hergestellten Darmflora und der Unterbrechung des unumkehrbaren Herunterfahrens der Laktase-Restproduktion ist eine schwierige Gratwanderung.

11.6 Laktosebewusst einkaufen

Wenn Sie beginnen, Ihre Ernährung wegen einer Laktose-Intoleranz umzustellen, ist es anfangs am leichtesten, konsequent alle Nahrungsmittel wegzulassen, die Laktose enthalten. Dies bedeutet, dass Sie in der ersten Zeit vollkommen auf Milch und Milchprodukte verzichten sollten. Bei allen Nahrungsmitteln, die aus mehreren Zutaten bestehen, vor allem bei Fertigprodukten, müssen Sie auf die Zutatenliste schauen, um zu ermitteln, ob Milch und Milchbestandteile und ob und ggf. wie viel Laktose enthalten ist. Je weiter oben auf der Liste die Bestandteile aufgeführt sind, desto größer ist ihr prozentualer Anteil. Gewöhnen Sie sich bitte an, grundsätzlich bei allen Produkten, die Sie kaufen, einen intensiven Blick auf die Zutatenliste zu werfen. Lesen Sie diese ruhig zweimal, denn bei der Menge der Zutaten und vor allem bei der winzigen Schrift, in der die Listen aufgedruckt sind, übersieht man leicht etwas. Mir ist es mehrfach passiert, dass ich mir eingebildet habe, ein verträgliches Produkt gekauft zu haben und stellte dann doch zu Hause fest, dass mein Kauf für die Katz gewesen ist, weil Laktose enthalten war. Mein Mann musste es dann alleine essen.

Sie werden an dieser Stelle vergeblich nach ausführlichen Listen von Produkten suchen, in denen Sie ablesen können, welche Nahrungsmittel Sie bedenkenlos kaufen können und bei welchen Sie vom Kauf absehen müssen. Dies hat mehrere Gründe:

- Es gibt bereits gute kleine, handliche Ratgeber dieser Art, die Sie zum Einkauf mitnehmen können. Das hier vorliegende Buch ist viel zu dick aufgrund der umfassenden Informationen, die es enthält.
- Die Rezepturen der Nahrungsmittelindustrie wechseln ständig und werden Ihnen mit den schönen Worten »jetzt noch besser« oder so ähnlich ans Herz gelegt, um Begehrlichkeiten bei Ihnen zu wecken und Sie zu animieren, das Produkt zu kaufen. Sie müssen dabei ständig auf der Hut sein, denn ein Produkt kann gestern noch laktosefrei gewesen sein, mit der neuen, angeblich besseren Rezeptur ist es das vielleicht nicht mehr. Ein mühsam recherchierter Einkaufsführer wäre schon nach kurzer Zeit nicht mehr aktuell.
- Seit 2005 hat sich die Durchschaubarkeit der Zutaten zum Positiven geändert, weil seit diesem Jahr das Aufführen von Laktose bzw. Milch oder Milchbestandteilen auf der Zutatenliste zur Pflicht geworden ist.
- Und nicht zuletzt möchte ich Sie hier noch einmal ausdrücklich ermuntern, möglichst viel Frischkost zu kaufen, um Ihre Speisen selbst zuzubereiten. Zum einen ist es die gesündeste Art, sich zu ernähren, und zum anderen bewegen Sie sich als LI-Betroffener auf der sichereren Seite. Nur was Sie selbst Ihrem Essen beigeben, kann Ihnen – zumindest auf den Laktosegehalt bezogen - eine vollkommene Sicherheit geben.

Besondere Aufmerksamkeit ist erforderlich bei folgenden Nahrungsmittel-Gruppen	
Fertiggerichte	grundsätzlich alle Fertiggerichte
Fleisch und Fisch	Fleisch- und Fisch-Teile mit Sauce
	panierte Fleisch- und Fisch-Teile, auch tiefgefrorene
Wurst und Wurstwaren	grundsätzlich alle Wurst und Wurstwaren, vor allem Würstchen und Bratwürstchen, auch Salami und Schinken, vor allem abgepackter
Gemüse	tiefgefrorene Pfannen-Gemüsemischungen mit Saucen-Bestandteilen
	jegliches Rahmgemüse
Kartoffelprodukte	Kartoffelpüree, Pommes Frites, Kroketten, Kartoffel-Knabberprodukte
Salatsaucen und Dressings	grundsätzlich alle Salatsaucen, auch solche in Trockenform zum Anmischen
	Salat- und Grill-Dressings
Gewürze	alle Gewürzmischungen in trockener und flüssiger Form (Laktose dient als Träger von Aromen), auch getrocknete Kräutermischungen
	Senf
	Ketchup, Grill- und Gewürz-Ketchup
Brotaufstriche	grundsätzlich alle Brotaufstriche, süß und pikant
Getränke	Getränke mit Vitamin-Zusätzen, besonders Multivitamingetränke
Diätprodukte	grundsätzlich alle Diätprodukte
	alle kalorienreduzierten Produkte
	alle so genannten Lightprodukte
	Gewichtsreduktionsdrinks, -suppen und -snacks
	Süßstoff-Tabletten
Süßigkeiten	grundsätzlich alle Süßigkeiten, nicht nur schokoladenhaltige
Medikamente	grundsätzlich alle Medikamente, besonders Tabletten und Kapseln, aber auch Tropfen
	homöopathische Tabletten

Sie finden hier jedoch eine Liste von Nahrungsmittel-Gruppen, bei denen Sie grundsätzlich besondere Vorsicht walten lassen sollten, weil in diesem Produkten häufig Laktose zugesetzt wird. Dies bedeutet nicht, dass diese Erzeugnisse grundsätzlich für Sie ungeeignet sind. Es gibt durchaus Produkte in den genannten Nahrungsmittel-Gruppen, die laktosefrei und somit für LI-Betroffene tauglich sind. Es wird jedoch beim Kauf zu besonderer Aufmerksamkeit geraten. Haben Sie einmal ein Produkt als laktosefrei entdeckt, so bleiben Sie am besten bei dieser Marke. Bleiben Sie jedoch aufmerksam, ob nicht die Rezepturen geändert werden.

Nicht aufgeführt sind an dieser Stelle Nahrungsmittel und Getränke, bei denen eine Milchzugabe offensichtlich ist, wie beispielsweise Griespudding oder Milchmixgetränke.

Einige Hersteller-Firmen von Fertigprodukten, wie beispielsweise Kraft, Maggi oder Unilever (u.a. Knorr) bieten auf Ihren Internet-Seiten Suchroutinen an, mit deren Hilfe Sie sich geeignete Produkte bei Nahrungsmittel-Unverträglichkeiten oder -Allergien anzeigen lassen können (Anhang F, 29, 30, 32, 33, 35, 41). Auf den Internetseiten einiger Handelketten wie z.B. Iglo kann man Listen mit laktosefreien Produkten herunterladen. Weitere Recherche-Möglichkeiten finden Sie in Internet-Foren für Betroffene – die Seite www.Libase.de z.B. bietet eine umfangreiche Liste mit laktosefreien Nahrungsmitteln zum Download an.

11.7 Zutatenlisten

Um den eigenen Profit zu maximieren, benutzt die Nahrungsmittelindustrie chemische Zusatzstoffe, die uns vorgaukeln sollen, ein Produkt in der Hand zu halten, das nicht nur lecker und appetitlich aussieht, sondern das auch noch wertvoll und gesund ist – sprich, das wir unbedingt kaufen wollen. Dr. med. Max Otto Bruker drückt dies in seinem Buch »Der Murks mit der Milch« treffend so aus: die Nahrungsmittelindustrie möchte »uns am liebsten ›ein Stück Styropor als Schnitzel‹ verkaufen« (Anhang G, 4, Seite 148).

Damit wir diese Zusammenhänge nicht erkennen, sind die selbsternannten »Food-Designer« – also die Hersteller und Erfinder neuer Nahrungsmittelprodukte – darauf bedacht, sich möglichst wenig in die Karten schauen zu lassen. Zum einen werden die Zutatenlisten möglichst unübersichtlich gestaltet, so dass der Verbraucher die Lust verliert, sie zu Ende zu lesen. Zum anderen werden die Zutaten teilweise mit ihren chemischen Bezeichnungen oder sogar in anderen Sprachen aufgeführt, so dass für den uninformierteren oder weniger hartnäckig nachforschenden Verbraucher nicht klar ersichtlich ist, um was es sich hier eigentlich handelt.

11.7.1 Original und Fälschung

Welcher gekaufte Orangensaft entspricht wirklich dem Original, selbst wenn er uns als »so gut wie frisch gepresst« angepriesen wird? Mag sein, dass durch allerlei Zusatzstoffe der Geschmack fast nicht zu unterscheiden ist. Aber füllen Sie einmal wirklich frisch gepressten Orangensaft in eine Flasche und schrauben diese zu. Nach mehreren Monaten schauen Sie wieder in die Flasche hinein – nein, das verlange ich jetzt nicht wirklich von Ihnen, aber dieses Gedankenspiel alleine reicht, um Ihnen klar zu machen, dass frische, und vor allem unbehandelte Lebensmittel nicht monatelang haltbar sind. Wenn man Fruchtsaft mit Hitze sterilisiert, damit die Bakterien, die die Verderbnis fördern, abgetötet werden, um ihn haltbar zu machen, werden auch die hitzeempfindlichen Vitamine zerstört. Trotzdem werden die meisten käuflichen Produkte mit einem hohen Vitamin-Gehalt umworben. Um die Säfte mit diesem – mit großer Sicherheit künstlichen – Vitamin-Gehalt haltbar zu machen, ist Chemie erforderlich, viel Chemie, wenn die versprochenen Inhaltsstoffe wirklich vorhanden sein sollen.

Und nicht nur zum Haltbarmachen werden Zusätze beigegeben, auch um die Ansehnlichkeit zu fördern oder sonstige, als angenehm empfundene Eigenschaften eines Nahrungsmittels hervorzurufen, die es ohne diese Additive nicht hätte. Haben Sie schon einmal was von »Umrötungsmitteln« gehört, die Wurst schön rot und frisch erscheinen zu lassen (unbehandeltes Fleisch wird nach kurzer Lagerzeit grau, das würden Sie nicht kaufen). Laktose wird eingesetzt, um ansonsten eher flüssige Nahrungsmittel pastös oder sogar schnittfest zu machen. Die harmloseste Art, Sie hinters Licht zu führen, sind Lampen mit einem besonderen Lichtspektrum, um die Produkte in der Obst- und Gemüse-Abteilung frisch und knackig erscheinen zu lassen. Halten Sie sie zur Seite, wo das Licht nicht mehr hinreicht, sieht alles blass und welk aus.

Auch die so genannten »Nachahmerprodukte«, die uns billige Zutaten als wertvolle Originale – oder sogar noch besser als die Originale – verkaufen wollen, kommen immer mehr zum Einsatz. Dr. Bruker zitiert den Tierarzt Veit Koska, der in einer Patentanmeldung einer deutschen Firma das »Rezept für einen Milch-Ersatz« gefunden hat: »*›Flüssige Nachahmerprodukte‹ der modernen Molkereitechnik werden mit ›bearbeiteten Schlachtabfällen, Lederabfällen, Abfällen der Fleisch- und/oder Fischindustrie‹, aber auch ›Kartoffelschälabfällen‹ oder ›künstlich gezüchteten*

Einzellern‹ vermengt und in Säure gerührt. Die Endprodukte ›besitzen einen guten Geschmack und ein weißes bis gelbliches Aussehen...‹« – zugegebenermaßen ein recht extremes Beispiel, das wohl nicht mehr kommentiert werden muss (Anhang G, 4, S. 100).

Ich denke aber, dass alle diese kleinen Darstellungen reichen, um Ihr Bewusstsein dafür zu wecken, dass die Nahrungsmittelindustrie einzig und allein an ihren eigenen Vorteil interessiert ist, zur Not auf Kosten unserer Gesundheit. Wenn wir nicht Acht geben, werden wir nach Strich und Faden beschummelt. Eigentlich würde ich persönlich neben der in Kapitel 11.2.8, So einfach ist Vollwertkost angeführten Unterscheidung zwischen Lebensmitteln und Nahrungsmitteln und den Genussmitteln, die ja auch Genussgifte heißen und um deren Schädlichkeit wir wissen, noch eine vierte Kategorie hinzufügen: die Verzehrmittel, denn manchen Produkten möchte ich gerne die Berechtigung absprechen, Nahrung darstellen zu dürfen für einen Menschen, der sich auf Dauer gesund und leistungsfähig halten möchte. Diese Produkte sind nichts anderes als eine Vermengung von im günstigsten Falle wertlosen Zutaten zum Zwecke des Verzehrs (bzw. zum Zwecke einer finanziellen Bereicherung der Hersteller auf Kosten des Verbrauchers). In ungünstigeren Fällen stellen diese Erzeugnisse sich im Nachhinein sogar als schädlich heraus. Eine solche Klassifizierung müsste jedoch wissenschaftlich bewiesen werden – und dies wird mit Sicherheit die große Lobby der Nahrungsmittel-Hersteller zumindest verzögern. Aus diesem Grunde darf zu meinem großen Leidwesen eine solche Bezeichnung nicht ungestraft öffentlich verwendet werden und muss hier unterbleiben.

Leider sind LI-Betroffene jedoch ab und an auf Nachahmerprodukte angewiesen – glücklicherweise sind nicht in jedem Nachahmerprodukt gleich die oben erwähnten Schlachtabfälle enthalten. Und nicht jedes Ersatzprodukt, das laktoseintolerante Menschen verzehren, ist ein Nachahmerprodukt im eigentlichen Sinne. So muss beispielsweise die Soja-Milch nicht unbedingt als Nachahmung der Kuhmilch verstanden werden, sondern kann durchaus auch als eigenes Produkt, nämlich eines Extraktes aus der Sojabohne gesehen werden. Auch kann Margarine, die früher sogar den Beinamen »Butter der Armen« bekommen hatte, inzwischen ein eigenes, gesundes Produkt sein und muss nicht mehr als Butter-Ersatz gekauft werden, wenn das Geld nicht reicht. Eine hochwertige Margarine, die frei von künstlich gehärteten Fetten ist, ist nicht billiger als Butter.

Schärfen Sie Ihren Blick jedoch in jedem Falle für die Zutatenlisten. Je kürzer diese sind, desto weniger Zusatz-Stoffe sind enthalten. Auf jeden Fall sollte den originalen, frischen Produkten immer der Vorzug gegeben werden, wenn keine Laktose enthalten ist.

11.7.2 Laktose in der Zutatenliste

Leider wird in den Zutatenlisten ein und derselbe Stoff oftmals mit verschiedenen Bezeichnungen aufgeführt, weil jeder Hersteller sich andere Verschleierungstaktiken ausdenkt. So auch bei Laktose. »Milch« oder »Milchbestandteile« hört sich wesentlich gesünder an als »Laktose«. Die Verwendung von chemischen Fachbegriffen hilft, die Verbraucher über die wahren Inhaltsstoffe im Unklaren zu lassen und trotzdem die – im Hinblick auf die Abhängigkeit der Politik von der Wirtschaft bewusst weitmaschig gefassten – gesetzlichen Vorgaben zur »Aufklärung« einhalten zu können. Aus diesem Grunde finden Sie hier eine alphabetische Liste, in deren erster Spalte Bezeichnungen aufgeführt sind, bei denen für laktoseintolerante Menschen Vorsicht angesagt ist. In der zweiten Spalte stehen Bezeichnungen, die zwar irreführend, die Zusätze zumindest in Bezug auf eine LI aber nicht bedenklich sind.

Achtung

aufgepasst!	**keine Laktose**
Laktobiose (Lactobiose)	Laktat (Lactat)
Laktose (Lactose)	Laktit (Lactit)
Magermilchpulver	Laktitat (Lactitat)
Milch	Laktitol (Lactitol)
Milchbestandteile	Lactobacillus (Laktobazillus)
Milchpulver	Milcheiweiß
Milchzucker	Milchsäure
Molke	Milchsäurebakterien
Molkebestandteile	Molkeeiweiß
Molkepulver	Molkeprotein
Vollmilchpulver	
Zuckerstoffe	

11.7.3 Zusatzstoffe (E-Nummern)

In den Zutatenlisten werden Sie so gut wie immer Zutaten finden, die die so genannten E-Nummern tragen. Dies sind Stoffe, die von der Europäischen Union als unbedenklich eingestuft wurden. »*Bis 1993 waren in Deutschland 265 E-Nummern zugelassen. Die Angleichung der Gesetze in Europa hat dazu geführt, dass zur Zeit 311 Stoffe zugelassen sind, und es werden ständig mehr.*« (Anhang G, 27, Seite 3).

Um einen Wert für einen lebenslangen täglichen Verzehr eines Zusatzstoffes zu ermitteln, bei dem ein Mensch keinen Schaden erleidet, werden Tierversuche durchgeführt. Diese Menge bezeichnet man als »ADI-Wert« (acceptable daily intake = akzeptable tägliche Aufnahme, engl.). Er wird in Milligramm pro Kilogramm Körpergewicht angegeben. Hierbei wird in Fütterungsversuchen mit Tieren ermittelt, wie groß die Menge eines Stoffes sein kann, ohne dass es Auswirkungen auf die Gesundheit hat. Da Ergebnisse aus Tierversuchen nicht so ohne weiteres auf den Menschen übertragbar sind, bezieht man einen Sicherheitsfaktor ein und teilt den ermittelten Wert durch 100, so dass die Menge für den Menschen nur 1 Prozent des im Tierversuch ermittelten Wertes beträgt.

Laut Zusatzstoff-Verordnung müssen für die Zusatzstoffe folgende Kriterien erfüllt werden:

1. Die Zusatzstoffe müssen technologisch notwendig sein (z.B. zur Verhinderung des Verderbs, Verbesserung des Aussehens, Geschmacks etc.).
2. Die Zusatzstoffe dürfen den Verbraucher nicht täuschen.
3. Die Zusatzstoffe müssen gesundheitlich unbedenklich sein.

Punkt 1 sollte Ihre Alarmglocken läuten lassen: die Verhinderung des Verderbs kann ja unter dem Aspekt, dass wir heute oftmals gezwungen sind, Nahrungsmittel zu bevorraten, gerade noch akzeptiert werden. Eine Verbesserung des Geschmacks und vor allem des Aussehens ist bei frischen, leckeren Zutaten ganz sicher nicht nötig.

Punkt 2 ist noch bedenklicher, er zeigt deutlich, wie der Verbraucher verschaukelt wird: die Zusatzstoffe werden ja gerade dafür eingesetzt, um dem Verbraucher andere als die originalen Eigenschaften eines Nahrungsmittels vorzugaukeln.

Vollkommen unakzeptabel ist Punkt 3: kein Zusatzstoff ist gesundheitlich unbedenklich! Hat die Natur vorgesehen, dass Farbstoffe, Geschmacksverstärker, etc. in unserer Nahrung enthalten sind? Nein! Deshalb ist unser Verdauungssystem auch nicht darauf ausgelegt, solche Chemikalien zu verdauen. Vielleicht erscheint auf den ersten Blick ein Einsatz unbedenklich, weil nicht sofort negative Reaktionen auftreten. Die Vergangenheit hat jedoch oft genug gezeigt, dass auch Stoffe, die zuerst als unbedenklich eingestuft wurden, sich im Langzeitgebrauch als schädlich, ja sogar krebserregend herausstellen können.

Weiterhin ist bekannt, dass sich Tierversuche nicht immer eins zu eins auf den Menschen übertragen lassen, denn Tiere haben einen deutlich anderen Stoffwechsel als Menschen. Der Sicherheitsfaktor des ADI-Wertes, also die Reduktion auf 1 Prozent des Tierversuch-Wertes, ist rein fiktiv und dient nur der Beruhigung des Gewissens der Wissenschaftler und der Industrie. Wechselwirkungen mit anderen Zusatzstoffen werden bei den isolierten Versuchen vollkommen außer Acht gelassen. Wir hingegen werden mit einem Cocktail aus chemischen Substanzen überschüttet. Der Anstieg von Lebensmittelallergien und -Unverträglichkeiten nimmt in letzter Zeit sicherlich nicht ohne Grund zu. Selbst wenn der eine oder andere Stoff allein von unserem Körper noch gerade so toleriert wird, in der Summe und im Zusammenspiel mit den vielen anderen sind Stoffwechsel und Immunsystem auf Dauer hoffnungslos überfordert.

Es gibt folgende Gruppen von Zusatzstoffen:
Farbstoffe (100er Nummern), Konservierungsstoffe (200er Nummern), Antioxydations- und Säuerungsmittel (300er Nummern), Verdickungs- und Feuchthaltemittel (400er Nummern), weitere Säuerungsmittel (500er Nummern), Geschmacksverstärker (600er Nummern), Süßstoffe (900er Nummern) und weitere Stoffe mit Nummern über 1000. Eine gute Übersicht bietet der Ratgeber »Was bedeuten die E-Nummern«, den Sie bei der Verbraucherzentrale Hamburg anfordern können. Die Adresse finden Sie im Anhang. Weiterhin gibt es einschlägige Literatur zu diesem Thema, beispielsweise der kleine GU Kompass »E-Nummern« (Anhang G, 9).

Ein klärendes Wort noch zu E 605 (Parathion), von dem jeder weiß, dass es ein gefährliches Insektengift ist: hier hat die Bezeichnung »E« nichts mit den Lebensmittelzusatzstoffen der EU-Liste zu tun. Das »E« steht in diesem

Falle für »Entwicklungsnummer«. Diese wurden in der Chemie für eine sprachunabhängige Klassifizierung eingeführt. Verwechslungen zumindest im Verständnis des Verbrauchers sind jedoch nicht ausgeschlossen.

Für den Einsatz von Lebensmittelzusatzstoffen gelten die Regeln »Gute Herstellungspraxis« (Good Manufacturing Practice, (GMP), engl.): »So viel wie nötig, so wenig wie möglich«. Es wird an dieser Stelle tatsächlich von »Lebensmitteln« gesprochen – nach der in diesem Buch durchgängig benutzen Terminologie möchte ich darauf hinweisen, dass kein Nahrungsmittel, das mit Zusatzstoffen versehen ist, mehr die Bezeichnung »Lebensmittel« verdient.

Ich frage mich, aus welchen Gründen diese so genannte »Gute Herstellungspraxis« überhaupt erschaffen wurde. Wenn doch alle Zusatzstoffe vollkommen unbedenklich sein sollen, sollte man ungestraft soviel davon zu sich nehmen können, wie man will. Deshalb möchte ich diese Regel gerne für Sie abwandeln: essen Sie von Nahrungsmitteln mit Zusatzstoffen nur so viel wie nötig und so wenig wie möglich. Auf diese Weise bewegen Sie sich auf der sichersten Seite. Und lernen Sie wieder kennen, was uns im Zuge des Konsums von künstlichen Aromen und Farbstoffen abhanden gekommen ist: den köstlichen Geschmack von unverfälschten Lebensmitteln.

Ich möchte an dieser Stelle ungerne als fanatisch verstanden werden. Selbstverständlich esse auch ich Produkte, auf deren Zutatenlisten Bestandteile mit E-Nummern aufgeführt sind. Es soll jedoch Ihre Aufmerksamkeit und Ihre Kritikfähigkeit gestärkt und Ihr Blick und Ihr Verständnis für die Zutatenlisten geschärft werden. Ich möchte Sie hier noch einmal ausdrücklich ermuntern, Ihrer Gesundheit zuliebe so häufig wie möglich zu Frischprodukten zu greifen.

11.7.4 Wer soll das bezahlen ... ?

Wie Jupp Schmitz in seinem Karnevals-Schlager »Wer soll das bezahlen, wer hat das bestellt? Wer hat soviel Pinke-Pinke, wer hat soviel Geld?« trällerte, haben auch Sie sich nach der Lektüre der vorangegangenen Kapitel vielleicht gefragt, ob die neue Diät nicht eventuell Ihr Budget übersteigen könnte.

Keine Angst, gesunde, laktosefreie Ernährung muss nicht teurer sein als die Nahrungsmittel, die Sie bisher gekauft haben. Frisches Obst und Gemüse, das Sie jahreszeitlich abstimmen, ist preiswert in jedem Supermarkt oder auf dem Wochenmarkt zu bekommen. Es muss nicht immer aus dem Reformhaus oder Bioladen besorgt werden – dort ist biologisch angebautes Gemüse selbstverständlich teurer. Aufgrund der öffentlichen Diskussionen bieten inzwischen selbst Discounter Biogemüse an. Den Verbrauch an Fleisch und Wurstwaren, dem meist größten Posten auf Ihrer wöchentlichen Rechnung, sollten Sie nach Möglichkeit ohnehin reduzieren, so dass Sie leicht ein paar Euro mehr ausgeben können für Bioprodukte oder auch später für laktosefreie Milchprodukte, die natürlich teuer sind als die »normale« Milch.

Entscheiden Sie, ob und ggf. wie häufig Sie Laktaseergänzungsmittel (siehe Kapitel 14.1, LAKTASEERGÄNZUNGSMITTEL) kaufen und einnehmen wollen – es geht durchaus auch ohne, wenn man eine konsequent laktosefreie Diät einhält. Die wenigen Male, die Sie dann noch zu diesen relativ teuren Mitteln greifen, werden Ihr Budget nicht über Gebühr belasten.

Planen Sie trotzdem für die Übergangszeit, bis Sie sich an Ihre neue Diät gewöhnt haben, einen kleinen finanziellen Spielraum ein, damit Sie experimentieren und sich an neue Produkte herantasten können. Es gibt viele günstige Produkte, die laktosefrei sind. Manchmal kosten die bekanntesten Marken eines Nahrungsmittels mehr als ein weniger bekanntes »No Name«-Produkt – Sie müssen es nur erst einmal finden. Später, wenn Sie Ihre Einkäufe routiniert erledigen, wird auch Ihr Geldbeutel nicht mehr überstrapaziert. Vielleicht sollten Sie überlegen, ob es nicht ohnehin möglich und sinnvoll ist, sich von der »Geiz ist geil«-Mentalität zu verabschieden.

11.8 FUNCTIONAL FOOD

Die findigen Food-Designer lassen sich in Zeiten härter werdenden Wettbewerbs immer wieder Neuerungen einfallen, um Absatz und Profit zu steigern. In Zusammenarbeit mit ebenfalls von den Herstellerfirmen bezahlten (und deshalb vielleicht nicht unbedingt unbeeinflussten) Ernährungsmedizinern bedienen sie sich gerne gesundheitlicher Argumente, mit denen sie die durch die ständigen Hiobsmeldungen im Medizin-, Umwelt- und Nahrungsmittelbereich verunsicherten Verbraucher ködern wollen. Nicht nur eine Steigerung des Wohlbefindens wird nach dem Genuss dieser »Lebensmittel« vorausgesagt, auch eine echte Gesundheitsförderung wird versprochen. Da gibt es u.a. angeblich leistungssteigernde Energy-Drinks, Cholesterinspiegel senkende und damit Herz-Kreislauferkrankungen vorbeugende Margarine, Jod- und Fluorzusätze in Salz sollen uns vor Schilddrüsen- und Zahnerkrankungen bewahren und vieles mehr. Sogar vor Krebs schützende Nahrungsmittel sind zu finden. Es gibt kaum noch Produkte im Supermarkt-Regal, die nicht mit Vitaminen und Mineralstoffen zu Beinahe-Medikamenten aufgepeppt wurden, die aber leider nach der derzeitigen Rechtsauffassung (noch) nicht die für Medikamente erforderlichen Nachweise für Wirkungen und vor allem Nebenwirkungen erbringen müssen.

Vordergründig hören sich die Versprechungen gesund an. Der unaufgeklärte Verbraucher lässt sich schnell von all den schönen Slogans beeindrucken, mit denen das so genannte »Functional Food« beworben wird. Dieses Wort-Ungetüm bedeutet eigentlich nichts anderes, als dass das Nahrungsmittel eine – wie auch immer geartete – Funktion haben soll. Auf gut Deutsch heißt Functional Food nichts anderes als »Funktions-Essen«. Was aber würden Sie sich darunter wohl vorstellen? Also wählt man lieber den englischen Ausdruck, das hört sich interessanter an. Jedes Nahrungsmittel – egal ob natürlich oder künstlich – hat eine Funktion. Nur darüber, ob diese positiv oder negativ ist, sagt zumindest der Begriff Functional Food überhaupt nichts aus, und ich bezweifle grundsätzlich einen Nutzen dieser Nahrungsmittel.

Es werden mittlerweile einem großen Teil unserer Nahrungsmittel Vitamine und Mineralstoffe zugegeben, zusätzlich zu den pro- und präbiotischen Produkten auch noch Bakterien. Weiterhin wird der schier unübersichtliche Sektor der Schlankheitsprodukte mit allen möglichen Fett- und Zucker-Ersatzstoffen oder auch mit Ballaststoffen angereichert. Selbst vor extra für Kinder hergestellten Produkten wird nicht haltgemacht, denn Kinder brauchen doch Vitamine, Eisen, Kalzium und all die gesunden Zusätze, ohne die die Kinder aller früheren Generationen zu schwächlichen und kränklichen Erwachsenen heranwuchsen. Und Folsäure-Zusätze in Brot sollen doch tatsächlich bei Schwangeren das Risiko von Gesundheitsschäden beim Neugeborenen herabsetzen! Als ich meine Kinder erwartete, vermied man so weit wie möglich und medizinisch nicht unbedingt nötig – sensibilisiert durch Skandale wie z.B. den Contergan-Vorfall – alle künstlichen Stoffe oder Medikamente, wenn man schwanger war. Dieser Grundsatz hat bis heute nichts von seiner Berechtigung verloren.

»*Für funktionelle Lebensmittel gibt es in Deutschland und in der EU keine lebensmittelrechtliche Definition, vielmehr gelten die allgemeinen Bestimmungen für das Inverkehrbringen von Lebensmitteln. Die Auslobung eines funktionellen Zusatznutzens muss insbesondere den Bestimmungen des § 11 (Schutz vor Täuschung) und des § 12 (Verbot der krankheitsbezogenen Werbung) des Gesetzes zur Neuordnung des Lebensmittel- und Futtermittelrechts (LFGB) entsprechen.*« (Anhang F, 9). Es wird um eine Regelung für die gesundheitsbezogene Werbung für diese Gruppe von Nahrungsmitteln im Europäischen Recht debattiert, und es ist zu hoffen, dass eine dem Wohle des Verbrauchers zuträgliche Einigung zustande kommt.

Ich persönlich habe jedoch den Eindruck, dass sich die Werbezusagen der Hersteller noch nicht einmal an die derzeit weitmaschigen Bestimmungen halten. Sie umgehen mit blumigen Umschreibungen, die uns den unverzichtbaren Gesundheitsaspekt suggerieren sollen, jede rechtliche Regelung und fügen ihren Produkten großzügig allerhand Gesundheit versprechende künstliche Substanzen hinzu. Über Neben- und Wechselwirkungen schweigen sich die Informationen auf den Packungen wohlweislich aus.

Die Zusätze werden überdies oftmals in sehr viel höheren Dosen als angegeben in den Produkten eingesetzt, um den aufgedruckten Gehalt auch bei einem natürlichen Abbau noch am Ende der Haltbarkeit zu garantieren. Auf diese Weise können Sie einer Überdosierung mit all ihren negativen Wirkungen fast schon nicht mehr entgehen. Einer geschädigten Darmschleimhaut sind die in diesen Nahrungsmittel-Kreationen enthaltenen künstlichen Zusatzstoffe mit ziemlicher Sicherheit nicht zuträglich.

Lassen Sie sich deshalb nicht verleiten, beim Functional Food eine gesundheitsfördernde oder andersgeartete positive Wirkung zu erwarten, und minimieren Sie den Verbrauch dieser künstlichen Nahrungsmittel soweit wie möglich. Die einzig gesicherte positive Wirkung des Functional Food ist die auf den Geldbeutel der Hersteller.

12 Milch

Aufgrund der Milchlastigkeit unserer Ernährung ist diesem Nahrungsmittel ein eigenes Kapitel gewidmet. Der Verbraucher hält die Milch für gesund und meint, sich mit dem Verzehr von möglichst viel Milch und Milchprodukten etwas Gutes zu tun. Ob diese Ansicht gerechtfertigt ist, soll in den folgenden Abschnitten erläutert werden.

12.1 Ist es wirklich notwendig, Milch zu trinken?

Milch ist im Normalfall die erste und ausschließliche Nahrung von Säuglingen. Muttermilch enthält Flüssigkeit gegen Durst und gegen den Hunger Eiweiß, Fett und Kohlehydrate in einem ausgeglichenen Verhältnis, daneben Vitamine und Mineralstoffe und damit sämtliche, in der ersten Lebensphase für die Entwicklung des Körpers und insbesondere des Gehirns notwendigen Stoffe. Wichtig ist auch zu erwähnen, dass mit der Muttermilch Abwehrstoffe gegen alle Krankheiten, die die Mutter erfolgreich überwunden hat, an den Säugling weitergegeben werden und ihn damit in der Stillzeit gegen diese Erkrankungen weitgehend immun machen. Somit sind gestillte Babys grundsätzlich gesünder als Kinder, die mit der Flasche und damit mit einer »artfremden« Milch aufgezogen werden.

Von der Natur ist vorgesehen, menschliche Säuglinge mehrere Monate ausschließlich zu stillen, bis im Alter von mehreren Monaten langsam begonnen wird, zusätzliche Kost zu füttern und sie so nach und nach von der Muttermilch zu entwöhnen.

Kein anderes Säugetier als der Mensch nimmt in seinem natürlichen Lebensraum nach der Stillzeit tierische Milchen zu sich. Liebhaber von domestizierten Hauskatzen wissen, dass sie ihren Lieblingen keine »normale« Milch füttern dürfen, weil diese dann aus den gleichen Gründen wie laktoseintolerante Menschen schwerste Verdauungsstörungen bekommen. Einfallsreich, wie die Hersteller von Tiernahrung sind, verkaufen sie den Katzenfreunden deshalb für viel Geld so genannte »Katzenmilch«, die laktosefrei gemacht worden ist.

Auch der Mensch verzehrt nach dem Abstillen nur in begrenzten Regionen und Kulturen Milch von Tieren, bei uns meist Kuhmilch, jedoch – regional abhängig – auch Milch von Schafen, Ziegen, Pferden, Eseln, Elchen, Rentieren, Büffeln oder Kamelen.

Je nach Herkunft enthält Milch verschiedene Zusammensetzungen an Inhaltsstoffen:

Inhaltsstoffe	Mensch	Kuh	Schaf	Ziege	Pferd	Rentier
Wasser	87,2 %	87,5 %	82,7 %	86,6 %	90,1 %	66,9 %
Kohlenhydrate	7,0 %	4,8 %	6,3 %	3,9 %	5,9 %	2,8 %
Milchfett	4,0 %	3,5 - 4,2 %	5,3 %	3,7 %	1,5 %	16,9 %
Eiweiß	1,5 %	3,5 %	4,6 %	4,2 %	2,1 %	16,9 %
Spurenelemente	0,3 %	0,7 %	0,9 %	0,8 %	0,4 %	1,2 %

(Anhang F, 23)

In Europa darf nur Milch von Kühen als »Milch« bezeichnet werden. Bei Milch von anderen Tieren muss zusätzlich die Art angegeben werden, also Ziegenmilch, Schafsmilch, Stutenmilch etc. Es gibt auch so genannte Pflanzenmilchen, die jedoch nur aufgrund ihres Aussehens und Gebrauchs so bezeichnet werden. Hier gibt es z.B. Soja-, Mandel-, Hafer- oder Reismilch, die aus den Früchten oder Samen dieser Pflanzen mit Wasser zubereitet wird.

12.1.1 Zusammensetzung der Kuhmilch

Kuhmilch enthält zwar etwa 87,5% Wasser, sollte aber trotz dieses hohen Flüssigkeitsanteiles nicht als »Getränk« verstanden werden. Der sehr hohe Nährstoffgehalt macht die Kuhmilch deshalb zu einem Lebens- bzw. Nahrungsmittel.

Das Kuhmilch-Eiweiß enthält die meisten vom Menschen benötigten essentiellen Aminosäuren und diese in einen hohen Anteil. Deshalb kann auch bei vegetarischer Kost mit Milchzugabe (lakto-vegetarisch) der Proteinbedarf ausreichend und gut gedeckt werden.

Das Milch-Eiweiß wird gut vom Körper aufgenommen und ist deshalb besonders für Menschen, die weniger Fleisch zu sich nehmen, ein wesentlicher Ernährungsbaustein. Mit 3,5% ist der Eiweiß-Gehalt in der Milch sehr hoch. Somit könnte bereits mit Produkten aus einem Liter Milch mehr als die Hälfte des täglichen Eiweißbedarfes gedeckt werden.

Eine solche Menge ist jedoch auch für laktosetolerante Menschen nicht empfehlenswert, weil das Fett aus Milch und Milchprodukten wie Käse, Joghurt und Butter leider einen relativ hohen Anteil an gesättigten Fettsäuren hat. Deshalb empfiehlt es sich nicht, einen hohen Anteil des Fettbedarfes mit der Milch decken zu wollen.

Die Milch enthält aber auch so genannte »gute Fette« wie u.a. conjugierte Linolsäure (CLS), eine wichtige Fettsäure, die den Stoffwechsel von Glukose und Fetten günstig beeinflusst und der Arteriosklerose vorbeugt, indem sie im Blut vorhandene Lipide (z.B. Cholesterin) verringert. Weiterhin normalisiert sie die Insulinproduktion und trägt so dazu bei, Diabetes mellitus Typ II (erworbene Zuckerkrankheit oder »Alterszucker«) vorzubeugen. CLS kann auch allergischen Reaktionen vorbeugen und wirkt antioxidativ gegen freie Radikale, d.h. sie schützt empfindliche Moleküle im Zellgewebe vor einer schädlichen Reaktion (Oxidation) mit Sauerstoff. Dies ist bedeutend bei der Krebs-Vorbeugung.

Darüber hinaus werden im Milchfett die fettlöslichen Vitamine gespeichert, deren Aufnahme erwünscht ist. Der Fettgehalt in unbehandelter Milch beträgt etwa 4%, in fettreduzierter Milch 1,5 bis sogar nur 0,3%. Der Fettgehalt von üblicherweise als Vollmilch gekaufter Milch ist auf 3,5% eingestellt. Für laktosetolerante Menschen ist eine vernünftige Balance gefordert. Trinkt man entrahmte, also fettarme Milch, so reduziert man einerseits generell die Aufnahme von zuviel Fett und den Anteil von zuviel gesättigten Fettsäuren. Auf der anderen Seite minimiert man aber auch die Zufuhr der durchaus vorhandenen guten Fettbestandteile und verschenkt vor allem einen großen Anteil der im Milchfett gelösten Vitamine.

Neben dem Vitamin D sind die Vitamine A und E die in der Milch enthaltenen, fettlöslichen Vitamine. Weiterhin sind die wasserlöslichen Vitamine C, B1, B2, B6, B12, B3 (Niacin) und B9 (Folsäure) enthalten (vgl. auch Kapitel 11.2.5, Vitamine).

Die wichtigsten enthaltenen Mengen- und Spurenelemente in der Milch sind Kalzium, Phosphor, Magnesium, Jod und Zink, weiterhin Kalium, Natrium, Eisen, Kupfer, Cobalt, Zinn, Mangan, Aluminium, Fluor, Brom, Bor, Silicium und Selen. Ein Liter Vollmilch enthält ca. 7g Mineralstoffe.

Milch enthält etwa 5% Kohlenhydrate, das wichtigste ist Laktose. Andere Kohlenhydrate sind in Spuren enthalten, Ballaststoffe so gut wie überhaupt nicht.

All diese Inhaltsstoffe machen die Milch und aus ihr hergestellte Produkte für laktosetolerante Menschen mit Recht zu einem der beliebtesten und wertvollsten Nahrungsmittel in unserer Kultur. Da sich in letzter Zeit die Nahrungsmittelindustrie – sicherlich nicht ganz uneigennützig – eingehender mit wissenschaftlichen Notwendigkeiten befasst und mehr auf Trends und Bedürfnisse in der Bevölkerung reagiert, wird die Milch immer mehr als Bestandteil in industriell hergestellte Fertigprodukte einbezogen. Dies hat leider den negativen Effekt, dass immer weniger Produkte für laktoseintolerante Menschen geeignet sind.

Ein Wort noch zum Thema »Kalzium in der Milch«: dem unermüdlich von der Milchwirtschaft postulierten, einmaligen Wert der Milch in Bezug auf die Vorbeugung vor Osteoporose kann nicht unbegrenzt zugestimmt werden. Selbstverständlich ist Milch ein gesundes Nahrungsmittel und deckt bei laktosetoleranten Menschen und einem ausreichendem Konsum zu einem hohen Prozentsatz den Kalzium-Bedarf des Menschen. Damit sind aber nicht automatisch alle Menschen, die – aus welchen Gründen auch immer – keine oder nur wenig Milch trinken, gleich dem körperlichen Ruin ausgeliefert. Es ist nicht bekannt, dass etwa alle Vegetarier und vor allem alle Vegetarierinnen an Osteoporose leiden, sondern das Gegenteil ist der Fall, denn diese Menschengruppe zeichnet sich durch eine meist bessere Gesundheit aus als die Konsumenten mit »normalen« Essgewohnheiten.

Es ist jedoch schön einfach, täglich einen halben Liter Milch zu trinken und sich damit keine Gedanken mehr um die Deckung des Kalzium-Bedarfes machen zu müssen, denn bei uns ist der Verzehr von kalziumreichen Gemüsen eher unüblich, obwohl die Natur uns diese reichlich zur Verfügung stellt. Dabei ist es bei der mittlerweile ganzjährig angebotenen Auswahl von verschiedensten Obst- und Gemüsesorten und einer eventuellen Ergänzung durch kalziumreiche Mineralwässer keine Kunst mehr, den Bedarf an diesem Mineral auch ohne Milch decken zu können, man muss nur ein wenig mehr nachdenken und vor allem den Vitamin D-Bedarf mit ausreichender Bewegung an der frischen Luft, d.h. am Tageslicht decken (lesen Sie hierzu auch das Kapitel 8.4, OSTEOPOROSE INFOLGE DER LAKTOSE-INTOLERANZ?).

12.1.2 Konservierungsmethoden

Milch gelangt im Allgemeinen erst nach verschiedenen Konservierungsmethoden in den Handel, weil unbehandelte Milch schnell schlecht und damit für den Verbraucher ungenießbar wird. Dies würde sich negativ auf die Vermarktungsfähigkeit auswirken. Die Konservierung von Milch ist sogar gesetzlich geregelt.

Die wichtigste und erste Maßnahme gleich nach dem Melken noch beim Erzeuger ist die Kühlung, um die Keimentwicklung in der euterwarmen Milch zu verlangsamen. Gekühlte, ansonsten aber unbehandelte Milch (Rohmilch) ist etwa 2 – 3 Tage haltbar.

Weiterhin wird Milch homogenisiert. Dabei werden die relativ großen Fetttröpfchen durch Pressen der Milch durch äußerst feinmaschige Lochplatten um ein Vielfaches verkleinert. Ohne Homogenisierung setzt sich nach kurzer Zeit das Milchfett als Rahmschicht auf der Milchoberfläche ab und könnte von dort abgeschöpft und beispielsweise zu Butter verarbeitet werden. Da das Aufrahmen bei verkaufter Trinkmilch nicht erwünscht ist, wird mit der Homogenisierung dieser Vorgang unterbunden. Die Haltbarkeit wird dadurch nicht verändert. Es wird jedoch derzeit diskutiert, ob durch dieses Verfahren Krankheiten begünstigt werden könnten, weil die kleineren Fetttröpfchen beladen mit Enzymen im Gegensatz zu den unverändert großen die Darmwand durchdringen können und nicht mehr der Verdauung unterworfen sind. Damit könnten Allergien oder Arteriosklerose begünstigt werden.

Milch gelangt mit Ausnahme bei der Direktvermarktung pasteurisiert in den Handel. Bei diesem Verfahren wird die Milch mit Dampf für 20 – 40 Sekunden auf 71 – 75 °C erhitzt. Dabei werden viele Keime abgetötet, wodurch die Haltbarkeit der Milch im Kühlschrank ca. 7 Tage beträgt. Die Bezeichnung »pasteurisieren« gründet auf Louis Pasteur, der 1854 entdeckte, dass die alkoholische Gärung durch Mikroorganismen hervorgerufen wird und diese durch Erhitzung unterbrochen werden kann. Pasteurisierte Milch darf trotz dieser Behandlung als »Frischmilch« bezeichnet werden.

Die so genannte H-Milch ist ultrahocherhitzt. Hierbei wird die Milch 1 – 3 Sekunden auf 135 – 150 °C erhitzt und ist ungeöffnet und ungekühlt ca. 3 Monate haltbar, nach dem Öffnen jedoch nur wenige Tage wie Frischmilch.

Sterilisierte Milch, die durch Erhitzen auf 110 – 120 °C über einen Zeitraum von mindestens 30 Minuten so gut wie keimfrei gemacht wird, ist bei Zimmertemperatur mindestens 6 Monate haltbar, nach dem Öffnen wie Frischmilch etwa 2 – 3 Tage.

Sämtliche Methoden zur Haltbarmachung durch Erhitzen bewirken, dass Keime abgetötet werden, die die Milch verderben könnten. Dies können krankmachende Keime sein, aber auch Bakterien mit durchaus positiven Wirkungen, und sei es »nur«, dass durch die Auseinandersetzung mit normalerweise schädlichen Bakterien eine Abhärtung des Körpers und damit eine Stärkung des Immunsystems erreicht wird, oder sei es eine die Darmflora unterstützende Funktion der Milchsäurebakterien. Eine weitere, für uns LI-Betroffene sehr erfreuliche Wirkung der Milchsäurebakterien Lactobacillus acidophilus, L. bifidus (Bifidobacterium) und L. casei ist eine Milchzucker abbauende Eigenschaft (siehe auch die Kapitel 14, LAKTASE- UND ANDERE NAHRUNGSERGÄNZUNGSMITTEL und Kapitel 4.2.3, DIE DARMFLORA).

Weiterhin wird mit der Haltbarmachung der Milch durch Erhitzen das Milcheiweiß denaturiert, also in seiner Struktur verändert und kann vom Körper nicht mehr korrekt verdaut werden. Frische Milch – am besten Rohmilch – ist also auf jeden Fall für laktosetolerante Erwachsene der behandelten vorzuziehen. Sie hat natürlich den Nachteil, dass sie schneller verdirbt und deshalb den täglichen Einkauf erforderlich macht. LI-Betroffene haben diese Wahl nicht. Ihnen stehen mit den so genannten laktosefreien Milchprodukten nur behandelte Sorten zur Verfügung. Aber auch hier können Sie wählen zwischen Frischmilch und H-Milch. Entscheiden Sie sich möglichst oft für die erste Variante.

Für Kinder und Schwangere ist Rohmilch nicht uneingeschränkt zu empfehlen, da sie u.a. Listerien enthalten kann, eine Bakterienart, die eine Infektionskrankheit, die Listeriose verursachen können. Diese kann bei Menschen mit geschwächtem oder noch nicht voll ausgebildetem Immunsystem u.a. Blutvergiftungen oder sogar Hirnhautentzündungen hervorrufen. Bei Schwangeren ist eine Listeriose deshalb sehr gefährlich, weil eine Infektion, die schwere Schäden für das ungeborene Kind, Frühgeburten oder sogar das Absterben des Fötus nach sich ziehen kann, für die Mutter oftmals unbemerkt verläuft, so dass keine Behandlung erfolgt.

12.1.3 Milchprodukte

Neben der Butter, die durch Schlagen des Milchfettes zubereitet wird, können aus Frischmilch durch einen »gelenkten Verderb« Milchprodukte wie Sauermilch, Joghurt und Käse usw. hergestellt werden. Ich erinnere mich noch gut an meine Kindheit, als meine Mutter unbehandelte Milch in Schälchen auf ein Bord stellte. Nach einigen Tagen wurden daraus leckere »Satten«. Das war die sauer und fest gewordene Milch, auf der sich oben eine Schicht Rahm abgesetzt hatte. Wir bestreuten sie mit Zimt und Zucker und löffelten sie als Delikatesse. Das ist heute nicht mehr möglich, weil der im Handel erhältlichen Milch durch die Konservierungsmethoden die dafür notwendigen Keime entzogen werden. Verdorbene, fest gewordene Milch schmeckt bitter und unangenehm.

Bei den industriell hergestellten Milchprodukten werden gezielt die jeweils für das Produkt notwendigen Keime zugesetzt. Die verschiedenen Joghurt- oder Käsesorten benötigen unterschiedliche Bakterienarten, die nach der Reifung die spezifische Konsistenz bzw. den Geschmack erzeugen.

12.1.4 Milch – Wunder der Schöpfung?

»*Milch – Wunder der Schöpfung, Quelle der Gesundheit*« tituliert im Jahre 1955 ein Buch, zu dem der milchwirtschaftliche Landesverband Bayern e.V. München bezeichnenderweise das Vorwort geschrieben hat (Anhang G, 14). Es entstand u.a. in Zusammenarbeit mit dem Verein zur Förderung des Milchverbrauchs e.V. Wäre bei diesem klangvollen Titel die Muttermilch gemeint, so wäre dieser Überschrift aus ganzem Herzen zuzustimmen. Es ist jedoch nicht von der Natur vorgesehen, dass Menschen bis ins Erwachsenenalter gestillt werden oder Milch von anderen Tieren verzehren. Als Nahrung für Erwachsene ist die Milch also mitnichten ein Wunder der Schöpfung. Sie ist leider auch kein Lebensmittel, wie uns die Milchwirtschaft zwecks Absatzsteigerung gerne suggerieren möchte. Sie können noch einmal im Kapitel 11.2.8, So einfach ist Vollwertkost nachlesen, dass unter einem Lebensmittel eben nur die Nahrung verstanden wird, die noch lebendig und ursprünglich, also unbehandelt ist. Damit ist Milch, wenn sie nicht als Rohmilch verzehrt wird, kein Lebensmittel mehr, jedoch ein – zugegebenermaßen sehr wertvolles – Nahrungsmittel (auch wenn dies einige Fanatiker nicht so sehen). Die Milch enthält neben einem hohen Proteinanteil mit essentiellen Aminosäuren viele Vitamine und Mineralstoffe, allen voran gut verwertbares Kalzium. Eine kleine Portion Milch, möglichst in Form von leicht verdaulichen Sauermilchprodukten ist für nicht LI-Betroffene sehr empfehlenswert. Nur ist es nicht lebenswichtig, und Menschen mit einer Laktose-Intoleranz können sich durchaus auch ohne Milch vollwertig ernähren.

12.2 Laktosearme Milchprodukte

Mit Ausnahme der Seelöwenmilch ist in jeder Milch grundsätzlich von Natur aus Laktose vorhanden. Kuhmilch hat einen Gehalt von fast 5%, d.h. in einem Glas Milch von 200ml sind etwa 10g Laktose enthalten. Um Ihnen zuvor eine Vorstellung davon zu vermitteln, welche Milchprodukte wie viel Laktose (in Prozent) enthalten, sind hier einige exemplarisch aufgezeigt. Diese Liste ist weder vollständig noch genau. An dieser Stelle soll jedoch ein Gefühl dafür vermittelt werden, welche Nahrungsmittel am »gefährlichsten« sind. Bei Milch, Quark und Joghurt gilt: je höher der Fettgehalt, desto geringer ist der Laktose-Gehalt.

Molkenpulver	68,0
Milchpulver	38,0 – 51,5
Schmelzkäse streichfähig Dreiviertelfettstufe	5,7
Kuhmilch je nach Fettgehalt	4,8 – 4,9
Trinkmolke	4,7
Dickmilch oder Kefir je nach Fettgehalt	4,0 – 4,1
Buttermilch	4,0
Quark je nach Fettgehalt	3,2 – 4,0
Kondensmilch je nach Fettgehalt	1,9 – 4,0
Saure Sahne 10 % Fett	3,3
Schlagsahne je nach Fettgehalt	3,1 – 3,2
Joghurt je nach Fettgehalt	2,7 – 3,1
Joghurt mit Fruchtzubereitung	2,5
Frischkäse mit Kräutern	2,3
Crème fraîche/Schmand 40 % Fett	2,0
Butter	0,6

Wie Sie sehen, enthalten Milch und Milchprodukte recht viel Laktose, überproportional viel natürlich die Trockenprodukte Milch- und Molkenpulver. Vermeiden Sie also anfangs, überhaupt Milchprodukte in Ihren Speiseplan einzubauen. Es ist in der Umstellungszeit schon ohne Milch schwierig genug, Laktose aus der Nahrung fern zu halten.

Wenn Sie nicht auf die Milch verzichten möchten, weil Sie Ihnen schmeckt, dann sollten Sie erst mit dem Verzehr von Milch oder Milchprodukten beginnen, wenn Sie nach der Ernährungsumstellung Ihre Verdauung gut im Griff und Ihre Darmschleimhaut saniert haben. Beginnen Sie am besten mit Naturjoghurt wie in Kapitel 10.2, Sanierung der Darmflora beschrieben. Testen Sie nach und nach das eine oder andere Milchprodukt, und schauen Sie, wie es Ihnen bekommt. Besonders gut verträglich soll für laktoseintolerante Menschen auch der Kefir sein, bei dem der Milchzucker durch die Stoffwechselvorgänge des Kefirpilzes weitgehend abgebaut wurde. Er enthält außerdem einen Stamm des Lactobacillus (L. caucasicus), der ebenso wie die anderen Stämme selbst Laktase bildet. Schleichen Sie den Verzehr von Kefir aber bitte genauso vorsichtig ein wie den des Naturjoghurts.

Es gibt so genannte laktosefreie Milch und Milchprodukte, bei denen die Laktose mithilfe von künstlich zugesetzter Laktase bereits vor dem Verzehr aufgespalten wurde. Beachten Sie jedoch, dass auch diese Produkte nicht gänzlich laktosefrei sind. Sie enthalten noch einen, wenn auch sehr kleinen Rest Milchzucker, was Sie beachten müssen, wenn Sie sehr empfindlich reagieren.

Da die Nahrungsmittelindustrie die laktoseintoleranten Menschen als »neuen Markt« entdeckt hat, stellen immer mehr Firmen diese laktosefreie Milch und Milchprodukte her. Im Supermarkt bekommen Sie beispielsweise von der Firma Omira laktosefreie Milch, Joghurt, Quark, Schmand und auch Butter unter dem Produktnamen »MinusL« oder von der Breisgau Milch GmbH die »LAC«-Produkte. Die Firma Arla, die den Buko-Frischkäse herstellt, bietet inzwischen auch eine laktosefreie Sorte an. Im Reformhaus gibt es laktosefreie Milchprodukte von der Firma Heirler. Regional werden weitere Marken angeboten, und mit der Zeit werden mit großer Sicherheit andere Firmen diese Konsumentengruppe ebenfalls für sich entdecken und Produkte auf den Markt bringen. Schauen Sie in Ihrem Supermarkt oder Reformhaus, welche Produkte Sie entdecken. Leider sind die Erzeugnisse nicht immer gesammelt in einem Regal zu finden. Manche Läden sortieren Butter zu Butter und Joghurt zu Joghurt. Manchmal braucht es etwas Zeit, bis man die einzelnen Produkte zusammengesucht hat. Hat man sie jedoch einmal gefunden, geht der Einkauf schneller von der Hand. Wenn Sie in fremden Geschäften einkaufen, müssen Sie leider suchen oder sich beim Personal erkundigen. Fragen Sie gezielt nach laktosefreier Milch, um nicht ans Milchregal geschickt zu werden. Vielleicht ist in diesem Geschäft die laktosefreie Milch in einem Sonder-Regal.

Obwohl ich kein Anhänger bundesweit vertriebener Markenprodukte bin und grundsätzlich meine, dass man lokal produzierten Waren den Vorzug geben sollte, ist es für LI-Betroffene doch von Vorteil, dass es diese Marken gibt, die in den meisten Geschäften erhältlich sind. Auch freue ich mich, wenn ich bekannte Fertigprodukte sehe, die ich einmal als »ungefährlich« ausgetestet habe. Bei frischen Lebensmitteln bevorzuge ich jedoch immer die Produkte der regionalen Anbieter.

Es gibt auch Milchpulver zum Herstellen von laktosefreier Milch, beispielsweise »Laktonova laktosefreie Biomilch«, die Sie über das Internet bestellen können (Anhang F, 34). Mit einem Preis von mehr als 12 Euro für eine Packung, die 5 Liter Magermilch ergibt, ist das meiner Meinung nach ein recht teurer Spaß und grundsätzlich gilt auch hier: frische Produkte sind den hoch bearbeiteten nach Möglichkeit vorzuziehen. Für Reisen kann dies aber doch ausnahmsweise eine denkbare Alternative darstellen, wenn man zu keiner Zeit auf Milch verzichten möchte.

12.2.1 Milch- und Sauermilchprodukte

Wenn wir Milch zu uns nehmen, so verzehren wir sie – abgesehen von den aus Milch extrahierten und von der Industrie verwendeten Komponenten wie Laktose – nicht nur als Trinkmilch, sondern auch in Form von weiterverarbeiteten Produkten wie Joghurt, Butter, Käse und vielen anderen mehr.

Bei der unbehandelten, d.h. unhomogenisierten Milch setzt sich nach kurzer Zeit das Milchfett auf der Oberfläche ab, weil Fett leichter ist als die restliche Flüssigkeit. Aus diesem Rahm kann Schlagsahne hergestellt werden. Wenn man Schlagsahne lange schlägt, trennt sich der Schaum in Butter und Buttermilch.

Mithilfe von verschiedenen Bakterienstämmen kann man die Milch zu weiteren Produkten verarbeiten. Mit Milchsäurebakterien (Lactobacillus) werden Sauermilchprodukte wie Joghurt und Dickmilch hergestellt. Da Milchsäurebakterien bei der Aufspaltung des Milchzuckers in Glukose und Galaktose mitwirken, werden Sauermilchprodukte von nur leicht laktoseintoleranten Menschen vertragen, vor allem, wenn sich Darmschleimhaut und Darmflora wieder in einem funktionsfähigen Zustand befinden.

Trotzdem gibt es von den bereits erwähnten Firmen auch Sauermilchprodukte, die aus Milch hergestellt werden, bei der die Laktose zuvor mit künstlich zugesetzter Laktase aufgespalten wurde. Diese Produkte werden als »laktosefrei« angeboten, jedoch mit dem Hinweis, dass Restlaktose zu einem Prozentsatz von unter 0,1% enthalten ist – für die meisten Betroffenen ein tolerierbarer Wert. Es gibt neben der Trinkmilch auch Frucht-Milch und Kakao, weiter Sahne, Butter, Joghurt, Fruchtjoghurt-Zubereitungen, Crème fraîche, Schmand und verschiedene Käse-Sorten.

12.2.2 Nicht jeder Käse ist Käse

Käse wird aus Milch – bei uns meist Kuhmilch, Schafs- oder Ziegenmilch – hergestellt. Dabei wird die Milch mithilfe des Lab-Enzyms aus dem Kälbermagen oder Milchsäurebakterien eingedickt. Dann wird dieser Masse die Flüssigkeit, die Molke entzogen, in der sich ein großer Teil der in der Milch enthaltenen Laktose befindet. Die festen Bestandteile werden je nach Käsesorte in größere oder kleinere Stücke geschnitten (Bruch) und entweder für Frischkäse verwendet oder mit Gewürzen vermengt und in Formen gepresst, die zu Käselaiben reifen.

Durch die Reifung wird in vielen Sorten der Milchzucker auf unter 1% Laktose abgebaut, so dass diese Sorten auch für die meisten laktoseintoleranten Menschen verträglich sind. Hierzu zählen: Appenzeller, Bergkäse, Brie, Camembert, Edamer, Edelpilzkäse, Emmentaler, Esrom, Gouda, Greyerzer, Harzer, Klosterkäse, Limburger, Mozzarella, Parmesan, Raclette-Käse, Räucherkäse, Schweizer Käse, Tilsiter und Trapistenkäse. Weiterhin wird Schafskäse vertragen, hier ist jedoch darauf zu achten, dass er wirklich aus Schafsmilch hergestellt ist. Leider wird auch versucht, uns Käse mit einem mehr oder weniger hohen Kuhmilchanteil als »Schafskäse« anzudrehen. Auch Ziegenkäse ist aufgrund des geringeren Laktosegehaltes der Ziegenmilch meist sehr gut bekömmlich.

Achten Sie beim Kauf von Käse darauf, dass es sich wirklich um Käse und nicht um ein mit Absicht täuschend ähnlich aufgemachtes Ersatzprodukt handelt. Käse-Imitate enthalten gerne zur Konsistenzverbesserung Milchpulver und damit viel Laktose. Am besten kaufen Sie den Käse in der Bedienungsabteilung eines Supermarktes oder Fachgeschäftes, wo der Käse noch vom Laib abgeschnitten wird.

Obwohl auf Pizza in Restaurants meist Gouda verwendet wird, ist jedoch auch hier Vorsicht geboten. Da hilft u.U. ein klärendes Gespräch mit dem Lokal-Inhaber. Haben Sie einmal eine Pizza als bekömmlich ausgetestet, können Sie davon ausgehen, dass dieses Lokal vernünftige Zutaten verwendet. Auffällig wird die Verwendung der Kreationen der Food-Designer beim Kauf von Tiefkühl-Pizza. Da seit 2005 Laktose oder Milcherzeugnisse deklariert werden müssen, kann man sehen, dass in etwa 9 von 10 Pizza-Sorten Laktose in einem hohen Prozentsatz enthalten ist – das ist der Kunstkäse.

Auch mit Käse belegte Brötchen aus dem Loseverkauf sollten Sie meiden – es ist ohnehin meist Butter unter dem Belag. Hier können Sie nämlich ganz und gar nicht sicher sein, ob echter Käse oder eher ein Imitat auf dem Brötchen liegt. Eine leckere Ausnahme bildet der Schweizer Käse auf Laugenstangen (guter Tipp für den Weihnachtsmarkt), hier wird meist keine Butter verwendet und auch der Käse mit den Löchern wird nicht als Kunstprodukt angeboten – wahrscheinlich ist es zu aufwändig, nachträglich die Löcher hinein zu bohren. Kunstkäse oder Gemische aus Käse und Ersatzprodukten sind meist einheitlich glatt und ohne Löcher – sie kennen das z.B. bei all den aufwändig jeweils einzeln eingepackten hundertprozentig gleichmäßigen »Käse«-Scheiben. Auch auf dem Cheeseburger der Fastfood-Ketten liegt eine Scheibe unechter Käse, der sehr viel billiger ist als echter Käse und gleichmäßiger schmilzt, weil er zusätzlich noch Schmelzsalze enthält.

Trauen Sie sich aber ruhig an Käse heran, wenn Sie sich vergewissert haben, dass Sie es wirklich mit Käse zu tun haben, denn Käse hat einen hohen Vitamin- und Mineralstoff-Gehalt und bildet somit einen wertvollen Beitrag zu Ihrer Ernährung. Sollten Sie mit »normalem« Käse nicht zurechtkommen, so gibt es Käse-Varianten der bereits erwähnten laktosefreien Marken.

HINWEIS

Biokäse, auch der Biokäse aus dem Supermarkt, ist grundsätzlich »echter« Käse. Nebenbei ist die Verwendung von Natamycin, einem Antibiotikum, mit dem die Rinde vieler Käsesorten bestrichen wird, um den Verderb durch Bakterien zu verlangsamen, bei Biokäse verboten. Sie vermeiden mit Biokäse den – wenn auch nur im Spurenbereich liegenden – Verzehr dieses Medikamentes, das Ihre schützenswerte Darmflora teilweise zerstören würde und Resistenzen hervorrufen kann.

13 Fahrplan für die Ernährungsumstellung

Sie sind von einer Laktose-Intoleranz betroffen. Sie haben sich in den beschriebenen Symptomen wieder erkannt, oder Sie haben einen Test zur Diagnose-Sicherung gemacht. Um Ihre Beschwerden zu lindern oder sogar ganz abzustellen, sollten Sie nun beginnen, sich mit dem Gedanken an eine Ernährungsumstellung vertraut zu machen, um auf der einen Seite den Verzehr von Laktose weitgehend zu vermeiden und auf der anderen Seite die Regeneration der Darmschleimhaut und der Darmflora zu unterstützen.

13.1 Die Phasen der Ernährungsumstellung

Laotse, chinesischer Philosoph und Begründer des Taoismus (etwa 600 v. Chr.) sagt: »Jeder Marsch beginnt mit dem ersten Schritt«. Diesen haben Sie bereits getan, indem Sie die Ursache für Ihre Beschwerden und die Notwendigkeit einer Änderung erkannt haben. Nun geht es an die Ernährungsumstellung. Doch diese wird nicht über Nacht oder von heute auf morgen vonstatten gehen. Sie wird in sieben Phasen ablaufen, für deren Dauer Sie sich jeweils genügend Zeit lassen sollten.

Es ist verständlich, dass Sie nach eventuell jahrelang bestehenden Beschwerden froh sind, die Ursache erkannt zu haben und nun das Bedürfnis haben, die ständigen Blähungen, Durchfälle, Schmerzen und sonstigen Leiden so schnell wie möglich loszuwerden. Ich bin sicher, dass mit den folgenden Tipps eine Besserung innerhalb weniger Wochen erreicht werden kann.

Sie sollten sich jedoch zuvor die Gelegenheit geben, sich gründlich mit allen Phasen vertraut zu machen. Wie Sie jetzt wissen, reicht es leider nicht, nur die Milch wegzulassen, denn Laktose ist in so vielen Produkten enthalten. Der Weg zum Erfolg wird ein Prozess sein, den Sie gründlich erlernen müssen. Bitte gehen Sie deshalb nicht sofort in einen Supermarkt und kaufen wild drauflos. Sie benötigen für die Ernährungsumstellung eine intensive Eingewöhnungs- und Lernphase, damit Sie die Ernährung, die Sie in Ihrer Zukunft lebenslang einhalten werden müssen, nicht als Entbehrung, sondern durchaus als lustvoll erleben können.

13.1.1 Phase 1: Rückschau

Bitte nehmen Sie sich die Zeit für eine Rückschau. Wie haben Sie bisher Ihre Mahlzeiten gestaltet? Wann essen Sie, wo essen Sie, und was essen Sie? Mit wem essen Sie gemeinsam? Je sorgfältiger Sie sich mit dieser Rückschau auf ihre zukünftigen Verhaltensweisen vorbereiten, desto größer wird der Erfolg und desto eher und dauerhafter tritt er ein.

Frühstücken Sie im Allgemeinen zu Hause oder auf der Arbeit? (Zu Hause ist es - zumindest am Anfang - leichter, eine laktosefreie Diät einzuhalten.)
Was essen Sie zum Frühstück? (Haben Sie schon immer laktosefreie oder laktosearme Produkte bevorzugt? Dann fällt die Umstellung leichter.)
Wo essen Sie im Allgemeinen zu Mittag? (Wenn Sie bisher in einer Kantine oder einem Restaurant gegessen haben, sollten Sie anfangs Ihr Essen mitbringen.)
Was essen Sie zu Mittag? (Haben Sie bisher weniger milch- oder sahnehaltige Gerichte bevorzugt und auch eher fettarme Gerichte zubereitet? Dann fällt die Umstellung leichter.)
Wo nehmen Sie im Allgemeinen Ihr Abendessen ein. Zu Hause oder im Restaurant? (Versuchen Sie in der Anfangsphase sooft wie möglich zu Hause zu essen.)
Was essen Sie zum Abendbrot? (Essen Sie belegte Brote oder selbst angemachte Salate mit einer Vinaigrette? Dann wird das Abendbrot kein sehr großes Problem für Sie sein.)
Was essen Sie zwischendurch? (Sind Sie eine Naschkatze und bevorzugen Süßes oder Snacks? Dann steigen Sie auf Obst und geschnibbeltes Gemüse um.)
Essen Sie meist selbst zubereitete Nahrungsmittel oder bedienen Sie sich in einer Kantine?
Wie häufig essen Sie im Restaurant und welche Richtung bevorzugen Sie? (Die »Gute Deutsche Küche« wird hier am ehesten Probleme bereiten. Testen Sie mal den Chinesen oder andere ostasiatische Restaurants, dort werden die meisten Gerichte ohne Milchprodukte zubereitet.)
Wie häufig sind Sie bei Freunden oder Verwandten zum Essen eingeladen? (Wenn Sie bei Freunden eingeladen werden, ist etwas Vorbereitung notwendig, siehe Kapitel 15.5.3, Einladung bei Verwandten und Freunden.)

Wie oft laden Sie selbst Freunde zum Essen ein? Was bereiten Sie zu solchen Gelegenheiten zu? (Wenn Sie selbst eine Einladung aussprechen, liegt die Auswahl der Speisen in Ihren Händen und ist nicht schwer.)
Gibt es in Ihrem Freundes- und Verwandtenkreis andere Personen mit Nahrungsmittel-Unverträglichkeiten oder mit Behinderungen, und wie aufgeschlossen reagieren die anderen auf besondere Bedürfnisse? Wenn es Einschränkungen bei anderen Personen gibt, können Sie im Allgemeinen davon ausgehen, dass man auch Ihrem Problem aufgeschlossener gegenüber steht und Verständnis für Ihre Bedürfnisse zeigt.)
Was ist Ihr Lieblingsgericht? (Selbst wenn Ihr Lieblingsgericht bisher Milchreis war, gibt es mit Sicherheit auch noch andere Gerichte, die Sie mögen und mit denen Sie sich in der Umstellungszeit verwöhnen können.)
Wenn Sie sich an einem kalten oder warmen Büffet bedienen, was nehmen Sie am liebsten und in der größten Menge? (Kein Problem, wenn Sie auch bisher schon leckere Gemüse- oder Obstsorten bevorzugt haben.)
Was essen Sie abends vor dem Fernseher? (Auch hier sollten Sie Gemüse und Obst bevorzugen, aber es gibt auch laktosefreie Knabbereien.)
Was und wie viel trinken Sie am Tag? (Denken Sie unbedingt an eine ausreichende Flüssigkeitszufuhr.)
Was trinken Sie am Abend? (Genießen Sie Alkohol bitte nur in Maßen.)
Würden Sie Ihre Ernährung als vollwertig bezeichnen? (Wenn Sie sich auch bisher schon vollwertig ernährt haben, befinden Sie sich auf einem guten Weg.)
Enthalten Ihre bevorzugten Nahrungsmittel eher viel oder eher wenig Ballaststoffe? (Achten Sie auf eine ausgewogene Menge an Ballaststoffen, weder zuwenig noch zuviel sind von Vorteil.)
Nehmen Sie Medikamente ein, wenn ja, enthalten diese Laktose? (Sprechen Sie mit Ihrem Arzt über Alternativen für verschreibungspflichtige Medikamente. Wenn Sie frei verkäufliche Mittel einnehmen, lassen Sie sich in der Apotheke über die Inhaltsstoffe beraten.)

Wenn Sie alle diese Fragen beantwortet haben, werden Sie mit den Informationen aus dem Buch sehen können, wo Ihre größten Probleme liegen. Sie bevorzugen beispielsweise eine große Portion Haferflocken zum Frühstück oder lieben süße Milchspeisen zum Nachtisch? Sie essen werktäglich in der Kantine, auf deren Speisen Sie keinen Einfluss zu haben glauben? Bei Ihren Freunden gibt es bei Einladungen Baguette mit Kräuterbutter oder belegte Käsebrötchen? Sie sind ein Schokoholic und essen gerne mal einige Pralinen zwischendurch? All das ist gefährlich und muss überdacht werden! Aber keine Bange, nicht alles wird für immer verboten und unmöglich sein, nur sollten Sie sich Zeit lassen, diese Probleme nacheinander aus dem Wege zu räumen – Rom ist auch nicht in einem Tag erbaut worden. Bewahren Sie den Fragebogen auf. Wenn Sie später Bilanz über Ihre Erfolge ziehen (siehe Kapitel 16, Stabilisierung des seelischen Gleichgewichtes), können Sie anhand Ihrer Antworten Ihre Fortschritte erkennen.

Überlegen Sie nun, welche Nahrungsmittel Sie durch welche Ersatzprodukte auswechseln können. Sie sollten dabei versuchen, Ihre ganz persönlichen Vorlieben und Gewohnheiten nicht über den Haufen zu werfen. Das wäre zu schmerzhaft und ein Erfolg wahrscheinlich nicht von Dauer.

Wenn Sie möchten und dies schon einmal erfolgreich versucht haben, können Sie als Vorbereitung auf Ihre neue Ernährung einige Tage fasten. Dabei werden schädliche Schlacken aus Ihrem Körper ausgeschieden und – vor allem – es wird ihnen sehr gut gehen, weil Sie weder unter Durchfall noch unter Blähungen leiden werden. Ziehen Sie hierzu auf jeden Fall ein Fachbuch über das (Saft-) Fasten zu Rate. Zwingen Sie sich jedoch nicht dazu, wenn Sie noch keine Erfahrungen mit dem Fasten gesammelt haben. In diesem Falle würde zuviel Neues auf Sie einstürzen und das Ergebnis der Umstellung wäre infrage gestellt.

13.1.2 Phase 2: Entrümpelung und Planung

Jetzt kann es losgehen. Überprüfen Sie als erstes anhand der aufgedruckten Zutatenlisten alle – und damit meine ich wirklich alle – Nahrungsmittel, die Sie in Ihrem Haushalt haben. Kennzeichnen Sie alles, was Laktose enthält. Wenn Sie allein stehend sind, sollten Sie diese Nahrungsmittel erst einmal beiseite räumen (wenn sie verderblich sind, verschenken Sie sie). Sie dürfen diese Produkte in den nächsten Wochen nicht essen, weil Sie sich zuerst einmal an eine ganz strikte Vermeidung gewöhnen und damit das Vertrauen zu Ihrer Verdauung aufbauen sollen. In den nächsten Tagen ist absolute Konsequenz angesagt, aber das wird Ihnen nicht schwer fallen, weil es Ihnen sehr bald sehr viel besser gehen wird.

Haltbare Nahrungsmittel können Sie für später aufheben, die Kennzeichnung ist jedoch wichtig, um versehentliches Benutzen zu vermeiden. Räumen Sie die Nahrungsmittel an eine bestimmte Stelle, z.B. in einen Karton, oder machen Sie ein dickes, rotes Kreuz auf das Etikett, oder kleben Sie einen Aufkleber drauf – Sie haben bestimmt die richtige Idee.

Planen Sie jetzt für die nächste Woche Ihre Mahlzeiten und was Sie essen möchten – ja, bitte, stellen Sie sich für die erste Woche komplett Ihr Programm im Voraus zusammen. Der Plan ist wichtig, damit Sie nicht aus Verlegenheit etwas Unbekömmliches essen müssen, weil die Ideen oder sogar die benötigten Zutaten fehlen. Sie können sich der Rezepte im Anhang bedienen, Sie können aber auch versuchen, ob Ihre persönlichen Lieblingsgerichte laktosefrei herzustellen sind. Oder ziehen Sie die Rezepte aus einem Kochbuch heran und klopfen alle Zutaten auf den Laktose-Gehalt ab.

Benutzen Sie in dieser Phase noch keine laktosefreie Milch und ihre Produkte, denn sie enthält trotz des Labels »laktosefrei« immer noch einen sehr kleinen Laktose-Anteil. Meist wird diese Milch später vertragen, Sie sollen sich aber zuerst einmal gänzlich laktosefrei ernähren, um Ihre Verdauung auszutesten und Erfolg zu haben. Zudem soll sich Ihr Darm in dieser Zeit erholen und nicht durch unbekömmliche Nahrungsmittel gereizt werden. Kaufen Sie Sojaprodukte, hier gibt es Soja-Milch, Crème fraîche und auch »Joghurt«, es gibt Natur-Soja-»Joghurt« und Frucht-Zubereitungen oder Pudding.

Planen Sie keine Fertiggerichte ein, in den meisten ist Laktose enthalten. Kochen Sie mit möglichst vielen frischen Gemüsesorten. Kaufen Sie frisches Obst, und denken Sie auch an die Getränke. Geben Sie sich beim Planen viel Mühe und kaufen Sie reichlich, es soll nichts fehlen. Diese Woche soll auch nicht etwa zum Abnehmen dienen, wenn Sie sich zu dick fühlen sollten. Das können Sie sich für später vornehmen. Diese erste Woche soll Sie nicht nur von Ihren Leiden befreien, sie soll Ihnen auch Appetit auf die zukünftige Diät machen.

Schreiben Sie die Zutaten für Frühstück, Mittag- und Abendessen auf eine Wochen-Liste, und vergessen Sie auch nicht, leckere kleine Dinge für zwischendurch einzuplanen. Schauen Sie, welche Produkte Sie im Hause haben (die, die nicht im Karton mit den laktosehaltigen Sachen gelandet sind) und schreiben die noch benötigten Zutaten auf die Einkaufsliste.

Wenn Sie mit Familienmitgliedern zusammen essen und selbst kochen, dann sollten Sie in dieser Phase nicht versuchen, zweierlei Gerichte auf den Tisch zu bringen – Sie könnten meinen, die für Sie nicht geeigneten seien leckerer als Ihre eigenen und machen sich außerdem viel zuviel Arbeit. Planen Sie die Mahlzeiten so, dass auch Sie alles essen dürfen, und machen Sie sie so schmackhaft, dass die anderen ebenfalls Freude daran haben werden.

Wenn jemand anderes in Ihrem Haushalt kocht, könnten Sie ihn bitten, für eine Übergangszeit für alle Personen laktosefreie Mahlzeiten zuzubereiten. Es ist auf jeden Fall vorteilhaft, wenn sich alle Familienmitglieder mit Ihrer Problematik vertraut machen. Die Person, die die meisten der Gerichte zubereitet, sollte mithilfe dieses Buches genauso gut über die LI informiert sein wie Sie selbst. Natürlich müssen nicht alle lebenslang Ihre Kost mitessen, aber für eine Eingewöhnungszeit ist Solidarität für Sie erleichternd und für die anderen informativ. Und nebenbei gesagt: Vollwertkost ist für jeden Menschen die gesündeste Art sich zu ernähren. Alle Unempfindlichen, die es unbedingt wollen, können gerne ein Schlückchen Milch zusätzlich trinken.

Dann gehen Sie einkaufen. Hier erweist sich das Reformhaus als ein guter Ratgeber. Für den Anfang kann ich das sehr empfehlen. Sie vermeiden mit der kompetenten Beratung dort ganz sicherlich (teure) Einkaufsfehler. Kaufen Sie viel Obst und Gemüse, je reichhaltiger, desto appetitanregender. Das gibt's natürlich im Supermarkt, das Reformhaus ist hier doch sehr teuer, wenn Sie nicht unbedingt auf der dort meist angebotenen Bio-Qualität bestehen. Sehr zu empfehlen ist auch ein Naturkostversand, bei dem Sie geprüfte Waren über das Internet bestellen können. Beispielsweise unter der Adresse www.biomarkt-karo.de finden Sie die Produkte übersichtlich aufgelistet, zusätzlich Hinweise für Allergiker und Menschen mit Nahrungsmittel-Unverträglichkeiten. Ich habe diesen Versand zufällig bei meinen Recherchen im Netz gefunden und war begeistert über die Bedienung. Weitere empfehlenswerte Adressen von Internet-Versendern finden Sie im Anhang.

Da sich glücklicherweise die Überzeugung über die Notwendigkeit einer gesunden Ernährung immer mehr verbreitet, passen sich auch die Nahrungsmittel-Händler diesem erfreulichen Trend an. Der Bio-Supermarkt »basic« eröffnet in immer mehr Städten seine Filialen. Erkundigen Sie sich, ob es auch in Ihrer Nähe einen solchen Supermarkt gibt, denn hier können Sie neben der Bio-Qualität davon profitieren, dass auf diesen Produkten grundsätzlich alle Inhaltsstoffe angegeben sind, und Sie so die für Sie nachteiligen Nahrungsmittel erkennen können. Im Internet finden Sie die Seite dieser Kette unter www.basicbio.de. Recherchieren Sie auch auf der Seite www.libase.de nach weiteren Einkaufsmöglichkeiten, die auf diesem Forum für Betroffene zusammengetragen werden.

Manchmal ist es schwer, in den bevorzugten Geschäften die Nahrungsmittel zu bekommen, die man benötigt, weil sie ausverkauft oder nicht im Sortiment sind. Sie haben zwar im Gegensatz zu Menschen, die keinerlei Beschränkungen beim Einkauf ihrer Nahrungsmittel unterworfen sind, nur eine kleinere Auswahl und wünschen sich sicherlich, diese wenigen Produkte dann auch bei Ihrem Einkauf erwerben zu können. Bedenken Sie aber bitte, dass auch Geschäfte Unternehmen sind, die nach wirtschaftlichen Gesichtspunkten arbeiten müssen. Auch wenn ich mich oft geärgert habe, »meine« Produkte häufig nicht zu bekommen, weil sie offensichtlich in zu geringen Mengen bereitgehalten werden, so ist doch einzusehen, dass ein Lebensmittelladen nicht extra für mich Produkte einkaufen kann, auf denen er dann sitzen bleibt, wenn diese Menge nicht abgenommen wird. Leider sind die Geschäfte von ihren Lieferanten abhängig, die bestimmte Mindest-Abnahmemengen vorschreiben oder teilweise in großen zeitlichen Rhythmen liefern, wobei empfindliche Produkte verderben würden. Sie können jedoch auf der einen Seite in Ihren Stammgeschäften immer wieder die Abteilungsleiter auf Ihre Bedürfnisse aufmerksam machen, deren Problematik diesen vielleicht gar nicht richtig bewusst ist. Je mehr Menschen diese Bedürfnisse artikulieren, desto klarer wird einem Geschäftsführer, dass es mehr und mehr Menschen mit besonderen Erfordernissen gibt; Menschen, die Produkte kaufen würden, wenn sie nur angeboten würden. Auf der anderen Seite können Sie schauen, wie Sie sich selbst bevorraten können. Auch das Erkunden mehrerer Geschäfte kann sinnvoll sein, um Ausweichmöglichkeiten zu haben, wenn Sie das eine oder andere Produkte dringend benötigen, das in Ihrem Laden um die Ecke gerade nicht erhältlich ist.

13.1.3 Phase 3: Erste Gehversuche

Jetzt bereiten Sie Ihre ersten Speisen zu. Wenn Sie berufstätig sind, beginnen Sie mit dieser Phase am besten an einem Wochenende, dann haben Sie Muße, das Neue auszuprobieren. All die Mahlzeiten, die Sie zu Hause einnehmen, werden nach dieser guten Vorbereitung keine Probleme machen. Lassen Sie diese ersten Tage zu einer richtigen Schlemmerwoche werden, und genießen Sie alles, was Sie sich liebevoll zubereiten. Nicht nur das Essen an sich mit seinen laktosefreien Zutaten soll Sie erfreuen, nehmen Sie sich auch bewusst Zeit und Ruhe für Ihre Mahlzeiten. Vielleicht haben Sie bisher zwischen Tür und Angel gefrühstückt? Stehen Sie eine halbe Stunde früher auf und zelebrieren Sie das Frühstück, das tut auch einem eventuell vorliegenden Reizdarm-Syndrom gut.

Auch wenn Sie normalerweise außer Haus gegessen haben, sollten Sie sich für die erste Woche Ihre Mahlzeiten vorbereiten und mitnehmen. Entweder essen Sie dann auf der Arbeit die kalte Mahlzeit, oder Sie haben vielleicht die Möglichkeit, eine Mikrowelle zu benutzen und die mitgebrachten Speisen zu erwärmen.

Es ist in der ersten Woche leichter, sämtliche Speisen selbst zuzubereiten, weil Sie so ganz sicher sein können, welche Zutaten verwendet wurden. Wenn Sie trotzdem auch in den ersten Tagen lieber nicht auf das Kantinenessen verzichten möchten oder Ihr Mittagessen im Restaurant einnehmen, bitten Sie den Kantinen- oder Restaurant-Chef in den Tagen zuvor um ein Gespräch und klopfen ab, wie weit er über die Problematik der Laktose-Intoleranz informiert ist und ob er bereit ist, Ihnen über die Menüs und ihre Inhaltsstoffe Auskunft zu geben. Vertrauen Sie ihm nur, wenn Sie wirklich den Eindruck haben, einen kompetenten Gesprächspartner vor sich zu haben, dem auch bekannt ist, dass er nicht nur Milch und Milchprodukte weglassen muss, sondern der auch weiß, dass Convenienceprodukte Laktose enthalten können. Ansonsten nehmen Sie sich bitte in dieser Phase doch Ihre Mahlzeiten mit auf die Arbeit. Es ist zumindest am Anfang nicht so ganz einfach, in Kantinen oder Restaurants laktosefreie Mahlzeiten zu bekommen, zumindest, solange auch bei Ihnen noch die Routine fehlt. Später werden Sie dem Koch auch von sich aus die richtigen Fragen stellen können. In der Anfangsphase müssen Sie auf jeden Fall zuverlässig laktosefrei essen und erst langsam ein Gefühl dafür entwicken, welche Menüs erlaubt und welche gefährlich sind.

Der Erfolg Ihrer Ernährungsumstellung steht und fällt mit dieser ersten Woche. Wenn Sie hier durch Unwissen oder Inkonsequenz weiterhin Laktose zu sich nehmen, werden die Beschwerden Sie weiterhin unverändert quälen. Sie können sich sicherlich gut vorstellen, was das für Ihre Motivation bedeutet.

Wenn Sie die erste Woche erfolgreich hinter sich gebracht haben, fahren Sie bitte noch einmal für eine oder zwei Wochen mit diesem Schema fort: planen Sie für eine Woche im Voraus, was Sie essen möchten, kaufen Sie die Zutaten und bereiten sich Ihre Mahlzeiten zu. Auch wenn Ihnen das jetzt beim Durchlesen vielleicht entbehrungsreich und aufwändig erscheinen mag, werden doch Ihre Hauptbeschwerden während dieser Zeit fast gänzlich zurück gegangen sein, und Sie werden sich mit Sicherheit wesentlich besser fühlen. Dies wird Sie mit vielem versöhnen, und Sie werden sehen, dass sich der Aufwand gelohnt hat.

13.1.4 Phase 4: Vertrauen

Nach 2 – 3 Wochen der Eingewöhnung beginnen Sie jetzt mit einer Phase der Vertrauensbildung. Sie haben gelernt, welche Nahrungsmittel Sie essen dürfen. Vielleicht haben Sie auch schon einen kleinen Unfall erlebt, bei dem Sie versehentlich etwas gegessen haben, das Ihnen doch nicht so gut bekommen ist. Das war Lehrgeld und Sie wissen jetzt, was Sie weglassen müssen.

Erweitern Sie nun langsam Ihren Speiseplan und bringen Sie mehr Abwechslung ins Spiel, denn laktosefreie Kost ist nicht gleichbedeutend mit langweilig oder gar fadem Geschmack. Nehmen Sie sich Zeit beim Einkauf, und lesen Sie die Zutatenlisten aller, jawohl aller, Produkte, die Sie kaufen möchten, sorgfältig durch. Bis Sie Ihre Produkte gefunden haben, dauert es seine Zeit. Später, wenn Sie wissen, in welchen Nahrungsmitteln keine Laktose enthalten ist, haben Sie zwar auch keine lebenslange Garantie, dass die Hersteller ihre Rezepturen nicht ab und an ändern, aber man muss nicht mehr alles und jedes durchlesen. Anfangs jedoch braucht diese Lektüre ihre Zeit.

Trauen Sie sich jetzt auch, wenn Sie es bisher noch nicht getan haben, in ein Restaurant zu gehen und besprechen mit dem Koch, was Sie essen dürfen. Es muss am Anfang ja noch nicht gleich die Pizzeria sein, obwohl ich Ihnen aus eigener Erfahrung sagen kann, dass zumindest mir der Gouda auf der Pizza gut bekommt. Sie können das ja zu einem späteren Zeitpunkt versuchen, wenn Sie möchten.

Diese Phase sollte mit einer Dauer von etwa 3 – 4 Wochen Ihre neue Art der Ernährung zur Gewohnheit werden lassen. Bauen Sie langsam Vertrauen zu Ihrer Verdauung auf und gewöhnen Sie sich daran, dass Essen durchaus auch für Sie wieder etwas Lustvolles werden kann.

13.1.5 Phase 5: Grenzen austesten

Jetzt sind Sie soweit, dass Sie sich gut im Griff haben. Sie haben bestimmt viele neue Produkte kennen- und schätzen gelernt, und haben auch schon ein kleines Repertoire an Gerichten, die schmecken und die Ihnen vor allem bekommen. Wahrscheinlich haben Sie auch schon mal den einen oder anderen Fehlgriff getan und dafür büßen müssen, aber ich nehme an, dass Sie das schnell wieder unter Kontrolle bekommen haben. Sie haben Vertrauen zu Ihrer Verdauung, und ganz sicherlich hat Ihr »neues Leben« bereits begonnen.

Deshalb können Sie jetzt anfangen, etwas mutiger zu werden. Trauen Sie sich an Produkte, die Sie bisher gemieden haben, beispielsweise laktosefreie Milch und Milchprodukte. Dies ist nun auch der Zeitpunkt, an dem Sie testen können, wie Ihnen ein oder zwei Teelöffel Naturjoghurt bekommen. Lesen Sie hierzu noch einmal das Kapitel 10, Sanierung des Darmes. Auch Käse können Sie jetzt versuchen, wenn er Ihnen schmeckt. Wählen Sie Käsesorten mit niedrigem Laktose-Gehalt (vergleichen Sie Kapitel 12.2, Laktosearme Milchprodukte). Testen Sie in diesem kleinen Rahmen, wie viel Milchzucker Sie vertragen. Nur in sehr seltenen Fällen wird keinerlei Laktose toleriert, die meisten LI-Betroffenen vertragen etwa 2 – 10g Laktose pro Tag. Lesen Sie noch einmal das Kapitel 11.5, Wie viel Laktose vertrage ich. Tasten Sie sich ganz langsam an Ihre ganz persönliche Laktose-Menge heran. Versuchen Sie einmal, wie Ihnen ein Stückchen Schokolade mit mehr als 75% Kakao bekommt (meist enthalten diese Sorten nur Spuren von Laktose). Oder beißen Sie bei einer kleinen Kaffeerunde einmal (!) vom Kuchen ab (sofern es nicht die Buttercreme-Torte ist). Vielleicht bekommt es Ihnen – vielleicht aber auch nicht.

Beachten Sie hierbei die nachteiligen Folgen der Katabolit-Repression (Kapitel 11.3) und minimieren Sie den Verbrauch von Süßem soweit wie möglich. Verfallen Sie jedoch nicht in einen Fanatismus, Ihr Essen soll auf jeden Fall lustvoll bleiben. Die Test-Phase wird einige Wochen bis Monate dauern, in der Sie immer mehr Sicherheit erwerben. Sie müssen sich jedoch trotz geringfügig tolerierter Mengen darauf einrichten, im Großen und Ganzen laktosefrei zu leben. Sie werden immer auf das Vorhandensein von Laktose in Ihrer Nahrung achten müssen. Wiegen Sie sich bitte nicht in der Sicherheit, irgendwann wieder ein Nahrungsmittel ungeprüft essen zu dürfen. Wenn Sie ein laktosehaltiges Nahrungsmittel essen, so wird es wirklich beim einen Haps wie bei dem oben erwähnten Kuchen bleiben müssen. Bedenken Sie bei der Berechnung Ihrer täglichen Laktose-Ration, dass Sie wahrscheinlich schon unwissentlich eine kleine Menge zu sich nehmen, die mitzählt. Provozieren Sie also nichts, vor allem nicht, wenn es darauf ankommt und Sie beispielsweise ins Konzert gehen wollen oder ein Rendezvous vor sich haben.

13.1.6 Phase 6: Routine

Wenden Sie jetzt ihre neu erlernten Verhaltensweisen im Alltag an. Sie wissen, was Sie vertragen und was nicht. Verhalten Sie sich so wie früher auch: essen Sie zu Hause, mit Freunden, in der Kantine oder im Restaurant. Essen Sie beim Einkaufsbummel oder auf dem Weihnachtsmarkt an einer Bude – Sie können jetzt das passende Gericht auswählen, ohne (im Allgemeinen) Schaden zu erleiden. Nach und nach werden Sie zum alten Hasen in Sachen laktosefrei essen.

Mit der Zeit wird Ihnen all dies in Fleisch und Blut übergehen, Sie werden Ihre neue Ernährung als zu Ihnen gehörig akzeptieren und sie nicht mehr als unangenehm oder gar als Verzicht ansehen. Sie müssen zwar Ihr gesamtes restliches Leben laktosefrei oder -arm essen, dies wird aber für Sie und sehr bald auch für alle die Freunde und Verwandten, die Sie häufig treffen, zur Routine werden. Wenn ich einen Besuch mache, brauche ich nur noch bei wenigen Leuten Bescheid sagen, die meisten wissen schon um meine Bedürfnisse und kochen im Großen und Ganzen laktosefrei. Es schmeckt und bekommt allen und stellt für niemanden mehr ein Problem dar. Bis es soweit ist, dauert es allerdings seine Zeit – stellen Sie sich auf etwa ein Jahr ein.

13.1.7 Phase 7: Mit Pannen umgehen lernen

Mit ziemlicher Sicherheit wird es sich nicht vermeiden lassen, dass ab und an »Unfälle« passieren. Sie essen versehentlich Laktose und werden die Folgen zu spüren bekommen. Mit Ihrer langen, leidvollen Erfahrung aus der Zeit, bevor Ihre Laktose-Intoleranz entdeckt und mit dem richtigen Essen beantwortet wurde, sind Sie es gewohnt, diese aufzufangen. Wichtig ist jedoch, dass Sie sich davon nicht beeindrucken lassen. Diese Pannen sind wirklich nur Unfälle und keine Rückfälle in alte Zeiten.

Sollten die Beschwerden über einen längeren Zeitraum anhalten, überprüfen Sie peinlichst alle Nahrungsmittel und eventuell auch Ihre Lebensumstände. Es kann durchaus sein, dass Sie trotz absolut laktosefreier Diät von Ihrem alten Widersacher Reizdarm heimgesucht werden. Essen Sie in solchen Phasen leicht bekömmliche Lebensmittel, und sorgen Sie für möglichst viel Ruhe, auch wenn Sie jetzt denken: »die hat gut reden«. Machen Sie Entspannungsübungen, um sich selbst und Ihren Darm zu beruhigen.

Und vor allem: seien Sie guten Mutes, dass Sie recht bald wieder zu Ihrer alten Routine zurückfinden und sich in Kürze wieder vollkommen wohl fühlen werden.

13.2 Hilfe, ich vertrage mein Lieblingsgericht nicht mehr

Auf meiner Arbeitsstelle gibt es eine tolle Maschine für Kaffee-Spezialitäten. Für kleines Geld gibt es dort neben Kaffee und Espresso auch Cappuccino und Latte Macchiato. Nach dem Mittagessen in der Kantine lassen wir uns alle gemeinsam ein solches Getränk schmecken. Mein Favorit war immer ein Cappuccino, ein kleiner, heißer Espresso mit haufenweise leckerstem Milchschaum. Das ist nun leider vorbei – nie wieder im Leben ein Cappuccino aus diesem Automaten. Das tat anfangs doch ziemlich weh.

Hier hat mir folgender Trick geholfen: gegen jedes Gericht, das ich nicht mehr essen durfte, habe ich in Gedanken eine peinliche Situation gesetzt, die mir die Laktose-Intoleranz eingehandelt hat: beim Cappuccino war es die immer gleich danach eintretende Eile, auf die Toilette zu kommen, weil nicht nur die Milch und das Koffein, sondern auch die laktosehaltige Mahlzeit vorher ihre Wirkung taten. Wie oft habe ich an den Stehtischen mit

Durchfall und Blähungen kämpfen müssen, und wie oft habe ich schnell noch eine Ausrede erfunden, damit die Kollegen nicht merkten, wie pressierlich die Lage für mich wurde, um rechtzeitig auf die Toilette zu kommen.

In Erinnerung an all die unangenehmen Situationen möchte ich einen weisen Ausspruch von Michelangelo Buonarroti, (1475 – 1564, Bildhauer, Maler, Dichter und Architekt) etwas abwandeln. Er sagt: »*Mit all der Mühe, mit der wir manche unserer Fehler verbergen, können wir sie uns leicht abgewöhnen*«. Umgemünzt auf meine Lage müsste es heißen: »In Erinnerung an all die Mühen, mir Ausreden einfallen zu lassen und an all die Qualen, die ich erlitten habe, fällt es leichter, auf ein oder das andere zu verzichten«.

Außerdem habe ich längst für mich einen Cappuccino-Ersatz erfunden: ich schäume mir Soja-Milch auf und mache mir in meiner eigenen Maschine einen (meist koffeinfreien) Espresso – für mich ist das längst der »normale«, leckere Cappuccino-Geschmack. Ich stehe jetzt mit meinem selbst gemachten Getränk gelassen neben den Kollegen, und nichts drängt mich mehr, auf die Toilette zu stürzen oder gar vorher alberne Ausreden vorbringen zu müssen.

Jeder wird seine eigenen Lieblingsgerichte oder -getränke haben, die er nach dem Umsteigen auf eine laktosefreie Diät nun nicht mehr essen oder trinken darf und schmerzlich vermisst. Überlegen Sie sich peinliche oder unangenehme Situationen, die nach dem Genuss dieser Gerichte entstanden sind oder entstehen könnten, und denken Sie daran, dass das nun nicht mehr passieren wird.

Wenn es möglich ist, dann erfinden Sie einen Ersatz – entweder das Gleiche mit laktosefreien Zutaten oder etwas anderes, ähnlich Leckeres. Vermeiden Sie auf jeden Fall, dass Sie nun »in die Röhre schauen« und das geliebte Gericht ersatzlos streichen müssen. Das macht keinen Spaß. Klopfen Sie all Ihre Lieblingsrezepte auf den Laktosegehalt ab, und ersetzen Sie das »verbotene« Nahrungsmittel durch ein anderes. Sogar der Besuch einer Eisdiele ist noch erlaubt. Essen Sie das leckere Fruchtsorbet, da ist meist so gut wie keine Laktose drin. Sie werden sich nach kurzer Zeit an Ihre neuen oder neuen alten Lieblingsgerichte gewöhnt haben. Und die Beschwerdefreiheit wird Sie in der anfänglichen Umgewöhnungsphase auf jeden Fall entschädigen.

Übrigens: Geschmack ist reine Gewöhnungssache. Oder hätten Sie sich früher vorstellen können, dass mal blaue Limonade getrunken würde – die, die bei jungen Leuten jetzt der große Renner ist? Ich nicht. Ich habe sie probiert, und ich finde, sie schmeckt grässlich. Aber vielleicht bin ich – zumindest für blaue Limonade – zu alt, um mich daran zu gewöhnen oder gewöhnen zu wollen. Sie wird jedoch von der Industrie so aufwändig umworben, dass die Jugendlichen sich einbilden, das Gebräu würde toll schmecken, und die Flaschen werden gekauft wie warme Semmeln.

Nicht, dass ich Ihnen jetzt blaue Limonade ans Herz legen will. Ich möchte nur ausdrücken, dass ein Ersatz-Nahrungsmittel im Geschmack natürlich nicht identisch mit Ihrem Lieblingsgericht sein wird, nach einer kurzen Eingewöhnungsphase aber genauso gut schmecken wird, wenn Sie sich dafür öffnen.

Ändern Sie Ihre Einstellung. Sagen Sie nicht »oh, wie traurig, dass ich das jetzt nicht mehr essen darf, sondern »ist ja toll, dass es mir jetzt so gut geht« und weiter »ich bin neugierig, was ich als Ersatz finde«.

13.3 Gewichtskontrolle mit Laktose-Intoleranz

Durch eine Laktose-Intoleranz allein nimmt man weder zu noch ab. Haben Sie zugenommen und Ihr Normalgewicht überschritten, kann dies daran liegen, dass Sie sich ständig schlecht fühlen und versuchen, dieses mit dem so genannten Frust- oder Stress-Essen zu kompensieren. Sie sind frustriert oder gestresst, weil Sie sich schlecht fühlen, gehen zum Kühlschrank und trösten sich durch Essen. Wenn Sie zuwenig wiegen, kann die Ursache hierfür eine Mangelversorgung mit lebenswichtigen Nährstoffen sein. Wenn Sie durch die LI ständig Durchfall haben, werden die im Speisebrei enthaltenen Nährstoffe in zu geringem Ausmaß von den Darmwänden aufgenommen und zum Teil ungenutzt ausgeschieden. In beiden Fällen wird sich Ihr Gewicht automatisch normalisieren, wenn sich mit einer laktosefreien, vollwertigen Ernährung Wohlbefinden und ein geregelter Stuhlgang einstellen.

Wenn Sie jedoch unabhängig davon zu Über- oder Untergewicht neigen, weil beispielsweise fast alle Mitglieder Ihrer Familie dicker oder dünner sind, sind wegen der Laktose-Intoleranz beim Zu- oder Abnehmen einige Besonderheiten zu beachten.

13.3.1 ZUNEHMEN

Wenn Sie untergewichtig sind, kann dies durch die erwähnte Mangelversorgung durch die von der LI verursachten Durchfälle begründet sein. Bringen Sie also als erstes mit der empfohlenen Diät Ihre Verdauung in Ordnung. In den meisten Fällen wird sich Ihr Gewicht von selbst einpendeln.

Vermeiden Sie, zuviel Fett zu sich zu nehmen, in der Hoffnung, das Gewicht auf diese Weise erhöhen zu können. Meist wird das Gegenteil der Fall sein, denn ein empfindliches Verdauungssystem wird das hohe Fettangebot mit weiteren Durchfällen quittieren.

Erhöhen Sie jedoch vorsichtig den Anteil an Kohlenhydraten. Bevorzugen Sie vollwertige Kohlenhydrate wie Vollkornbrot und -nudeln, sowie Kartoffeln und Müslis. Zucker und Weißmehlprodukte sind natürlich nicht tabu, sollten jedoch nur zu einem sehr kleinen Anteil in die Ernährung eingebaut werden (vergl. Kapitel 11.3, KATABOLIT-REPRESSION).

Lassen Sie sich auf jeden Fall Zeit. Vor jeder Gewichtsanpassung steht der Erfolg beim Erreichen einer gesunden Verdauung. Erst wenn Sie sich beim Einhalten Ihrer Diät vollkommen sicher sind, sollten Sie schauen, ob Sie noch zunehmen möchten. Meist erübrigt sich das Thema, weil sich durch die geregelte Verdauung und ein insgesamt besseres Allgemeinbefinden das Gewicht von ganz alleine auf ein vernünftiges Maß einpegelt.

13.3.2 ABNEHMEN

Wenn Sie schon einige Erfahrungen mit Diäten gesammelt haben, haben Sie vielleicht festgestellt, dass die sinnvollsten Diäten auf einer maßvollen Reduzierung des Fettkonsums und einer ansonsten ausgewogenen Vollwertkost basieren. Hierbei wird bevorzugt auf fettreduzierte Milchprodukte zurückgegriffen. Dies ist mit einer Laktose-Intoleranz natürlich nicht möglich, denn bei den so genannten Lightprodukten ist meist Wasser mithilfe von Laktose im Nahrungsmittel gebunden und so der Kaloriengehalt gesenkt. Deshalb kann es sein, dass Sie am Anfang Ihrer Ernährungsumstellung auf eine laktosefreie Kost sogar etwas zunehmen werden. Nehmen Sie sich dies bitte nicht so sehr zu Herzen, denn schon sehr bald, wenn Sie Ihre Ernährung routiniert gestalten, können Sie auch mit einer LI abnehmen.

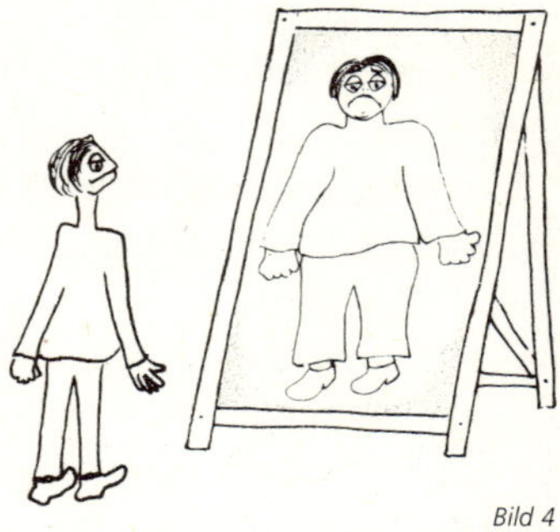

Bild 4

Haben Sie tatsächlich Übergewicht, oder orientiert sich Ihre Sichtweise an einem übersteigerten Schönheitsideal, das gerade in Mode ist? Schauen Sie in den Spiegel und begutachten Sie Ihren Körper vorurteilsfrei – die meisten Menschen sehen sich selbst verzerrt. Aber auch wenn Sie tatsächlich zuviel wiegen, sollten nun nicht denken, dass es schade ist, weil Sie mit Ihrer neuen laktosefreien Diät keinen Durchfall mehr haben und womöglich deshalb noch zunehmen werden. Wie Sie an Ihrem Übergewicht sehen, verhilft Durchfall keineswegs zu weniger Kilos. Vorübergehend vielleicht, aber langfristig nicht. Und gesund ist er auch nicht, denn Ihnen gehen mit dem dünnen Stuhl wichtige Nährstoffe, vor allem Vitamine und Mineralstoffe verloren, die Ihrem Körper fehlen.

Haben Sie schon mal die von der Industrie so umworbenen »Schlankheitsdrinks« probiert? Ich bin überzeugt, der Erfolg war im wahrsten Sinne des Wortes durchschlagend, und die Produkte haben sich auf Ihre Verdauung und Blähungen verheerend ausgewirkt. Sie sind nämlich so gut wie alle auf Molkebasis hergestellt und enthalten als langsam verwertbares Kohlenhydrat massig Laktose. Und außerdem haben sie viel Geld gekostet, schmeckten nicht, obwohl die Hersteller Ihnen das einreden wollten, und satt geworden sind Sie erst recht nicht.

Aber warum Schlankheitsdrinks? Wenn Sie sich vernünftig, d.h. vollwertig ernähren, halten Sie Ihr Gewicht fast automatisch und ohne Kalorienzählen unter Kontrolle. Die Zauberworte jeder Gewichtsabnahme heißen Sättigungsgefühl und Spaß am Essen. Nur damit erreichen Sie das nötige Durchhaltevermögen, denn selbstverständlich bedeutet Gewichtsabnahme Konsequenz – ein ständiges Auf und Ab ist ungesund und sollte auf jeden Fall vermieden werden. Stellen Sie Ihr Gewicht mit einer gesunden Vollwertkost ein und halten es dann.

Sämtliche Crashkuren wie Schlankheitspülverchen, einseitige Bananen-, Eier- oder Zitronendiäten, ausschließliche Eiweiß- oder Kohlenhydrat-Diäten und was uns die Industrie oder Regenbogenpresse sonst noch als Superkur zum Erreichen unseres Traumgewichtes, einer Bikinifigur oder des

Waschbrettbauches empfiehlt. Alle versprechen – meist unberechtigterweise – eine Gewichtsabnahme von mehreren Kilos innerhalb kürzester Zeit. Das ist nicht nur absolut unseriös, sondern es schädigt auch massiv Ihre Gesundheit, kostet nebenbei Geld und führt wegen des enormen Verzichts auf normale Lebensmittel zu einer Mangelversorgung und damit nach Beendigung der »Kur« automatisch zu einer Gier nach Nahrung. Sie haben vielleicht mit einigen, wenigen Pfunden Abnahme Ihre Gewichts-Schmerzgrenze unterschritten, und Sie meinen, sich jetzt wieder alles erlauben zu dürfen, wollen sich für Ihren Erfolg belohnen oder für den Verzicht entschädigen. Dies ist der Einstieg zum unaufhaltsamen (Gewichts-) Anstieg, dem uns allen bekannten Jojo-Effekt. Nicht nur, dass Sie wieder zunehmen, und Ihr unter großen Entbehrungen erkämpfter Erfolg zunichte gemacht wird. Auch die Tatsache, dass Speicherfette abgebaut und dabei gebundene Giftstoffe freigesetzt werden, die nun wieder in Ihrem Körper gelangen, ist zu beachten. Wenn dieser Vorgang häufiger wiederholt wird, belasten Sie Ihren Stoffwechsel unnötig mit Schadstoffen.

Ein Sättigungsgefühl erreichen Sie mit hochvolumigen, niederkalorischen Lebensmitteln, da das Signal »ich bin satt« von einem gefüllten Magen an das Gehirn gesendet wird. Lebensmittel, die neben einem geringen Kaloriengehalt ein großes Volumen haben, füllen den Magen, spannen die Magenwände und erzeugen das Sättigungsgefühl. Trinken Sie ein Schlankheitssüppchen, ist der Magen nicht gefüllt – Sie haben weiter Hunger.

Essen Sie also möglichst viele unbearbeitete, frische, gesunde Lebensmittel – also unbehandeltes, frisches Obst, Gemüse, Salate, Getreideprodukte und Hülsenfrüchte. Sorgen Sie dafür, dass Sie viel zu kauen haben. Das braucht nämlich Zeit. Und der Magen, auch wenn er auf die Schnelle voll gestopft würde, braucht diese Zeit, um die Füllung zu registrieren, bevor er das ersehnte Satt-Signal ans Gehirn weitergibt. Ein labberiges Weißbrot, das Sie fast nur noch zu schlucken brauchen, ohne es zu kauen, isst sich viel schneller als ein festes Vollkornbrot, das nebenbei auch noch viel schmackhafter ist.

Vollkornprodukte haben einen weiteren Vorteil: die Inhaltsstoffe können vom Körper nicht so schnell verwertet werden, wie beispielsweise Weißmehlprodukte oder Zucker. Sie werden langsamer vom Blut aufgenommen, wodurch der Blutzuckerspiegel langsamer steigt. Sie kennen bereits den Zusammenhang von rasch steigendem Blutzucker, dem rapiden Abbau durch den in die Höhe schnellenden Insulinspiegel und dem dadurch bedingten Abfall des Blutzuckerwertes. Es entsteht ein Mangel an Blutzucker, der dem Gehirn signalisiert: »Hunger! Iss was, damit du überlebst«. Beugen Sie mit langsam verwertbaren Vollkornprodukten solchen Hungerattacken vor (siehe auch Kapitel 11.2.4, Kohlenhydrate).

Weiterhin bedeuten Obst und Gemüse nicht nur durch Ihre Farbenvielfalt und Frische eine Anregung; sie erfreuen Ihr Auge und Ihren Geruchssinn, sie beanspruchen auch mehr Zeit bei der Zubereitung. Damit essen Sie automatisch weniger. Einen Snack schiebt man sich mal so eben zwischen die Zähne. Man hat auch nur für kurze Zeit etwas davon, er ist in wenigen Minuten aufgegessen. Einen Salat, den man liebevoll zubereitet hat, genießt man sehr viel länger. Betrachten Sie also das Zubereiten Ihrer Gerichte nicht als lästige Pflicht oder zusätzliche Zeit, die Sie eigentlich nicht zu haben glauben. Diese Beschäftigung sollten Sie ebenso genießen, wie das Essen selbst. Betrachten Sie die Zutaten bewusst, die Sie verarbeiten, nehmen Sie den Geruch wahr, spüren Sie, wie die Früchte sich anfühlen – machen Sie schon die Nahrungszubereitung zu einem Genuss.

Essen Sie so wenig Fleisch wie möglich. Fleisch hat eine hohe Nährstoffdichte, macht also nur wenig satt und belastet Ihr Kalorienkonto nicht nur durch einen hohen Eigenfettgehalt, sondern zusätzlich noch durch verwendete Bratfette. Betrachten Sie in Zukunft nicht das Fleisch als den Hauptbestandteil eines Menüs und das Gemüse als Beilage, sondern umgekehrt: vom Gemüse dürfen Sie soviel essen, wie Sie möchten, das Fleisch ist an manchen Tagen eine leckere Beilage, die Sie dann auch ganz bewusst genießen.

Bevorzugen Sie Fisch als Lieferant tierischen Proteins. Fisch enthält neben einem wesentlich leichter verdaulichen Eiweiß auch viele essentielle Amino- und auch Fettsäuren, die sich günstig auf Ihr Gewicht auswirken. Sie können gerne 3 – 4 mal Fisch in der Woche verzehren.

Bereiten Sie all Ihre Mahlzeiten fettarm zu. Es muss nicht die fette Sauce über das Gericht gegossen werden und den Eigengeschmack der Zutaten verdecken. Das Kochwasser des Gemüses, bei Bedarf angedickt mit etwas Vollkornmehl und vielleicht mit einem Schuss Soja »Creme fraîche« verfeinert, hebt diesen Eigengeschmack sogar noch hervor. Auch müssen Sie nicht Ihr Fleisch oder den Fisch in einer Lache von Fett braten. Dünsten Sie diese Zutaten doch einmal, oder benutzen Sie, wenn Sie es wirklich gebraten haben wollen, eine beschichtete Pfanne – Sie brauchen darin tatsächlich kein Fett. Wenn Sie Gemüse mit Fett zubereiten wollen, benutzen Sie hochwertige Pflanzenöle, wie Oliven-, Distel- oder Weizenkeimöl; Butter ist ohnehin tabu für Sie.

Vermeiden Sie grundsätzlich Zucker – in jeder Form. Es ist für Sie als laktoseintoleranten Menschen durchaus als Vorteil zu sehen, dass Milch und Milchprodukte nun so gut wie tabu für Sie sind. All die kleinen süßen Milchmahlzeiten »für den kleinen Hunger zwischendurch« fallen für Sie weg. Auch die Torten, die kalorienmäßig als Bomben einschlagen würden, sind verboten, weil sie meist mit laktosehaltigen Zutaten gebacken werden. Sehen Sie das also als positiven Aspekt. Auch enthalten die meisten Süßigkeiten neben haufenweise Zucker Milch oder zumindest Laktose – was für ein Glück für Ihr Gewicht. Wenn Sie Speisen süßen möchten, verwenden Sie in Maßen Honig oder ggf. auch Vollrohrzucker, beispielsweise aus dem Reformhaus oder von Transfair-Firmen wie Gepa, die die Zuckerhersteller in der Dritten Welt unterstützen. Hierin sind die Vitamine und Mineralstoffe, die zur Zuckerverwertung im Körper notwendig sind, noch weitgehend erhalten. Für Ihre kleine Sünde leisten Sie sich ein Gummibärchen, das Sie langsam und genüsslich auf der Zunge zergehen lassen.

Denken Sie auch – und ganz besonders beim Abnehmen – ans Trinken. Es darf hier ruhig ein bisschen mehr sein, 2 oder sogar 3 Liter schaden nicht. Flüssigkeit füllt auch den Magen und kann Sättigung signalisieren. Wählen Sie die Getränke bewusst nach ihrem Nährstoffgehalt aus. Hier dürfen Sie ausnahmsweise mal an die Kalorien denken, zählen sollen Sie sie natürlich nicht, aber beachten dürfen Sie sie schon. Wasser hat keine Kalorien, ist also der ideale Durstlöscher. Wenn Sie jedoch jeden Tag nur Wasser trinken, wird es ihnen bald zu den Ohren herauskommen. Eine Abwechslung bieten (teils verdünnte) Fruchtsäfte. Hier beachten Sie bitte unbedingt, dass die Säfte nicht gesüßt sind – also keine Fruchtnektare oder Fruchtsaftgetränke kaufen, deren Fruchtgehalt oftmals nur wenige Volumenprozent beträgt, der Rest ist teuer gekauftes Wasser und vor allem Zucker. Trinken Sie zusätzlich Tee. Sie können sich eine ganze Palette von verschiedenen Kräuter- oder Früchtetees besorgen, damit keine Langeweile aufkommt – es gibt mittlerweile die leckersten Sorten. Hierbei sollten Sie jedoch möglichst auf die Vermeidung der weit verbreiteten künstlichen Aromen achten. Auch »naturidentisch« heißt hierbei übrigens nichts anderes als künstlich.

Wenn Sie Ihre tägliche Tasse Kaffee oder Schwarztee genießen wollen, tun Sie das. Betrachten Sie die Pause als bewusste Entspannung und genießen Sie dieses Getränk. Vermeiden Sie jedoch, Kaffee und Schwarztee so nebenbei in sich hinein zu schütten – koffeeinhaltige Getränke sind keine Getränke, sondern Genussmittel. Auch Alkohol in Form eines Glases Bier oder Wein können Sie sich, sofern Sie nicht alkoholkrank sind, durchaus an ein oder zwei Abenden in der Woche erlauben, nur gilt zu beachten, dass Alkohol viele Kalorien enthält. 1 Gramm erzeugt 4 kcal, d.h. ein Schoppen Wein (0,2l) mit 12 Volumenprozent Alkohol belastet Ihr Gewicht mit rund 100 kcal. Lassen Sie es deshalb nicht zur Gewohnheit werden und bleiben Sie an den meisten Tagen in der Woche »trocken«. Schnaps ist wesentlich höherprozentig und damit natürlich nicht geeignet beim Abnehmen. Aber auch hier gilt, wie immer – nichts verbissen sehen, eine kleine Sünde kann durchaus förderlich für die Moral und damit für das Durchhaltevermögen sein.

In diesem Sinne sollten Sie Ihre gesamte Abnahme- und spätere Gewichtserhaltungs-Phasen sehen. Grundsätzlich sollten Sie sich konsequent vollwertig ernähren, viel frisches Obst essen, Gemüse, Vollkornprodukte und Hülsenfrüchte, wenig Fleisch, ab und an Fisch; Zucker und Fett meiden, wobei Sie das Fett nicht gänzlich von Ihrem Speisezettel verdammen dürfen. Wertvolle pflanzliche Öle enthalten für den Körper sehr wichtige Bestandteile, sind unverzichtbar für die Aufnahme der fettlöslichen Vitamine in Ihrer Frischkost und helfen so – in Maßen genossen – bei der Gewichtskontrolle. Bereiten Sie Ihr Essen möglichst selbst zu, und genießen Sie diese Vorbereitung bewusst. Essen Sie langsam, und kosten Sie diese Zeit aus.

Denken Sie ans Essen, sooft Ihnen der Gedanke kommt. Aber bitte nicht »oh, schade, das darf ich jetzt nicht mehr essen«, sondern »mhm, lecker, die Paprikaschoten für heute Mittag werde ich so oder so zubereiten«. Planen Sie ausgiebig, was Sie essen wollen, und freuen Sie sich auf die Zubereitung und den darauf folgenden, verdienten Genuss. Halten Sie immer genügend Obst und Gemüse bereit. Nichts ist für das Gewicht schädlicher, als das Nichtvorhandensein von geeigneten Lebensmitteln. Da rettet man sich dann doch ganz leicht mal mit dem zuckerigen und fettigen Müsliriegel über den ersten Hunger. Das gilt es auf jeden Fall zu vermeiden. Kleine Hungerattacken bekämpft man am besten mit einem Apfel oder einer Mohrrübe.

Treiben Sie Sport – sooft Sie können. Körperliche Tätigkeiten bauen Kalorien ab. Gemeint ist hier nicht die plötzliche Aufnahme von Leistungssport, wenn Sie bisher eher das Sofa bevorzugt haben. Beginnen Sie ganz langsam, mehr Bewegung in Ihren Tagesablauf einzuplanen. Nehmen Sie die Treppen statt des Aufzuges, vielleicht erst eine oder zwei, wenn Sie im achten Stock wohnen oder arbeiten. Später können es dann alle sein. Gehen Sie zu Fuß, statt mit dem Auto zu Freunden um die Ecke zu fahren. Hüpfen oder rennen Sie eine Minute, wenn Sie sich trauen und keiner zuschaut. Freuen Sie sich über jeden Schritt, den Sie getan haben. Anfangs wird das noch mühsam sein, aber in der gleichen Weise, wie Ihre Gewichtskurve nach unten fällt, steigt Ihre Konditionskurve, und die Lust an der Bewegung nimmt zu.

Setzen Sie für den gesamten Gewichtsabnahme-Prozess keine bestimmte Zeitspanne an. Wenn Sie sich unter Druck setzen (zu Tante Ernas 80. Geburtstag muss ich unbedingt 10 Kilo abgenommen haben, damit ich in das blaue Kleid, den grauen Anzug passe), dann ist die Aktion mit ziemlicher Sicherheit zum Scheitern verurteilt oder zumindest der Gewichtshalteerfolg für später in Frage gestellt. Starren Sie auch nicht auf die Waage wie das Kaninchen auf die Schlange. Viele Abnahmewillige gehen täglich – teils sogar mehrfach – auf die Waage. Es reicht, wenn Sie einmal pro Woche immer zur selben Tageszeit Ihr Gewicht kontrollieren, um die Abwärtsbewegung Ihrer Gewichtskurve zu überprüfen.

Wenn Sie in einer Familie leben, schaffen Sie sich Verbündete. Ihre neue Form der Ernährung ist so gesund, dass sie allen gut tut. Wenn Ihr Gegenüber am Mittagstisch die auch von Ihnen früher so geliebten, fetten Sachen isst, bekommen auch Sie Appetit darauf. Das muss nicht sein. Etwas Solidarität dürfen Ihre Angehörigen – auch in eigenem Interesse – schon zeigen.

Und ganz wichtig: seien Sie nicht so streng mit sich. Die kleinen Ausrutscher zwischendurch machen die ganze Angelegenheit zu einem Vergnügen. Fanatismus in jeder Form ist ungut – nebenbei gesagt nicht nur bei der Ernährung.

13.4 VEGETARISCHE ERNÄHRUNG BEI LAKTOSE-INTOLERANZ

Für Menschen, die sich vegan ernähren, d.h. ohne jegliche tierische Produkte, ist die Laktose-Intoleranz kein Problem, weil vegane Nahrungsmittel nie Laktose enthalten. Es ist jedoch grundsätzlich ziemlich schwer, vollkommen vegan und gleichzeitig gesund zu leben, da einige Nährstoffe in Pflanzen nicht oder nur in sehr niedriger Konzentration enthalten sind. Um die Versorgung mit den meisten Vitaminen und Mineralstoffen müssen sich Veganer wenig Gedanken machen, da sie mit der pflanzlichen Kost in Form von Gemüse und Obst fast alle dieser Nährstoffe im Überfluss zu sich nehmen. Es gibt jedoch einige wenige Vitamine, die nur sehr begrenzt in pflanzlichen Nahrungsmitteln enthalten sind, beispielsweise das Vitamin B12. Auch ist die Proteinversorgung nur mit sehr kluger Zusammenstellung von verschiedenen, sich ergänzenden Pflanzen möglich. Deshalb fügen viele Menschen der veganen Kost Milch- und Milchprodukte und Eier hinzu und ernähren sich lakto-ovo-vegetarisch (lactis = Milch, ovum = Ei, lat.). Bei dieser Art der Ernährung wird die LI zum Problem, vor allem, weil hier meist aus Gründen der Eiweißversorgung sehr viele Milchprodukte verzehrt werden. Das fällt bei einer bestehenden Milchzucker-Unverträglichkeit ganz besonders ins Gewicht.

Wenn Sie sich aber trotz der erkannten Laktose-Intoleranz weiter vegetarisch ernähren wollen, sollten Sie zur Deckung Ihres Proteinbedarfes viele Sojaprodukte in Ihren Speiseplan einbauen, vor allem Tofu, der besonders reich an gut verwertbarem Eiweiß ist. Essen Sie auch Eier, die neben hochwertigem Protein auch Mineralstoffe wie Folsäure, Biotin sowie Eisen und Zink enthalten. Weiterhin enthalten sie die Vitamine A, D, E und K und die Vitamine des B-Komplexes. Ein mittelgroßes Ei (ca. 65g) deckt den Bedarf an Vitamin D zu 23%, Vitamin B12 zu 30%, den Folsäurebedarf zu 13%, Biotin ist zu 54% des täglichen Bedarfes enthalten und Eisen zu 14% – alles in allem also ein sehr wertvolles Nahrungsmittel.

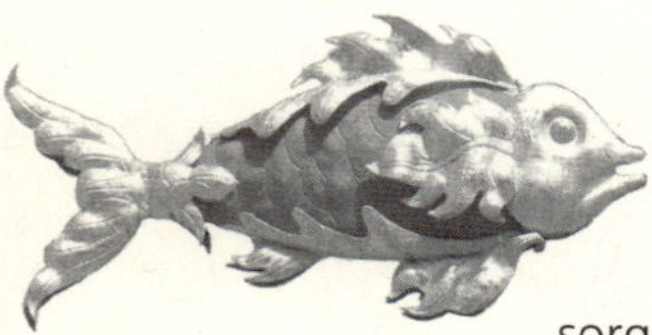

Es wäre günstig, wenn sich als Vegetarier für den Verzehr von Fisch entscheiden könnten. Mit Fisch decken Sie problemlos Ihren Bedarf an leicht verdaulichem Eiweiß und versorgen Ihren Körper mit der wertvollen Omega-3-Fettsäure und vielen wichtigen Vitaminen, z.B. Vitamin E, B2 und B6. Auch Mineralstoffe sind reichlich vorhanden, beispielsweise Magnesium, Kalium,

Phosphor, Eisen, Selen, Niacin, Pantothensäure. Seefisch enthält weiterhin Jod, das für die Funktion der Schilddrüse notwendig ist.

Auch wenn ich persönlich eine vegetarische Ernährung für sehr gesund halte, möchte ich Ihnen zumindest für eine Übergangsphase empfehlen, sich bei einer laktosefreien vegetarischen Ernährung ärztlich überwachen zu lassen, um Mangelerscheinungen gleich im Anfang zu bemerken. Wählen Sie einen für diese Ernährungsweise aufgeschlossenen Arzt, damit er Sie kompetent beraten und unterstützen kann. Ein Mediziner der alten Schule könnte der Sache von vorne herein ablehnend gegenüberstehen.

14 Laktase- und andere Nahrungsergänzungsmittel

Es gibt fünf verschiedene Gruppen von Präparaten, die bei Laktose-Intoleranz hilfreich sein können. Zum einen sind das die Laktaseergänzungsmittel, die mit der Zufuhr künstlich hergestellter Laktase die mangelnde Eigenproduktion ergänzen oder ausgleichen sollen. Zum anderen gibt es probiotische Präparate mit Milchsäurebakterien, die mit ihrem eigenen Stoffwechsel Laktose abbauen können. Es gibt auch Kombinationspräparate, die sowohl Laktase als auch Milchsäurebakterien enthalten. Weiterhin gibt es eine Laktaselösung, die nicht eingenommen wird, sondern zur Herstellung von laktosefreier Milch dient. Und nicht zuletzt sollen an dieser Stelle auch präbiotische Ergänzungsmittel genannt werden, die die Vermehrung von nützlichen Darmbakterien unterstützen.

Laktaseergänzungsmittel werden bei Verzehr von laktosehaltigen Speisen je nach Darreichungsform eingenommen oder über die Speisen gestreut. Sie werden nicht prophylaktisch, d.h. vorbeugend genommen, sondern werden nur bei Bedarf und dann immer direkt vor oder mit der Mahlzeit eingenommen, da die Laktase aus dem Mittel mit der Nahrung vermischt in den Verdauungstrakt gelangen muss, um dort zu wirken und die Laktose abzubauen. Dies bedeutet, dass die Mittel immer mitgeführt werden müssen, wenn man unterwegs milchzuckerhaltige Nahrung verzehrt.

Probiotische Präparate mit Milchsäurebakterien bauen die Darmflora mit nützlichen Bakterienstämmen auf, die mit ihren Stoffwechselprodukten selbst Laktase produzieren. Diese kann das menschliche Verdauungssystem für sich selbst nutzen. Anfangs wird von den Herstellern eine höhere Dosierung empfohlen, in der Folge soll eine so genannte Erhaltungs-Dosis ausreichend sein. Die Präparate brauchen einige Zeit, bis die gewünschte Wirkung erreicht wird, danach sollte die erhöhte Konzentration dieser Bakterienstämme durch die kontinuierliche, kleinere Gabe der Mittel weiter unterstützt werden. Vielfach wird jedoch von Betroffenen bestätigt, dass zuvor eine vorsichtige Phase des Einschleichens mit einer deutlich kleineren Dosis besser vertragen wird. Diese Präparate werden regelmäßig und vorbeugend eingenommen. Würden Sie diese Mittel wie die Laktaseergänzungsmittel nur zu laktosehaltigen Mahlzeiten einnehmen, könnten sie ihre Funktion nicht entfalten.

Die Wirkung der probiotischen Präparate kann mit der Einnahme von präbiotischen Nahrungsergänzungsmitteln unterstützt werden, da die präbiotischen Kohlenhydrate die Vermehrung der Darmbakterien fördern.

In den USA gibt es verschiedene Kombinationspräparate, die Milchsäurebakterien und Laktase beinhalten. Die Philosophie dieser Mittel ist, auf der einen Seite eine gesunde Darmflora mit Milchsäurebakterien aufzubauen und zu erhalten. Auf der anderen Seite soll mit dem Gehalt von Laktase die Aufspaltung eventuell aufgenommener Laktose unterstützt werden. Ob eine prophylaktische Gabe von Laktase sinnvoll ist, wenn die Laktose mit großer Wahrscheinlichkeit zu einem anderen Zeitpunkt verzehrt wird, möchte ich Ihrem Urteil überlassen. Es gibt jedoch durchaus auch für diese Mittel positive Erfahrungsberichte; es gibt LI-Betroffene, die mit diesen Mitteln fast alles essen können.

Grundsätzlich besteht die erfolgreichste »Behandlung« einer Laktose-Intoleranz nach einer sorgfältig durchgeführten Darmsanierung in der Einhaltung einer weitgehend laktosefreien Ernährung. Ist eine solche jedoch nicht gewährleistet, halte ich persönlich folgende Kombination von Präparaten mit Milchsäurebakterien und Laktaseergänzungsmitteln für optimal: versuchen Sie, mit probiotischen Präparaten oder Nahrungsmitteln und eventuell mit präbiotischen Ergänzungsmitteln, Ihre Darmflora mit Milchsäurebakterien aufzubauen, und nehmen Sie nur bei Bedarf ein Laktaseergänzungsmittel. Die prophylaktische Pflege der Laktase-produzierenden Bakterien muss kontinuierlich beachtet werden, ein Laktaseergänzungsmittel kann im Einzelfall zusätzlich genommen werden.

Wenn Sie bei Verzehr von milchzuckerhaltigen Speisen die Aufspaltung der verzehrten Laktose mit Ergänzungsmitteln unterstützen möchten, müssen Sie die Wirkung derselben individuell austesten, um die eigenen Reaktionen auf diese Präparate festzustellen. Solche Gelegenheiten können z.B. auf Reisen eintreten, in denen eine laktosekontrollierte Ernährung vorübergehend nicht garantiert ist. Wenn Sie zuvor keine Erfahrungswerte ermittelt haben, ist eine Reise der denkbar schlechteste Zeitpunkt für Experimente, die eventuell auch unbefriedigend ausfallen könnten. Deshalb empfehlen sich Versuche mit ein oder mehreren verschiedenen Mitteln rechtzeitig vor Antritt der Reise. Wenn Sie eine Selbsthilfegruppe besuchen, können Sie sich bei anderen Teilnehmern erkundigen, ob Sie

Präparate teilen wollen, um nicht jeweils teure, vollständige Packungen kaufen zu müssen.

Es gibt zu jedem der angebotenen Präparate auf den einschlägigen Internet-Foren sehr unterschiedliche Meinungen. Aus diesem Grunde werden im Folgenden einige der derzeit im Handel befindlichen Produkte vorgestellt. Wer die Laktose-Aufspaltung mit diesen Mitteln unterstützen möchte, ist gut beraten, sich von anderen Betroffenen oder in einer Apotheke Tipps geben zu lassen oder mit Recherchen aus dem Internet auf dem Laufenden zu halten. Dort gibt es aktuelle Informationen, beispielsweise auch zu neuen Medikamenten auf dem Markt. Diese Informationen kann kein Buch bieten, das in dieser Hinsicht schon bei Drucklegung veraltet ist. Falls Sie Präparate über das Internet bestellen wollen, möchte ich noch einmal eindringlich darauf hinweisen, dass Sie die Bezugsquellen unbedingt auf ihre Seriosität überprüfen sollten.

In den folgenden Tabellen werden exemplarisch einige der verschiedenen Präparate aufgelistet, aber nicht bewertet. Die Liste kann und will nicht vollständig sein. Der Versuch einer annähernd kompletten Aufzählung würde den Umfang dieses Buches sprengen. Es werden in dieser Liste der jeweilige Preis pro Packung und der Wirkstoffgehalt pro Tablette (Tbl) bzw. Kapsel (Kps) oder Gramm (g) Pulver angegeben, weil dadurch das Preis-Leistungsverhältnis ermittelt werden kann. In der letzten Spalte ist die Verzehrempfehlung (V) lt. Hersteller angegeben, weiterhin werden die Bezugsquellen (B) und besondere Hinweise (H) zu den Mitteln aufgeführt.

14.1 Laktaseergänzungsmittel

Industriell hergestellte Laktase wird mithilfe von Hefepilzen wie beispielsweise den Arten Aspergillus oryzae oder Kluyveromyces fragilis gewonnen und in Form von Tabletten, Kautabletten oder Kapseln und auch als Pulver angeboten.

Um die Wirkung von Laktasepräparaten objektiv messen zu können, ist von der amerikanischen Überwachungsbehörde für Lebensmittel und Medikamente, der »Food and Drug Administration« (FDA) als Standard der »Food Chemicals Codex« (FCC) festgelegt worden. Zur Aufspaltung von 5g Laktose (enthalten in ca. 100ml Milch) werden 1000 FCC-Units (Unit =

Einheit, engl.) benötigt. Mit der Festlegung dieses Wertes, der auch in Deutschland verwendet wird, werden die verschiedenen Präparate vergleichbar. Kosten 100 Tabletten des Mittels A mit je 2000 FCC-Units beispielsweise 20 Euro und 100 Kapseln des Mittels B mit je 1000 FCC-Units 16 Euro, so ist zumindest vom Preis her dem Mittel A der Vorzug zu geben, denn hier ist der Preis je 1000 FCC-Units mit 10 Cent niedriger als für Mittel B mit 16 Cent. Ist kein Wert für die international genormten FCC-Einheiten angegeben, so sollten Sie vom Kauf dieser Präparate Abstand nehmen, wenn Sie sich nicht bei der Herstellerfirma über den Wirkstoffgehalt informieren wollen. Bei manchen Präparaten ist aus rechtlichen Gründen von einer Angabe abgesehen worden (z.B. Lactase Plus von Natura), weil es hier Unklarheiten zwischen den Begrifflichkeiten »Medikament« bzw. »Nahrungsergänzungsmittel« gibt. Unseriöse Firmen könnten aber durchaus einen niedrigen Wirkstoffgehalt zu verbergen suchen.

Grundsätzlich wirkt künstlich hergestellte und verzehrte Laktase nicht genauso effektiv wie die vom Körper selbst produzierte, da erstere zum einen von Verdauungssäften inaktiviert werden kann und zum anderen je nach Darreichungsform nicht so gut im Speisebrei verteilt wird, dass sie jedes Laktosemolekül erreichen und aufspalten kann. Deshalb ist es natürlich, dass der Gehalt an Laktase allein nicht unbedingt ausschlaggebend für die Wirkung eines Präparates sein muss. Es werden verschiedene Hilfsstoffe verwendet, die beispielsweise die empfindliche Laktase vor der aggressiven Magen- und Gallensäure schützen sollen. Auf diese Weise können Präparate mit unterschiedlichen Laktasegehalten bei Ihnen anders wirken als bei anderen Betroffenen. Deshalb sollte der FCC-Wert zwar als Richtwert gelten, es kann jedoch durchaus sein, dass ein niedriger dosiertes Mittel bei Ihnen eine bessere Wirkung erzielt, als eines mit einem höheren Laktase-Gehalt. Weiterhin kann die Darreichungsform für Sie ein kaufentscheidendes Kriterium sein. Testen Sie verschiedene Präparate, um die für Sie optimale Wirkung und Handhabung zu ermitteln.

Präparat (Hersteller)	**Preis**	**Wirkstoffgehalt**	**Verzehrempfehlung lt. Hersteller (V) Bezugsquelle (B), Hinweis (H)**
Kerutabs (Artu Biologicals / APH Handels GmbH)	22,60 Euro (50 Tbl) 28,80 Euro (100 Tbl)	1.100 FCC-Units pro Tbl	V: 1 – 3 Tabletten zu den Mahlzeiten. B: Apotheke, Internet

Präparat (Hersteller)	**Preis**	**Wirkstoff-gehalt**	**Verzehrempfehlung lt. Hersteller (V) Bezugsquelle (B), Hinweis (H)**
Lactaid (Pro Natura GmbH)	15,40 Euro (100 Kps)	3.300 FCC-Units pro Kps	V: 1 – 4 Kaps pro laktosehaltiger Mahlzeit. B: Apotheke, Internet H: Die Kapseln können geöffnet und der Inhalt direkt über die laktosehaltigen Speisen gestreut werden, wobei diese nicht heißer als ca. 45 – 50 °C sein sollten.
Lactase Kautabletten (Biolabor)	9,75 Euro (120 Kautbl)	1.000 FCC-Units pro Kautbl	V: 1 – 5 Kautabletten pro Mahlzeit B: Drogeriemärkte Erhältlich auch als Lactase enzym hoch dosiert mit 3.000 FCC-Units pro Tbl (60 Tbl = 11,00 Euro).
Lactase-Enzym-Kapseln (Kräuterhaus Sanct Bernhard)	12,50 Euro (100 Kps)	4.000 FCC-Units pro Kps	V: 1 – 2 Kaps zu laktosehaltigen Mahlzeiten B: Internet (www.kraeuterhaus.de) H: Bei Abnahme von 3 Packungen wird ein Rabatt gewährt.
Lactase Plus (Natura)	9,80 Euro (Dose mit 125g Pulver)	25.000 FCC-Units pro 10g	V: 1 Esslöffel (10g) direkt in die laktose-haltigen Speisen mischen, wobei diese nicht heißer als 45 – 50 °C sein sollten. B: Neuform-Reformhaus H: Wirkstoffgehalt nicht auf der Verpackung angegeben, eine Nachfrage bei der Herstellerfirma ergab nebenstehenden Wert. Weiterhin enthalten sind: Maltodextrin als Füllstoff, um das Pulver rieselfähig zu machen, Oligofruktose (37%) als präbiotisches »Futter« für die Bakterien der Darmflora und damit geeignet für einen günstigen PH-Wert im Darm, und Reismehl als Säurepuffer gegen die Magen- und Gallensäuren. (Im Zusammenspiel mit Darmflora Plus als Kombinationspräparat geeignet)

Präparat (Hersteller)	**Preis**	**Wirkstoff-gehalt**	**Verzehrempfehlung lt. Hersteller (V) Bezugsquelle (B), Hinweis (H)**
Lactrase Plus (Pro Natura GmbH)	17,50 Euro (60 Kps)	9.000 FCC-Units pro Kps	V: 1 Kapsel pro laktosehaltiger Mahlzeit. Die Kapsel kann geöffnet und der Inhalt direkt über die laktosehaltigen Speisen gestreut werden. B: Apotheke, Internet H: Erhältlich auch als Lactrase mit 3.300 FCC-Units pro Kps (100 Kps = 15,25 Euro).
Laluk (Strathmann AG)	13,80 Euro (100 Kautbl) 25,80 Euro 200 Kautbl)	1.000 FCC-Units pro Tbl	V: 1 – 5 Kautabletten zu jeder Mahlzeit. B: Apotheke, Internet H: Enthält Xylit Erhältlich auch als Laluk Plus mit 4.000 FCC-Units pro Kps (60 Kps = 16,25 Euro).

Allgemein ist für die Laktaseergänzungsmittel folgendes anzumerken: es gibt diese Mittel als Tabletten, Kautabletten, Kapseln oder Pulver. Tabletten und Kautabletten sind einfach und diskret einzunehmen, Kapseln ebenso. Letztere können auch geöffnet und der Inhalt über die Speisen gestreut werden, weil auf diese Weise eine gleichmäßigere Verteilung der Laktase im Speisebrei und damit eine optimale Ausnutzung erreicht wird. Den gleichen Effekt erzielen Sie mit Pulver. Entscheiden Sie selbst, welche Darreichungsform Ihnen am angenehmsten ist.

Künstliche Laktase ist grundsätzlich hitzeempfindlich, unabhängig von der Darreichungsform. Werden Tabletten, Kautabletten oder Kapseln geschluckt, besteht kein Risiko, denn keine Speise erreicht den Magen so heiß, dass der Wirkstoff zerstört werden könnte. Bei Pulvern und geöffneten Kapseln, deren Inhalt direkt zu den Speisen gegeben wird, ist diese Gefahr jedoch zu beachten und das Pulver nicht in die heiße Suppe zu rühren.

Einige Mittel enthalten pro Tablette, Kautablette bzw. Kapsel ca. 1.000 FCC-Units Laktase, andere sind mit 3.000 – 4.000 FCC-Units höher dosiert. Um den gleichen Effekt zu erzielen, muss man im Allgemeinen mehr Tabletten der niedriger dosierten Präparate einnehmen. Es lohnt sich deshalb, die Preise zu vergleichen. Die Pulver sind mit 25.000 FCC-Units pro

10g-Portion sehr hoch dosiert und deshalb gut wirksam. Sie sind jedoch besonders unterwegs am umständlichsten zu handhaben, denn Sie müssen eine Dose und einen Löffel mit sich führen. Hier kann man evtl. im Vorfeld einige Portionstütchen abpacken. Ich habe gute Erfahrungen mit einem Folienschweißgerät gemacht, mit dem man die Portionen in ganz kleinen Plastiktütchen sicher verschließen kann, die dann in einer Schachtel oder Tasche mitgeführt werden können.

Hinweis

Wenn Sie unter einer zusätzlichen Fructose-Unverträglichkeit leiden, müssen Sie darüber hinaus darauf achten, ob die Mittel Sorbit oder Xylit enthalten.

14.2 Probiotische Nahrungsergänzungsmittel

Da die Stämme des Milchsäurebakteriums Lactobacillus und das Bifidobacterium (alte Bezeichnung: Lactobacillus bifidus) mit ihrem Stoffwechsel selbst Laktase erzeugen, um die von den Bakterien benötigte Nahrung, u.a. Laktose, verdauen zu können, ist es für LI-Betroffene von Vorteil, diese nützlichen Bakterien in ihrer Darmflora anzureichern. Wenn man davon ausgeht, dass mit einer vollwertigen Ernährung wenig Glukose verzehrt wird, ist bei Präparaten, die Milchsäurebakterien enthalten, zu beachten, dass zum Überleben der Bakterienkulturen im Darm Laktose oder Inulin bzw. Oligofruktose, für den Menschen unverdauliche Mehrfachzucker, vorhanden sein sollte, denn ohne »Futter« sterben die Bakterien ab. Die zugeführten Bakterien produzieren zwar die erwünschte Laktase, sie können sich jedoch mangels Nahrung nicht weiter vermehren. Trauen Sie sich also, wenigstens kleine Mengen Laktose zu verzehren, damit die Weiterentwicklung der teuer gekauften Lacto- und Bifidobacillen nicht unterbunden wird. Tasten Sie sich langsam an Ihre verträgliche Menge heran. Sinnvoll sind Mittel mit Milchsäurebakterien, die zusätzlich Oligofruktose enthalten, denn hier ist die Ernährung der Keime sichergestellt, ohne dass Sie gezwungen sind, Laktose zu sich nehmen zu müssen. Ebenfalls förderlich ist der Verzehr von Inulin-haltigen Nahrungsmitteln bzw. die Einnahme eines Inulinergänzungspräparates.

Hinweis

Statt Milchsäurebakterien in Form von Tabletten oder Kapseln zu sich zu nehmen, können Sie versuchen, Ihre Darmflora gezielt mit probiotischen Nahrungsmitteln aufzubauen. Hier sind milchsauer eingelegtes Gemüse, Brottrunk oder später auch – wenn Sie »normalen« Naturjoghurt nicht vertragen – aus laktosefreier Milch zubereiteter Joghurt geeignet. Diese Nahrungsmittel schmecken gut und sind preiswerter als Medikamente.

Präparat (Hersteller)	**Preis**	**Wirkstoffgehalt**	**Verzehrempfehlung lt. Hersteller (V) Bezugsquelle (B), Hinweis (H)**
Acidophilus-Tabletten (Atlantis-Pharm)	10,00 Euro (60 Tbl) 29,80 Euro (90 Kps)	Lactobacillus acidophilus 25 mg ($1x10^8$) L. bifidus 25 mg ($1x10^9$), L. casei 25mg ($1x10^8$) pro Tbl	V: 3x1 – 2 Tbl täglich vor den Mahlzeiten. B: Apotheke, Internet H: Enthalten weiterhin Joghurtpulver (laktosefrei) mit rechtsdrehender Milchsäure, Gelatine, Magnesiumcarbonat, Inulin, Vitamin C, E, B6, B2, B1, B12, Folsäure, Biotin. Frei von Laktose und Hefe
ProBio 6 Plus (Laktonova)	29,80 Euro (90 Kps)	L. acidophilus, L. salivarius, L. casei, Lactococcus lactis Enterococcus faecium, Bifidobacterium lactis, Gesamtkeimzahl $1x10^9$ pro Tagesdosis	V: 4 x 1 Kps täglich B: Internet, ab 3 Packungen 24,80 Euro pro Packung H: enthält Joghurt-Pulver und kann deshalb, lt. Auskunft des Herstellers, Spuren von Laktose enthalten.
Darmflora Plus (Natura)	8,00 Euro (Dose mit 125g Pulver)	Lactobacillus acidophilus und Bifidobacterium im Verhältnis 1:2, zusammen 7 x 10^9 pro 10g	V: täglich 10g verrührt in Müsli etc. verzehren. B: Neuform-Reformhaus H: Enthält weiterhin: Maltodextrin als Füllstoff, um das Pulver rieselfähig zu machen, Oligofruktose (27%) als präbiotische »Futter« für die Bakterien und Reismehl als Säurepuffer gegen die Magen- und Gallensäuren. (Im Zusammenspiel mit Laktase Plus als Kombinationspräparat geeignet)
Darmflora-Aktiv (Laktonova)	15,00 Euro (Dose mit 125g Pulver)	Lactobacillus acidophilus und Bifidobacterium pro 10g 2 x 10^{11}	V: täglich 10g. B: Internet, Mindestbestellmenge 2 Dosen, ab 5 Dosen 12,90 Euro je Dose. H: Enthält weiterhin: Maltodextrin und Oligofruktose Frei von Laktose, Fruktose und Histamin

14.3 Kombinationspräparate

Da es bei der Einnahme von Präparaten, die Milchsäurebakterien enthalten, sinnvoll ist, Laktose zu verzehren, um die Weiterentwicklung der Kulturen nicht zu unterbrechen, enthalten Kombinationspräparate zusätzlich Laktase, um die Laktose-Verwertung zu erleichtern. Somit bewegen Sie sich mit diesen Präparaten bildlich gesprochen über einem doppelten Sicherheitsnetz, denn zum einen unterstützen die Bakterienkulturen mit ihrer eigenen Laktaseproduktion die Laktose-Aufspaltung, und zum anderen wird mit der in den Präparaten enthaltenen Laktase zusätzlich Laktose abgebaut, vorausgesetzt, dass die laktosehaltigen Speisen zeitnah verzehrt werden.

Präparat (Hersteller)	**Preis**	**Wirkstoff-gehalt**	**Verzehrempfehlung lt. Hersteller (V) Bezugsquelle (B), Hinweis (H)**
Dairy Care	42,00 Euro/ 30,00 Euro (60 Kps)	Lactobacillus acidophilus 5 Milliarden ($5x10^9$ bzw. 190 mg), 1.500 FCC-Units Laktase pro Kps	V: 1 – 2 Kps täglich nach einer Anfangsdosis von 2 x 2 Kps täglich für die erste Woche. B: Präparat ist erhältlich in den USA. In Deutschland kann man es zum Preis von ca. 42Euro über internationale Apotheken beziehen. H: zum Preis von 30 Euro kann es über das Internet erworben werden, beispielsweise www.nutrio-shop.com

Offensichtlich sind Kombinationspräparate hier in Deutschland noch nicht eingeführt. Es gibt weitere dieser Präparate in Amerika, die dort größtenteils in den Supermärkten erhältlich sind. Informieren Sie sich hier am besten im Internet, beispielsweise unter www.libase.de, dem Internetforum für LI-Betroffene. Da eine Bestellung über das Internet direkt in Amerika nicht möglich ist, weil der deutsche Zoll die Sendungen oftmals beschlagnahmt, versuchen Sie besser, eine Bestellung über andere Länder, beispielsweise Holland (Anhang F, 36).

Sie können jedoch mit einer sinnvollen Kombination vom Laktaseergänzungsmitteln und Präparaten mit Milchsäurebakterien den gleichen Effekt erzielen. Mit dieser Variante haben Sie es in der Hand, dass die Laktase genau zu dem Zeitpunkt eingenommen wird, wenn Sie eine laktosehaltige Mahlzeit verzehren.

14.4 LÖSUNG ZUM ZUBEREITEN VON LAKTOSEFREIER MILCH

Wenn man die im Supermarkt erhältlichen »laktosefreien« Milchprodukte nicht kaufen möchte, sondern Milch selbst aufbereiten möchte, kann man auf Laktaselösung zurückgreifen.

ACHTUNG

Diese Lösung ist nicht zum Einnehmen bestimmt, sie darf nur tropfenweise in Milch gegeben werden, die dann nach der festgesetzten Zeitspanne getrunken oder weiter verarbeitet werden kann.

Da die auf diese Weise hergestellte Milch einerseits auch bei höchster Dosierung der Lösung noch mehr Restlaktose als die im Supermarkt erhältlichen Produkte enthält und andererseits auch sehr viel teurer ist, lohnt sich der Einsatz der Tropfen aus meiner Sicht nur, wenn Sie Rohmilch vom Bauern beziehen und aufbereiten wollen.

Präparat (Hersteller)	Preis	Wirkstoffgehalt	Verzehrempfehlung lt. Hersteller (V) Bezugsquelle (B), Hinweis (H)
Keurlac (Artu Biologicals / APH Handels GmbH)	23,50 Euro (Fläschchen mit 10g)	5.000 FCC-Units pro 1g	V: einige Tropfen in die Milch geben und 24 Stunden im Kühlschrank stehen lassen. B: Apotheke, Internet H: nicht zum Verzehr mit Mahlzeiten bestimmt, sondern zur Zubereitung von laktosefreier Milch. Der Hersteller gibt an, dass der Inhalt eines Fläschchens für die Zubereitung von 30l Milch ausreichend wäre. Weiterhin wird angegeben, dass folgende Restlaktose-Gehalte in der Milch verbleiben: 28-30% bei 6 Tropfen/1l Milch 15-20% bei 12 Tropfen/1l Milch 5-10% bei 18 Tropfen/1l Milch Will man also die größtmögliche Laktosereduzierung erreichen, so reicht ein Fläschchen Kerulac für 10 Liter Milch.

14.5 PRÄBIOTISCHE NAHRUNGSERGÄNZUNGSMITTEL

Auf dem schier unübersichtlichen Markt der Gesundheitsprodukte gibt es neben Vitamin- und Mineralstoff-Präparaten auch die Nahrungsergänzungsprodukte, bei deren Verzehr Ihnen von den jeweiligen

Herstellern Gesundheit und ein langes Leben versprochen wird. Wie bereits in Kapitel 11.2.5, Vitamine erwähnt, halte ich es für zumindest überflüssig, wenn nicht sogar schädlich, diese Nährstoffe isoliert in künstlicher Form zu sich zu nehmen. Auch die Q10-, Aloe Vera-, Noni-, Acerola-, Zedernuss-, oder sonstigen Präparate, die Ihnen einen wahren Jungbrunnen versprechen, verhelfen meist nur dem Hersteller zu einem gesunden Geldbeutel und reichem finanziellen Gewinn.

Präbiotische Kohlenhydrate wie das Inulin oder die Oligofruktose sind in bestimmten Lebensmitteln wie z.B. Zwiebeln, Spargel, Artischocken und Topinambur oder Zichorien enthalten, die teilweise – beispielsweise im Falle eines Reizdarm-Syndromes – nur eingeschränkt verzehrt werden sollten oder auch teuer oder nur saisonal zu bekommen sind. Es gibt Nahrungsmittel, meist Milchprodukte, die mit präbiotischen Bestandteilen angereichert sind. Da es für laktoseintolerante Menschen jedoch besonders wichtig ist, die Darmflora zu pflegen, und sich der Verzehr von käuflichen pro- und präbiotischen Milchprodukten verbietet, kann der Einsatz von präbiotischen Nahrungsergänzungsmitteln sinnvoll sein.

Es gibt Präparate, die ausschließlich präbiotische Bestandteile enthalten und auch Kombinationspräparate mit pro- und präbiotischen Inhaltsstoffen. Erstere sollten mit probiotischen Mitteln kombiniert werden, um einen optimalen Effekt zu erzielen und den Darm mit möglichst vielen nützlichen Bakterien zu besiedeln. Deshalb machen Kombipräparate durchaus Sinn und werden ebenfalls an dieser Stelle aufgeführt. Es erscheinen auch einige Präparate, die bereits im Kapitel 14.2, Probiotische Nahrungsergänzungsmittel aufgeführt sind, weil diese zusätzlich zu den Bakterien auch präbiotische Bestandteile in nennenswerter Dosierung enthalten.

Präparat (Hersteller)	**Preis**	**Wirkstoffgehalt**	**Verzehrempfehlung lt. Hersteller (V) Bezugsquelle (B), Hinweis (H)**
Inulin (Natura)	7,00 Euro (Dose mit 250g Pulver)	reines Inulin	V: täglich 10g verrührt in Müsli etc. verzehren. B: Neuform-Reformhaus V: täglich 10g verrührt in Müsli etc. verzehren. B: Neuform-Reformhaus

Präparat (Hersteller)	Preis	Wirkstoffgehalt	Verzehrempfehlung lt. Hersteller (V) Bezugsquelle (B), Hinweis (H)
Darmflora Plus (Natura)	11,00 Euro (Dose mit 200g Pulver) 8,00 Euro (Dose mit 125g Pulver)	Lactobacillus acidophilus und Bifidobacterium im Verhältnis 1:2. Zusammen $7x10^9$ pro 10g und 27% Oligofruktose	V: täglich 10g verrührt in Müsli etc. verzehren. B: Neuform-Reformhaus
Darmflora-Aktiv (Laktonova)	15,00 Euro (Dose mit 125g Pulver)	Lactobacillus acidophilus und Bifidobacterium pro 10g $2x10^{11}$ und Oligofruktose	V: täglich 10g. B: Internet, Mindestbestellmenge 2 Dosen, ab 5 Dosen 12,90 Euro je Dose. Frei von Laktose, Fructose und Histamin
Pro + Praebiotik duo (Laktonova)	50,00 Euro (2x30 Portionsbeutel)	proBiotik: Bifidobacterium bifidum $5x10^8$, Lactobacillus acidophilus $5x10^8$ L. casei $5x10^8$, Lactococcus lactis $5x10^8$, praeBiotik: Inulin, Oligofruktose, Topinambursaft-Pulver	V: je 1 Beutel proBiotik und praeBiotik täglich B: Internet, ab 3 Packungen 44,90 Euro je Packung H: Frei von Gluten, Lactose, Milchproteinen, Süßstoffen, Aroma-, Farb- und Konservierungsstoffen. Keine Herstellerangabe zur Wirkstoffmenge in praeBiotik

15 Praktische Tipps zum Leben mit Laktose-Intoleranz

Ja, das Leben mit Laktose-Intoleranz ist anders – aber es muss weder schlechter noch eingeschränkter sein. Bisher drehten sich Ihre Gedanken notgedrungen meist um das Thema Verdauung. Das wird sich bald ändern. Doch auch wenn Sie in Kürze Ihre Laktose-Intoleranz weitgehend im Griff haben werden, müssen Sie Ihr Leben auf diese Besonderheit einstellen. Es kann leider auch immer wieder Vorkommnisse geben, bei denen Sie unangenehm daran erinnert werden. Aber diese Situationen werden seltener und weniger belastend. Um sie so wenig beeinträchtigend wie möglich zu halten, gibt es eine Reihe von Tipps, die Ihnen dabei helfen werden.

15.1 Strategisches Vorgehen

Dieses Buch enthält viele Ratschläge – wollten Sie sie alle auf einmal beherzigen, wären Sie total überfordert. Entwickeln Sie Ihre eigene Strategie, wie Sie Ihre Laktose-Intoleranz in den Griff bekommen wollen.

15.1.1 Laktosekontrollierte Ernährung

Der wichtigste Punkt Ihrer Strategie ist die Sanierung und Pflege des Darmes und die konsequente Einhaltung einer laktosekontrollierten Ernährung. Ausnahmen sind besonders am Anfang nicht erlaubt, jedes Abweichen führt mit großer Sicherheit wieder zu Ihren alten Beschwerden zurück. Lesen dazu bitte das Kapitel 13, Fahrplan für die Ernährungsumstellung.

15.1.2 Ausschluss von bedrohlichen Krankheiten

Sollten Sie Ihre Beschwerden mit der Diät allein nicht in den Griff bekommen, scheuen Sie sich nicht, einen geeigneten Arzt aufzusuchen – die richtige Fachrichtung ist die Gastroenterologie, also die Fachärzte für Erkrankungen des gesamten Verdauungs-Systems. In Köln gibt es das »Becken-Bauch-Zentrum«, das sich u.a. ebenfalls auf diese Problematik spezialisiert hat. Die Adresse finden Sie im Anhang. Von diesen Spezialisten können bisher nicht entdeckte Erkrankungen festgestellt bzw. ausgeschlossen werden. Gerade am Anfang Ihrer Umstellung auf eine neue Ernährungs- und Lebensart können mit LI und dem RDS vertraute Ärzte unterstützend helfen, wenn Ihre eigenen Bemühungen (noch) keinen Erfolg bringen. Sie könnten Ihnen eventuell geeignete Medikamente verschreiben, die Ihre Beschwerden lindern und Ihnen so die Möglichkeit geben, einen Erfolg, der sich vielleicht erst nach einer Weile einstellt, mit mehr Gelassenheit abzuwarten.

Auch der Besuch bei einem Heilpraktiker kann sehr sinnvoll sein. Die Kosten müssen Sie allerdings selbst übernehmen. Wenn es finanziell machbar ist, sollten Sie diese Alternative durchaus in Erwägung ziehen. Heilpraktiker arbeiten immer mit einem ganzheitlichen Ansatz, d.h. sie betrachten den gesamten Menschen mit Körper und Seele und nicht nur ein Organ als einzelnes, wie leider immer noch viele Schulmediziner dies tun. Seriöse Heilpraktiker werden Sie zu einem Arzt überweisen, wenn sie an ihre Grenzen stoßen. Erkundigen Sie sich im Bekanntenkreis nach einem Heilpraktiker, mit dem andere schon gute Erfahrungen gemacht haben, denn auch hier gibt es leider schwarze Schafe.

15.1.3 Zauberwort »Gelassenheit«

Der Ausschluss versteckter Krankheiten gibt Ihnen eine größere Sicherheit. Wer von uns hat nicht bei all den Beschwerden auch schon an Bösartiges gedacht und sich große Sorgen gemacht. Nachdem abgeklärt ist, dass Sie keine bösartigen Erkrankungen haben, wird eine große Last von Ihren Schultern genommen sein, und Sie können unbeschwerter Ihr zukünftiges Leben in die Hand nehmen. Je weiter Sie auf Ihrem strategischen Weg vorankommen, desto leichter wird es Ihnen fallen; desto mehr Gelassenheit können Sie an den Tag legen. Bedenken Sie jedoch, dass Gelassenheit nicht erzwungen werden kann und auch nicht über Nacht kommt. Wenn sich jedoch Ihr Darm erholt hat und Sie mit Ihrer Ernährungsumstellung vorankommen, wenn sich damit Ihre Beschwerden nach und nach bessern, so werden auch Sie Ihre Probleme aus einer größeren Distanz betrachten können.

Wenn es darauf ankommt, vermeiden Sie unbekannte Nahrungsmittel oder Experimente. Greifen Sie in diesen Situationen auf erprobte Speisen zurück, dann können Sie wichtigen Terminen mit Gelassenheit entgegensehen.

15.1.4 Nicht in Panik geraten

Sollten Sie in den Anfangsphasen Ihrer Umstellung einmal Durchfall oder Blähungen bekommen, so geraten Sie nicht sofort in Panik: »jetzt ist alles wieder beim Alten, es hat ja doch alles nichts genützt«. Nicht jeder Durchfall ist Laktose-bedingt. Auch Menschen ohne LI haben Durchfälle. Diese können auftreten, weil Sie etwas Verdorbenes gegessen haben oder weil Sie sich eine Magen-Darm-Infektion eingefangen haben. Blähungen können durch den Genuss von zuviel Zwiebeln oder Hülsenfrüchten entstanden sein; jeder kennt das. Nehmen Sie diese Beschwerden hin und beobachten Sie aufmerksam, wodurch sie bedingt sein könnten. Und vor allem: warten Sie geduldig ab, bis sie wieder vorbei sind. Im Großen und Ganzen werden Ihre Beschwerden zurückgehen. Bei manchen Betroffenen schneller, bei anderen dauert es vielleicht einige Wochen länger. Bleiben Sie ruhig, es geht mit Sicherheit bergauf – vielleicht einmal einen Schritt zurück, aber doch stetig voran. Lassen Sie sich nicht entmutigen, wenn es vorübergehend rückwärts geht.

15.1.5 Eins nach dem anderen

Gehen Sie in kleinen Schritten voran, setzen Sie sich Ziele, die Sie erreichen können. Bestimmen Sie Ihre persönlichen Prioritäten. Was Ihnen am wichtigsten ist, gilt noch lange nicht für jeden anderen. Wenn ein Schritt geschafft ist, kommt der nächste. Bald wird alles für Sie selbstverständlich sein. Wenn Ihnen die neuen Verhaltensweisen in Fleisch und Blut übergegangen sind, können Sie Ihr Leben wieder unbelastet genießen.

Und sollten sich nach einer Zeit des Erfolges doch wieder Rückschläge einstellen, überdenken Sie Ihr Essverhalten. Es kann durchaus sein, dass Sie sich wieder gehen lassen, weil es Ihnen so gut geht. In einem solchen Fall, der übrigens vollkommen normal ist, sollten Sie für eine vorübergehende Zeitspanne ein Verzehrtagebuch führen, um festzustellen, wo der Hase im Pfeffer liegt. Mit all Ihrem Vorwissen und den bereits erprobten Strategien wird es sehr einfach sein, wieder auf den erfolgreichen Weg zurückzufinden.

15.1.6 Selbsthilfegruppen

Wenn Sie Informationen und moralische Unterstützung von Gleichgesinnten und Mitbetroffenen wünschen, können Sie eine Selbsthilfegruppe besuchen. Je mehr sich der Kreis derer erweitert, die ihre Laktose-Intoleranz erkannt haben, desto mehr Selbsthilfegruppen werden sich gründen. Es gibt bestimmt auch in Ihrer Nähe eine solche Gruppe. Informieren Sie sich bei den im Anhang aufgeführten Kontaktadressen oder im Internet oder fragen Sie bei Ihrer Krankenkasse oder Stadtverwaltung nach.

Die meisten Gruppen bieten hilfreiche Informationen, und die Teilnehmer tauschen auf den regelmäßigen, meist in monatlichen Abständen stattfindenden Gruppentreffen Wissenswertes und wertvolle Tipps zu allen die LI betreffenden Problemen aus. Jeder bringt seine Erfahrungen ein und profitiert von denen der anderen Besucher. Manche Gruppen entpuppen sich jedoch leider bei näherem Hinsehen weniger als Informationsquelle, sondern scheinen eher einen Wettbewerb zur Erlangung des Jammer- und Klagepokals austragen zu wollen (»Ach, Frau Müller, Sie sehen heute aber wieder mal schlecht aus. Geht es Ihnen nicht gut?« oder »Letzte Woche ist mir das Mittagessen wieder mal überhaupt nicht bekommen. Ich habe seitdem die ganze Zeit Bauchschmerzen.«). Sie sollten sich keinesfalls mit einem ersten Besuch verpflichtet fühlen, wieder zu kommen. Bleiben Sie solchen Versammlungen in Zukunft fern und lassen sich nicht von Personen herunterziehen, die mit ihrem Schicksal hadern und nichts zur Verbesserung der eigenen Situation unternehmen wollen. Suchen Sie sich eine andere Selbsthilfegruppe, die den Namen verdient und echte Informationen und Hilfe anbietet. Dafür lohnt es sich mit Sicherheit auch, etwas weiter zu fahren.

15.2 (K)eine anrüchige Sache – der Toilettengang

Der Toilettengang ist für Laktoseintolerante notgedrungen ein großes Thema. Was für die meisten Menschen keinerlei Problem darstellen sollte, wird für LI-Betroffene zu einer Belastung, weil sich Durchfälle und Verstopfungen abwechseln, der Stuhlgang teilweise schmerzhafte Krämpfe erzeugt, weil die Dringlichkeit zur Stuhlentleerung oftmals keinen Aufschub zulässt und man sich dringend um eine passende Örtlichkeit kümmern muss. So kreisen die Gedanken zu jedem Zeitpunkt um diesen Vorgang, der doch eigentlich von der Natur so einfach gestaltet worden ist.

Mit den willentlich kontrollierbaren Schließmuskeln werden die Menschen ab einem Alter von 2 – 3 Jahren in die Lage versetzt, Urin und Stuhl zu halten und erst bei geeigneter Gelegenheit abzusetzen. Natürlich funktionieren auch beim laktoseintoleranten Menschen die Schließmuskeln mehr oder weniger unverändert, nur ist auch der stärkste Schließmuskel überfordert, wenn ständig viel zu dünner Stuhlgang gehalten werden soll. Auch für zu viele Blähungen ist diese Muskulatur nicht eingerichtet. Unsere Zivilisation verbietet es uns, in Gesellschaft zu pupsen. Martin Luther wird zitiert mit der Äußerung »Warum rülpset und furzet ihr nicht, hat es euch nicht geschmecket?« Im 16. Jahrhundert war es demnach durchaus üblich, die natürlicherweise bei der Verdauung entstehenden Gase einfach herauszulassen. Heute tun wir das nicht mehr und gehen auf die Toilette oder nach draußen, um das Übel loszuwerden. Unter dem Aspekt der Geruchsbelästigung ist die heutige Benimmregel durchaus vorzuziehen, als LI-Betroffene habe ich mir allerdings schon manchmal die alten Zustände zurück gewünscht. Treten bei der unerkannten Laktose-Intoleranz vermehrt Darmgase auf, kann das Verkneifen des natürlichen Abganges von Blähungen zu einer sehr schmerzhaften und stressbeladenen Angelegenheit werden.

Noch viel quälender ist die Verbindung von Blähungen und Durchfällen. Wenn Luft und Flüssiges gemeinsam nach draußen drängen, kann es tatsächlich im schlimmsten Fall – vor allem, wenn keine Toilette in greifbarer Nähe ist – zur Katastrophe kommen.

Weiterhin führt die Reinigung selbst mit dem weichsten Klopapier bei ständigen Durchfällen schnell zu Reizungen des Afters, was weitere Qualen verursacht. So wird das gesamte Thema Verdauung und jeder Gang auf die Toilette mehr und mehr zu einer unangenehmen Angelegenheit, die – wenn nicht wegen dringender Durchfälle unbedingt notwendig – gerne auch einmal vor sich her geschoben wird.

Wenn Sie nach der Darmsanierung und Umstellung auf eine laktosefreie Ernährung die Konsistenz Ihres Stuhlganges wieder weitgehend unter Kontrolle haben, ist es notwendig, für den Toilettengang bestimmte Regeln aufzustellen und einzuhalten. Hierbei macht es natürlich einen Unterschied, ob Sie normalerweise zu Hause sind und die Zeiten selbst bestimmen können, oder ob Sie berufstätig sind und zeitlich gebunden sind. Eine wichtige Besprechung im Büro mit vielen Teilnehmern lässt sich zwar unterbrechen, wenn es sein muss, Fernfahrer auf der Autobahn haben allerdings ein größeres Problem und müssen den nächsten Rastplatz abwarten. Leider erfordern heutzutage die meisten Jobs eine bestimmte Anwesenheitspflicht. Trotzdem sollte man als LI-Betroffener gewisse Regeln einhalten, die letztendlich auch dem Toilettengang den Schrecken nehmen.

- In einem jahre-, oftmals vielleicht sogar jahrzehntelangen Prozess haben Sie sich notgedrungen antrainiert, die Signale Ihres Körpers zur Darmentleerung zu überhören oder zu unterdrücken. Dies muss anders werden, sobald Sie Ihren Stuhlgang mit der Diät wieder unter Kontrolle haben. Suchen Sie die Toilette auf, sobald Sie Stuhldrang verspüren. Warten Sie nicht, bis es gar nicht mehr anders geht, sondern gehen Sie, sobald Sie erste Anzeichen bemerken.
- Eine weitere wichtige Regel lautet Regelmäßigkeit. Erziehen Sie Ihren Darm, sich möglichst zur selben Zeit zu entleeren. Es lohnt sich sogar, etwas früher als nötig aufzustehen, um Zeit für die Toilette zu haben. Was draußen ist, ist draußen. Alles, was Sie am frühen Morgen losgeworden sind, brauchen Sie nicht mehr im Büro zu erledigen. Am günstigsten dafür ist die Zeit nach dem Frühstück. Dann ist durch ein Getränk und eine kleine Mahlzeit die Verdauung angeregt, und Sie können meistens auf die Toilette gehen.
- Auch körperliche Bewegung regt die Darmperistaltik an. Beginnen Sie den Tag mit einigen kleineren oder größeren Gymnastikübungen, beispielsweise Kniebeugen (auch im Bett auf dem Rücken liegend durchführbar) oder auch Atemübungen. Oder wie wäre es mit dem Hüftkreis des Bauchtanzes, der sich für einen guten Start in den Tag eignet (siehe Kapitel 17.1.2, Nicht nur für Frauen: Bauchtanz).
- Nehmen Sie sich für jeden Gang auf die Toilette ausreichend Zeit. Richten Sie es ein, dass Sie vor der Arbeit Zeit dafür haben. Wenn wichtige Termine auf dem Plan stehen, stehen Sie so rechtzeitig auf, dass Ihnen noch eine halbe Stunde Luft bleibt. Diese Taktik bewährt sich auch ganz besonders auf Reisen, wenn Touren oder Besichtigungen auf dem Programm stehen.
- Wenn Sie im Büro auf die Toilette müssen, nehmen Sie sich auch hier ausreichend Zeit. Auch wenn draußen eine ganze Gruppe von Leuten auf Sie als letzten Teilnehmer einer Konferenz wartet – es bringt überhaupt nichts, wenn Sie von einer Pobacke auf die andere rutschen, weil Sie auf die Toilette müssen oder den Gang unterbrochen haben und noch nicht fertig waren. Es sollte eigentlich reichen, wenn Sie selbstbewusst sagen, dass Ihnen leider noch etwas dazwischengekommen ist

- … oder mit einem Augenzwinkern bemerken, dass Sie noch etwas in der Kachelabteilung zu erledigen hatten. Sollten Sie das nicht schaffen, dürfen Sie sich ruhig vorsorglich eine Reihe von passenden Ausreden einfallen lassen: »Tut mir Leid, ich hatte noch ein wichtiges Telefonat zu einem anderen Projekt.« Achten Sie darauf, dass die Ausreden weder zu fadenscheinig noch so ohne weiteres nachprüfbar sind. Selbstverständlich geht das nicht immer, aber solche Situationen werden auch nicht jeden Tag auftreten.
- Konzentrieren Sie sich auf das, was Sie auf dem Klo machen. Hören Sie auf Ihren Bauch und verfolgen Sie in Gedanken Ihre Darmschlingen (siehe Kapitel 4.2.1, Das Verdauungssystem). Spüren Sie nach, ob Ihr Toilettengang beendet ist – Sie können das merken. Wenn noch irgendwo Bewegungen festzustellen sind, dann sind Sie noch nicht fertig. Erst wenn alles ruhig ist und sich Ihr Bauch gut anfühlt, stehen Sie auf. Wenn Sie Zeitung lesen, können Sie nicht wahrnehmen, was in Ihren Gedärmen vor sich geht, lassen Sie das besser sein.
- Drücken Sie nicht, wenn Sie Durchfall haben, d.h. versuchen nicht, den Stuhlgang herauszupressen und damit Zeit zu gewinnen. Die ohnehin übersteigerte Darmperistaltik sorgt allein dafür, dass der Stuhlgang nach draußen befördert wird. Auch wenn Sie mit der Bauchmuskulatur drücken, ist es nicht möglich, diesen Vorgang zu beschleunigen. Das Einzige, was Sie erreichen, ist, dass Sie Ihren Beckenboden ausleiern und damit schwächen. Sie erweisen sich also einen Bärendienst. Es bleibt Ihnen keine andere Wahl, als abzuwarten, bis eine erneute Welle von Darmbewegungen den Stuhl ans Tageslicht bringt.
- Wenn es nicht weitergeht, Sie aber das Gefühl haben, noch nicht fertig zu sein, massieren Sie sanft Ihren Bauch. Die Darmschlingen sind etwa im Uhrzeigersinn angeordnet (siehe auch Kapitel 4.2.1, Das Verdauungssystem). Kreisen Sie mit der flachen Hand, den Knöcheln ihrer Faust oder einer weichen Massagebürste in der richtigen Richtung. So regen Sie die Peristaltik zusätzlich an und fördern die Entleerung. Sie dürfen auf keinen Fall in entgegen gesetzter Richtung massieren, weil Sie sonst den Vorwärtstransport des Darminhaltes behindern.
- Wenn dann noch immer nichts geht, stehen Sie auf, putzen sich ab und gehen etwas herum. Die Reinigung des Afters kann allein schon die eingeschlafene Angelegenheit wiederbeleben, ansonsten tut es auch etwas Bewegung. Planen Sie auf jeden Fall noch Zeit für den »Nachschlag« ein und gehen noch nicht zur Tagesordnung über. Wenn Sie jetzt Termine

- wahrnehmen würden und dann die zweite Hälfte nach draußen will, haben Sie schlechte Karten.
- Betrachten Sie den Toilettengang als eine erfreuliche Sache. Selbst wenn Sie Durchfall und Krämpfe haben – nach getaner Arbeit fühlen Sie sich gut. Dazu müssen Sie sich natürlich genügend Zeit lassen, denn Durchfall, der noch nicht komplett entleert ist, erzeugt wahrlich kein Wohlgefühl. Ist jedoch alles draußen, ist der Bauch ein durchaus friedlicher Zeitgenosse. Freunden Sie sich mit ihm an und nehmen Sie ihn als angenehmen Körperteil wahr. Genießen Sie dieses Gefühl.
- Machen Sie Ihre Toilette zu einem Ort, an dem Sie sich gerne aufhalten. Sie werden dort voraussichtlich mehr Zeit benötigen, als Menschen ohne Laktose-Intoleranz. Warum sollten Sie diese Zeit also an einem kalten, ungemütlichen Ort verbringen? Sorgen Sie für eine vernünftige Temperatur in Bad oder Toilette, niemand friert im Winter gerne an der Klobrille fest. Richten Sie diesen Raum in angenehmen Farben ein. Ein nettes Bild an der Wand kann auch nicht schaden und wenn Platz ist, sieht eine Pflanze wunderschön aus. Lassen Sie Ihrer Phantasie freien Lauf, dieses Örtchen, das zwar nicht zum Mittelpunkt Ihres Lebens werden soll, wenigstens von seinem Schattendasein in Ihrer Wohnung zu befreien. Auch wenn Sie sich auf Ihren Stuhlgang konzentrieren sollen – eine angenehme Atmosphäre dabei fördert Ihr allgemeines Wohlbefinden.
- Und nun noch ein Wort zu der Sache mit den Windeln und Slipeinlagen: wenn Sie Ihre Ernährung auf eine laktosefreie Kost umgestellt haben, werden Sie feststellen, dass Sie diese Dinge im Allgemeinen nicht mehr brauchen. Wenn Sie jedoch etwas Falsches gegessen und wichtige Termine vor sich haben, helfen Sie sich ruhig damit, wenn Sie sich sicherer fühlen – die Gelegenheiten werden mit Sicherheit immer seltener werden.

15.3 Mein Körper – mein Freund

Viele Menschen mit Laktose-Intoleranz und Reizdarm-Syndrom haben ein grundsätzlich gestörtes Verhältnis zu ihrem Körper. Sie finden sich zu dick, zu dünn, haben einen zu kleinen oder zu großen Busen, einen zu kleinen Penis oder was sonst immer man hässlich und mangelhaft an sich finden kann. Freunden Sie sich mit Ihrem Körper an. Dazu drei kleine Lektionen:

Schauen Sie sich einmal ganz bewusst um, wenn Sie das nächste Mal spazieren gehen. Laufen ausschließlich Männer und Frauen herum, die wie

Adonis oder Venus aussehen? Suchen Sie doch mal deren Schwachstellen: »Mann, hat die aber Storchenbeine«, oder »guck mal, was für einen dicken Bauch der hat«. Und der da: »wie albern dessen Frisur aussieht«! Ja ich weiß, das ist jetzt sehr gemein und soll auch nicht zur Gewohnheit werden. Sie sollen nur feststellen, dass Sie mit all Ihren »Hässlichkeiten« beileibe nicht allein auf der weiten Welt sind. Und jetzt ist auch schon Schluss mit der ersten kleinen Lektion. Oder schauen Sie doch noch ein letztes Mal hin: laufen all die Leute mit verschämt gesenktem Kopf herum, weil sie nicht so perfekt aussehen?

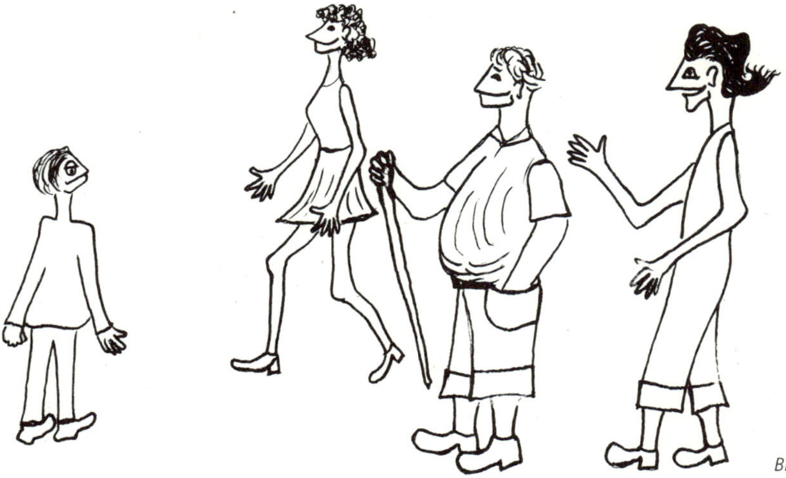

Bild 6

Jetzt zählen Sie in Gedanken einmal all die Körperteile auf, die schön an Ihnen sind. Sie finden nichts? Das gibt es nicht. Schauen Sie in den Spiegel – ja, am besten ziehen Sie sich aus. Der Bauch ist zu dick? Dafür ist die Haut aber auch besonders glatt. Im Gesicht sind Falten? Na klar, sind da Falten, Sie sind ja auch nicht mehr 20. Jede Falte erzählt doch eine Geschichte – und dann erst die sympathischen Lachfältchen, die haben verkniffene »Nie-Lacher« bestimmt nicht. Seien Sie aufmerksam und vergessen Sie vor allem Ihre inneren Werte nicht – jawohl, auch diese gehören zu Ihrem Aussehen, denn Ihr Gesicht und Ihre Körpersprache strahlt diese inneren Werte aus. Sehen Sie, Ihr Körper ist doch schön!

Und nun kommt die schwerste Übung: freunden Sie sich mit Ihrem Bauch und mit Ihrem Po und ganz besonders mit Ihrem After an. Wie die meisten

Betroffenen, werden wahrscheinlich auch Sie diese Körperteile als Ihre ganz persönlichen Feinde betrachten. Wie oft hat Ihnen der Bauch wehgetan; wie oft hatten Sie schmerzhafte Krämpfe! Wie oft haben Po und After Sie in Ihrem Leben schon im Stich gelassen! Wie viele peinliche Situationen lasten Sie ihnen an! Wie oft waren sie entzündet und wund! Stimmt alles, nur können weder Bauch noch Po und After etwas dafür, sie wurden von der LI und vielleicht auch vom Reizdarm-Syndrom arg gebeutelt.

Fangen Sie an, diese armen Körperteile zu verwöhnen und ihnen etwas Gutes zu tun. Pflegen Sie Po und After mit milden Reinigungsmitteln, und massieren Sie den Bauch sanft mit neutralen oder auch wohlriechenden Ölen. Aber wirklich nur sanft, denn stärkere Massagen bewirken eine Anregung des Stuhlgangs, Sie wollen Ihren Bauch ja beruhigen. Verwenden Sie Intimlotion, feuchtes Toilettenpapier oder Pflegetücher – ganz nach Ihrem Geschmack. Morgens und abends können Sie After, Scheide und Schamlippen bzw. Penis mit einem guten Haut- oder Babyöl pflegen, Sie versiegeln damit die umliegende Haut und feinen Hautfältchen gegen die aggressiven Ausscheidungen. Wählen Sie ein Öl auf pflanzlicher Basis, die meistverkauften Babyöle sind auf Paraffinbasis hergestellt und weniger hautfreundlich. Achten Sie auch auf eventuell bestehende Allergien, kaufen Sie kleine Mengen und testen die Verträglichkeit, bevor Sie eine große Packung besorgen. Auch und besonders als Mann sollten Sie Pflegeprodukte verwenden, denn Männer haben meist mehr Haare am Po, in denen leicht Schmutzreste hängen bleiben und zu Entzündungen führen können.

Leisten Sie sich das weichste Klopapier, das der Handel bietet. Kratziges Billigpapier reizt den After und kann letztendlich sogar Risse und später Fisteln verursachen. Auch zu dünnes Papier rentiert sich meist nicht, weil Sie mehr davon benötigen.

Wenn Sie zufällig gerade Ihr Badezimmer renovieren wollten, bauen Sie ein Bidet ein. Aber auch mit einer Bidet-Einsatzschüssel in der Toilette können Sie Ihre Kehrseite sauber pflegen – fragen Sie im Sanitätshaus danach. Für die Arbeit und für unterwegs sollten Sie immer Pflegetüchlein dabei haben, die Sie nach jedem Toilettengang benutzen. Die kann man ganz unauffällig in der Hosentasche verstecken. Mit einem gepflegten Bauch und einem sauberen, gepflegten Po mitsamt After werden Sie sich sehr viel wohler fühlen und lernen, auch diese Körperteile als angenehm zu empfinden.

15.4 BERUFSTÄTIGKEIT MIT LAKTOSE-INTOLERANZ

Gerade Berufstätige haben oftmals Probleme mit ihrer LI, weil man sein Leben auf der Arbeit viel weniger selbst einteilen kann als zu Hause, wo man meist zeitlich unabhängiger ist. Neben den Regeln, die für den Toilettengang einzuhalten sind und die selbstverständlich auch für Berufstätige gelten, müssen Sie hier weitere, spezielle Dinge beachten.

- Lassen Sie sich möglichst nicht aus der Ruhe bringen. Wenn Sie ohnehin schon ein eher ruhiger Typ sind, wird Ihnen das nicht weiter schwer fallen. Die meisten Laktose-Intoleranten zählen jedoch mehr zu der Kategorie »HB-Männchen« und ereifern sich viel zu schnell über viel zu viele Dinge. Gewichten Sie die Angelegenheiten, die Sie aufregen. »Ist das jetzt wirklich so gravierend, dass mich das vollkommen aus der Ruhe bringen muss?« Oder fallen Ihnen nicht doch andere, wesentlich ärgerlichere Sachverhalte ein, deren Vergleich die derzeitige Situation erträglicher macht. Versuchen Sie das einmal. Natürlich klappt das nicht von heute auf morgen und ist auch ganz bestimmt von Ihrer Tagesform abhängig, aber es ist einen Versuch wert.
- Beachten Sie Ihren Reizdarm besonders auf der Arbeit. Ja, ich weiß, auch das ist leichter gesagt als getan. Auch hier gilt das Prinzip der kleinen Schritte. Sie wissen wahrscheinlich ganz genau, wo bei Ihnen der Hase im Pfeffer liegt und wo Sie viel zu häufig »Ja« statt »Nein, leider geht das jetzt nicht« sagen. Fangen Sie ganz klein an, nehmen Sie sich einen winzigen Bereich vor, wo Sie sich immer wieder von Ihren Kollegen Arbeit aufhalsen lassen. Bleiben Sie fest und sagen Sie »Nein«. Je kleiner dieser Part ist, desto unauffälliger ist es für die anderen und umso leichter für Sie, fest zu bleiben. Ist das einmal geschafft, kommt der nächste Schritt.
- Schaffen Sie sich einen Verbündeten. Jeder hat nettere und weniger nette Kollegen. Suchen Sie sich einen/eine aus, dem/der Sie vertrauen können und informieren Sie ihn/sie über Ihr Problem. Diese Person wird Ihnen in peinlichen Situationen Rückendeckung verschaffen und Sie entschuldigen, wenn Sie Termine nicht hundertprozentig einhalten können oder Sie beim Erfinden von Ausreden unterstützen. Vermeiden Sie jedoch, Ihr Problem einer Person zu offenbaren, die Ihnen schaden könnte. Manche Leute sind so hinterhältig, dass Sie so etwas gegen Sie benutzen würden. Das müssen Sie nicht haben.
- Schenken Sie, wenn möglich, Ihrem Chef/Ihrer Chefin reinen Wein ein. Auch wenn Sie Ihre Laktose-Intoleranz weitgehend im Griff haben, ist es

- nicht auszuschließen, dass »Unfälle« passieren oder Sie der Reizdarm heimsucht. Dafür ist es günstig, wenn Ihre Vorgesetzten informiert sind. Es kann vorkommen, dass Sie morgens feststellen, dass Sie es entweder gar nicht oder wenigstens nicht rechtzeitig zur Arbeit schaffen, weil Sie von Durchfällen geplagt werden. Man soll wissen, dass Sie nicht etwa ab und an keine Lust zum Arbeiten haben und blau machen, sondern was der wahre Grund für Ihre Abwesenheit oder Verspätung ist. Auch sollte klar sein, aus welchen Gründen Sie ab und an fluchtartig das Büro verlassen und entweder für eine Zeit lang verschwunden sind oder sogar wieder nach Hause gehen müssen. Dazu muss Ihr Chef bzw. Ihre Chefin mit Ihrem Problem vertraut gemacht werden. Auch wenn Sie sich überwinden müssen, diese vertrauliche Information weiterzugeben, kann es wichtig und hilfreich sein, dass Sie auch von höherer Stelle unterstützt werden, wenn Kollegen sich über Ihre Abwesenheit beschweren sollten. Wenn Sie anfangs noch nicht so souverän über Ihre Probleme sprechen können, so verleihen Sie dieses Buch als Lektüre.

15.5 Auswärts Essen

Die Mahlzeiten, die Sie selbst herstellen, bereiten keine Probleme unter der Voraussetzung, dass Sie die Zutatenlisten richtig gelesen haben und laktosefreie Produkte verwenden. Nicht ganz unproblematisch ist Essen in Restaurants, in der Kantine und bei Freunden und Verwandten, weil Sie hier erst erfragen müssen, welche Zutaten verwendet wurden.

15.5.1 Im Restaurant

Jedem, aber auch wirklich jedem Essen im Restaurant muss ein Gespräch mit dem Koch/der Köchin vorangehen. Diese Berufsgruppe ist aufgrund ihrer Ausbildung meist sehr gut über die Bestandteile der Nahrung informiert und kann Auskunft über das Menü geben. Die Kellner haben andere Aufgaben und können diese Fragen deshalb voraussichtlich weniger gut beantworten. Es ist am geschicktesten, hier kurz zu erwähnen, dass man an einer Nahrungsmittel-Unverträglichkeit leidet und deshalb gerne mit dem Koch besprechen möchte, ob die Gerichte unbekömmliche Zutaten enthalten. Vermeiden Sie Äußerungen wie »ich darf keine Milch zu mir nehmen«, dann kriegen Sie den Fisch gebuttert – Milch ist ja nicht dran. Sie können nicht erwarten, dass Ihre Gesprächspartner so gut über diese Problematik Bescheid wissen wie Sie. Sie haben dieses Wissen auch erst über eine längere Zeit erworben.

Wenn Sie im Restaurant schon vorab ein oder zwei Gerichte von der Speisekarte aussuchen, bietet dies eine gute Gesprächsgrundlage mit dem Koch/der Köchin und beansprucht die Zeit der vielleicht schwer beschäftigten Leute nicht so lange. Natürlich sollten Sie sich nicht unbedingt das Sahneschnitzel aussuchen. Da kann man sich schon vorher denken, dass das weniger geeignet ist. Aber auch in sich zunächst unverdächtig anhörenden Menüs kann Laktose enthalten sein. Hier sind die Zutaten jedoch unter Umständen verhandelbar. Der Schuss Milch oder Sahne oder auch der Stich Butter kann weggelassen werden. Und oftmals fühlt sich der Koch besonders herausgefordert, trotz des Verbots seiner üblichen Zutaten ein leckeres Gericht auf den Tisch zu bringen. Der gute Ruf des Restaurants ist den Leuten sicherlich sehr wichtig. Wenn Sie Lokale mit besonders schmackhaftem und verträglichem Essen kennen gelernt haben, können Sie diese ja auf einschlägigen Internet-Seiten weiterempfehlen. Wenn Sie dies dem Koch oder der Köchin zum Abschied sagen, freuen sie sich sicherlich über diese Anerkennung.

15.5.2 In der Kantine

Nicht ganz so unproblematisch, aber durchaus auch möglich ist das Essen in einer Betriebskantine. Bitten Sie den Kantinenleiter um ein Gespräch – am besten ermitteln Sie vorher, wann in der Kantine Sturm- und Drangzeit herrscht und wählen einen ruhigeren Augenblick. Setzen Sie ihm genau auseinander, was Sie essen dürfen und was nicht (benutzen Sie dafür ggf. auch die Hilfen, die im Anhang des Buches aufgeführt sind). Oftmals werden in Kantinen aus Kostengründen Convenienceprodukte verwendet, so dass nicht jeder Koch es in der Hand hat, die für Sie verbotenen Zutaten wegzulassen. Aber auch auf diesen Produkten sind Zutatenlisten, die Auskunft über die Inhaltsstoffe geben.

Wenn die Köche es schon nicht beeinflussen können, in allen Gerichten laktosehaltige Nahrungsmittel zu vermeiden, so können Sie Ihnen doch wenigstens Auskunft darüber geben, ob ein Gericht Laktose enthält oder nicht. Verlassen Sie sich dabei nicht auf die Aussagen der Ausgabe-Kräfte, diese wissen mit großer Wahrscheinlichkeit nicht über die Inhaltsstoffe Bescheid.

Mit den erhaltenen Informationen können Sie entscheiden, ob ein Menü für Sie geeignet ist. Wenn Sie unter mehreren Menüs wählen können, dann ist vielleicht etwas für Sie dabei. Eventuell bietet Ihre Kantine die Gerichte auf einem Wochenplan im Voraus an, dann könnten Sie mit dem Küchenchef oder einem Koch vorab besprechen, was Sie an welchem Tag essen dürfen. Vielleicht ist es auch möglich, dass für Sie eine Hauptkomponente zurückgelegt wird, die dann nicht mit der fetten Sahnesauce für Sie unbrauchbar gemacht wird. Ganz bestimmt wird man bemüht sein, Ihnen behilflich zu sein, und mit Sicherheit freut sich das gesamte Kantinenpersonal über ein kleines Dankeschön zu passender Gelegenheit.

15.5.3 Einladung bei Verwandten und Freunden

Eine Einladung zum Essen bei Verwandten und Freunden kann sich kompliziert gestalten, weil diesen meist die Hintergründe fehlen, sie es gut meinen und vor allem lecker kochen wollen. Aus diesem Grunde ist eine vorherige Absprache unbedingt wichtig, bei der Sie klären, wo Ihre Probleme liegen und was angeboten werden soll. Helfen Sie Ihren Bekannten, indem Sie sie mit einem ausreichenden zeitlichen Spielraum ins Bild setzen, was alles für Sie nicht geeignet ist. Machen Sie ihnen verständlich, dass eine einzige für Sie unverträgliche Zutat in dem liebevoll gekochten Essen Sie davon abhalten muss, auch nur ein Häppchen davon zu probieren. Das wäre für alle Beteiligten sehr traurig. Natürlich muss nicht alles auf Sie zugeschnitten werden, aber es gibt wahrscheinlich eine große Auswahl an Gerichten, die Sie vertragen und die sicherlich im Repertoire der Gastgeber enthalten sind. Ggf. kann auch der zum Gericht übliche Schuss Milch oder Stich Butter für die anderen noch nachträglich bei Tisch zugeben werden. Die Sauce kann zur Selbstbedienung in einer Karaffe neben dem Salat stehen, er hält sich auf diese Weise ohnehin besser. Sie können dann um Essig und Öl bitten. Es ist überhaupt nicht immer notwendig, für Sie eine »Extrawurst zu braten«.

Bedienen Sie sich auch des Infoblättchens im Anhang des Buches, das Sie kopieren und Ihren Freunden vor dem Besuch zukommen lassen können. Planen Sie soviel Zeit ein, dass Ihre Lieben noch Zeit zum Einkaufen haben. Wenn alles schon besorgt und vorbereitet ist, wäre kein Spielraum mehr vorhanden und die Enttäuschung auf allen Seiten groß. Es macht für niemanden in einer lustigen Gesellschaft Spaß, wenn einer mit knurrendem

Magen missmutig an einem Salatblatt knabbert, während alle anderen ein leckeres Essen genießen.

15.5.4 Das kalte/warme Büffet

Richtet man selbst ein Büffet aus, treten keine Probleme auf – man kann sämtliche Bestandteile selbst bestimmen und all das laktosefrei zubereiten, was man selbst essen will. Die Sachen, die einem ohnehin nicht schmecken, können ruhig Laktose enthalten. Aus diesem Grunde lade ich gerne selbst zu Büffets ein. Wollen sich Freunde an der Bestückung der Tafel beteiligen, kann ich mit ihnen besprechen, was sie beisteuern und Tipps geben, was erlaubt ist.

Problematisch kann unter Umständen das kalte bzw. warme Büffet sein, das andere ausrichten, oder zu dem viele verschiedene Personen Gerichte beisteuern, beispielsweise gemeinsame Büffets bei Vereinstreffen. Jeder gibt sich besondere Mühe und kramt das raffinierteste Rezept hervor. Meistens sieht alles so lecker aus, und doch kann man nie ganz sicher sein, was für Zutaten in den angemachten Speisen enthalten sind. Wenn man nicht die Person sprechen kann, die den Salat oder das Gericht hergestellt hat und die Zutaten abklären kann, ist es am besten, nur unangemachte Sachen zu nehmen: Salate, bei denen jede einzelne Zutat erkennbar ist und die Sauce zum Darübergeben daneben steht (hier bittet man um Essig und Öl); Brot (mit Ausnahme von süßen Brötchen und Broten); als Aufschnitt eventuell Sülze (keine Wurst). Später, wenn man käsemäßig Erfahrungen gesammelt hat, bleiben Hartkäsesorten meist ohne Folgen. Selbstverständlich ist jegliches rohe oder eingelegte Gemüse und Obst geeignet. Bei warmen Büffets kann man nur nacktes Fleisch oder Fisch essen, nachdem man sichergestellt hat, dass es nicht in Butter gebraten ist. Kartoffeln sind als Salz- oder Pellkartoffeln erlaubt, leider kein Gratin oder Bratkartoffeln. Gemüse ist gedünstet (ohne Butter) essbar.

Auf jeden Fall werden an solchen »fremden« Büffets immer viele Zutaten tabu sein, und sei es auch nur aus Vorsicht, denn Sie wollen sich das Fest doch nicht verderben, indem Sie den Rest des Abends auf der Toilette zubringen müssen. Versuchen Sie nach Möglichkeit im Vorfeld mit dem Gastgeber Kontakt aufzunehmen. Wenn er alles oder fast alles vom Büffet selbst herstellt, kann man erklären, was verboten ist und wodurch es ggf.

ersetzt werden kann. Ein verständnisvoller Freund wird sicherlich versuchen, einige Bestandteile laktosefrei zuzubereiten. Besteht diese Möglichkeit nicht, kann man sich immer noch an der Dekoration gütlich tun. Hier werden oftmals geschnibbeltes Gemüse oder exotische Früchte benutzt, die dann schnell auf Ihrem Teller landen sollten – ich habe in solchen Fällen keine Hemmungen. Auf jeden Fall sollten Sie bei diesen Gelegenheiten immer einige besonders leckere, laktosefreie Müsliriegel und evtl. Obst mit sich führen, um im Extremfall nicht total frustriert zu sein, weil Sie hungrig sind und nichts von all den verführerischen Sachen essen dürfen.

15.5.5 Mal so eben zwischendurch – die Imbissbude

Wenn es einmal schnell gehen soll, und Sie keine Lust haben zu kochen, oder sich nicht die Zeit für einen Restaurant-Besuch nehmen können oder wollen, sind Sie bisher an die Imbissbude gegangen. Auch beim Bummel über den Weihnachts- oder Frühlingsmarkt lässt man sich gerne von den Düften der Reibekuchen- oder Fischbratereien verführen. All das ist jetzt sehr mit Vorsicht zu genießen. Diese Straßenverkäufer sehen keine Veranlassung, Sie als Stammgast halten zu wollen und durch Qualität oder gar kompetente Beratung zum Wiederkommen zu bewegen. Die fliegenden Händler sind morgen an einem anderen Ort, und ob Sie zufrieden waren, ist für diese Leute nicht geschäftsentscheidend. Oftmals wird als Verkaufspersonal auch eine unausgebildete Kraft mit geringem Lohn angestellt, die über keinerlei Hintergrundwissen verfügt und Ihnen alles zusichert, nur um am Abend möglichst viel verkauft zu haben.

Vermeiden Sie hier jedes Produkt, was auch nur im Entferntesten verdächtig sein könnte. Pommes Frites beispielsweise sind nicht immer etwa die in Öl frittierten Kartoffelstreifen, wie Sie vielleicht meinen könnten. Sie enthalten sehr häufig Laktose, denn erstens sind die Kartoffelstreifen der gleichmäßigen Länge wegen aus einer Art Kartoffelbrei geformt, und zweitens macht sie eine Laktosebeimengung schön goldgelb – optisch sehen die Dinger toll aus und machen so richtig Appetit. Der wird Ihnen aber nach kurzer Zeit vergangen sein, wenn Sie eine der kaum auffindbaren und dazu noch superteuren öffentlichen Toiletten aufsuchen müssen.

Eine Laugenbrezel auf dem Nürnberger Christkindelsmarkt ist unverdächtig, die Bratwurst nur, wenn der Verkäufer eine Zutatenliste am Stand hängen hat, wozu er leider nicht verpflichtet ist. Doch in Zeiten der häufiger werdenden Allergien stellen sich glücklicherweise nach und nach auch einige dieser Händler auf die Bedürfnisse ihrer Kundschaft ein.

Bei einem Bäcker habe ich sogar leckere laktose- und glutenfreie Sahne-Obsttorte kaufen können. Die Teilchen waren mit einem diesbezüglichen Emblem an der Theke gekennzeichnet. Es wäre schön, wenn sich dies bei den Geschäftsleuten schnell herumsprechen würde.

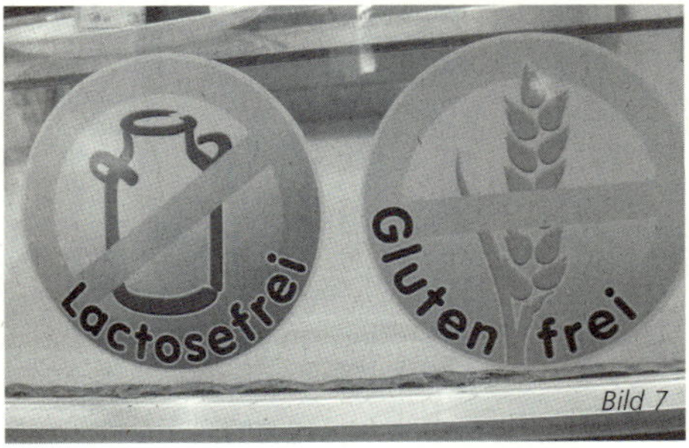

Bild 7

15.5.6 Weihnachtsmann und Osterhase

Feste, bei denen es traditionell üblich ist, bestimmte Gerichte zu verzehren, sind eine weitere Herausforderung. Für mich als Schokoladen-Liebhaberin war nach der Diagnose Laktose-Intoleranz einer der ersten Gedanken: »Kein Schokoladen-Weihnachtsmann und kein Schoko-Osterhase mehr!« Stimmt, wenn man Milchschokolade bevorzugt, sind diese liebgewordenen Figuren nicht mehr erlaubt. Auch der gekaufte Neujahrszopf aus Milchbrot ist für immer tabu.

Die laktosehaltigen Produkte werden Sie bald durch andere ersetzen können, so dass Sie auf nichts mehr verzichten müssen. Schoko-Hasen und -Weihnachtsmänner gibt es neuerdings auch in laktosefreier Bitterschokoladenausführung und sogar weiße Schokolade gibt es genauso wie Pralinen und andere Süßigkeiten mittlerweile in laktosefreien Sorten (im Anhang F finden Sie die Versand-Adresse für Allergikerprodukte). Den Neujahrszopf backen Sie alleine, oder Sie führen eben eine neue Tradition ein: warum nicht an Neujahr in Zukunft immer einen Bratapfel mit Zimt, Kandiszucker und Rosinen servieren? Es gibt bestimmt Gegenden, wo das üblich ist – und sei es nur Ihre eigene Adresse. Dies gilt natürlich auch für alle regional-typischen Gerichte.

Vergessen Sie nicht, allen Freunden, die Sie besuchen und die Sie eventuell mit einem laktosehaltigen Mitbringsel beglücken wollen, Bescheid zu sagen, dass hier eine Gefahr für Sie besteht. Ein Blumenstrauß oder Ähnliches kann aber nicht falsch sein. Sie vermeiden mit dieser Information Enttäuschungen auf beiden Seiten. Und wenn die betagte Tante Erna Ihnen doch eine liebevoll verpackte Pralinenschachtel mitbringt, freuen Sie sich trotzdem darüber, sie hat es so nett gemeint. Sie könnten vielleicht demnächst Ihren Postboten mit einem kleinen Dankeschön überraschen, weil er immer so viele Überstunden machen muss.

Lassen Sie sich nicht entmutigen durch die im Anfang scheinbar überwältigende Anzahl verbotener Produkte. Sie und auch Ihre Freunde und Verwandten werden sich in sehr kurzer Zeit an Ihre neue Ernährung gewöhnt haben. All die kleinen kulinarischen Besonderheiten, die das Leben bisher so angenehm und interessant gemacht haben, werden Sie nach und nach durch andere Extras ersetzen. Betrachten Sie dies als Herausforderung für Ihren Erfindergeist und als Chance, Neues kennen zu lernen.

15.6 Reisen mit Laktose-Intoleranz

Wenn sie die wertvollsten Wochen des Jahres auf Reisen verbringen, müssen laktoseintolerante Menschen diese Zeit besser vorbereiten als nicht Betroffene, um den Urlaub unbeschwert genießen zu können und nicht von unliebsamen Überraschungen beeinträchtigt zu werden.

15.6.1 Essen auf Reisen

Zu Hause können Sie alle Notwendigkeiten beim Essen relativ mühelos einhalten. Selbst beim Auswärts-Essen sind die Probleme im Vergleich zu Reisen klein – können Sie einmal ein Gericht oder eine Zutat wirklich nicht essen, können Sie sich an anderen Orten versorgen. Sehr viel schwieriger kann jedoch das Essen auf Reisen werden, wenn Sie vollkommen auf Menüs angewiesen sind, die von anderen Menschen zubereitet werden. Wählen Sie als Reiseform ein Ferienhaus oder eine Wohnung, wo Sie sich selbst verpflegen, ist es nicht ganz so schwer. Es bleibt zwar immer noch die Tatsache, dass Sie unbekannte Produkte kaufen und jedes auf seinen Laktosegehalt untersuchen müssen, Sie haben die Zubereitung Ihrer Mahlzeiten trotzdem meist selbst in der Hand. Besuchen Sie fremde Länder, kommt unter Umständen noch das Problem mit der Sprache hinzu.

Wenn Sie jedoch Reisen mit Vollverpflegung buchen, ist eine gründliche Vorbereitung nötig. Nicht nur die Mahlzeiten am Zielort müssen sicher laktosefrei sein, auch während Fahrt oder Flug müssen Sie Ihre Diät zugesichert bekommen. Klären Sie das rechtzeitig vor Reiseantritt ab und verifizieren die Zusicherung am Tag vor der Abreise und ein weiteres Mal beim Einchecken.

Bei Pauschalreisen ist zu beachten, dass Sie die Notwendigkeit einer laktosefreien Diät unbedingt als verbindlich (!) in die Buchung mit aufnehmen lassen. Meist steht unter dem Feld im Vertrag, in dem Sie Wünsche aufführen können, ein klein gedruckter Hinweis, dass alle hier beschriebenen Anmerkungen unverbindlich seien. Fügen Sie hier unbedingt hinzu, dass die Diät für Sie verbindlich zugesichert werden muss, bevor der Vertrag Gültigkeit erlangt. Spätere Reklamationen werden von den Reiseunternehmen nicht angenommen, sie berufen sich dann leider auf die Unverbindlichkeit, und Sie bleiben auf Ihrem Geld sitzen. Oder sind Sie bereit, beispielsweise für eine Schiffsreise mehrere Tausend Euro zu zahlen und die teuer bezahlten Wochen auf der Toilette in Ihrer Kabine zu verbringen? Das können Sie zu Hause bequemer und vor allem umsonst haben.

Lassen Sie sich auch nicht mit dem Hinweis abspeisen, es würden Büffets zu den Mahlzeiten angeboten werden. Auch hier weisen Sie auf die Notwendigkeit der laktosefreien Diät hin – lieber einmal zu viel als einmal zu wenig. Es kann sein, dass der Küchenchef Ihrer Unterkunft ein Milchfan ist – und schon können Sie die große Mehrzahl der Sachen nicht essen. Es wird selbstverständlich immer Gerichte geben, die Sie nicht essen dürfen. Ein wenig Auswahl möchten Sie aber doch sicherlich haben.

Falls Sie auf eigene Faust Hotels oder Unterkünfte buchen, nehmen Sie rechtzeitig Kontakt auf und lassen sich mit den Küchenchefs verbinden. Klären Sie ab, ob den Herrschaften die Laktose-Intoleranz bekannt ist und ob das ein Problem darstellt. Je genauer Sie sich absichern, desto mehr können Sie sich auf Ihren Urlaub freuen. Packen Sie Ihre Gesprächspartner bei der Ehre, so dass diese es als Herausforderung betrachten, Ihre Wünsche zu erfüllen und dem guten Ruf des Hotels gerecht zu werden.

Wenn Sie in fremdsprachige Länder reisen, bereiten Sie eine kleine Erklärung vor, die Sie dem Restaurant-Personal vorlegen, um Ungenauigkeiten wegen

Verständigungsproblemen zu vermeiden. Sie können sich hier ggf. der Vorlagen im Anhang des Buches bedienen. Händigen Sie die Notiz dem Kellner aus und bitten um die Weitergabe an den Küchenchef, der Sie dann entweder selbst beraten kann oder ein Gericht nach Ihren Bedürfnissen zubereitet. Wenn Sie die Erklärung mehrfach kopieren, wird Ihnen der Vorrat nicht ausgehen, denn manchmal erhalten Sie sie nicht zurück.

Auch für Snacks im Straßenverkauf eignen sich diese kleinen Zettel, wenn man die Landessprache nicht oder nur unzureichend beherrscht. Nur seien Sie hier grundsätzlich doppelt vorsichtig: diese Händler wollen ihre Ware verkaufen und rechnen nicht damit, dass Sie wiederkommen. Deshalb besteht keine Notwendigkeit, einen Kunden durch exzellenten Service zu binden. Wenn Sie sich nicht ganz sicher sind, lassen Sie lieber die Finger von dem Objekt Ihrer Begierde, die Strafe kann auf dem Fuße folgen und Ihnen die wohlverdiente Erholung verderben.

In vielen Ländern stellt übrigens die Laktose-Intoleranz gar kein Problem dar, weil es dort allen erwachsenen Menschen, wie von der Natur vorgesehen, an Laktase mangelt. In diesen Gegenden, wie z.B. dem asiatischen Raum, sind laktosehaltige Mahlzeiten unüblich, und Sie können nach Herzenslust schlemmen – meiden Sie dabei Lokale, in denen mit »Deutscher Kost« die Touristen angelockt werden sollen. Essen Sie landestypisch, dann kann Ihnen wenig passieren. Und außerdem lernen Sie so noch viel besser das besuchte Gebiet kennen (lesen Sie hier auch das Kapitel 4.3, Ein wenig Geographie).

Falls Sie unter weiteren Nahrungsmittel-Unverträglichkeiten oder -Allergien leiden, können Sie sich den kleinen Sprachführer »Mit Allergien auf Reisen« vom Europäischen Verbraucherzentrum Kiel bestellen. Er enthält je ein kleines Lexikon der häufigsten Nahrungsmittel, die Unverträglichkeiten oder Allergien hervorrufen können, in fast allen europäischen Sprachen. Der Sprachführer ist kostenlos gegen einen mit 0,90 Euro frankierten Rückumschlag (DIN C lang) erhältlich (Anhang E.4).

15.6.2 Verstopfung auf Reisen

Ein weiteres Problem auf Reisen ist die Verdauung. Nicht nur durch einen auf fremde, eventuell unappetitliche Toiletten hervorgerufenen Ekel und dadurch bedingte zu lange hinausgezögerte Toilettenbesuche kann Verstopfung entstehen. Durch die fehlende Bewegung und abgeknickte Sitzhaltung über längere Zeitspannen in Bus, Bahn oder Flugzeug kann der Darm regelrecht einschlafen. Die Darmperistaltik kommt fast ganz zum Erliegen. Dadurch wird der Speisebrei nicht weitertransportiert, und der Dickdarm hat zu viel Zeit für seine eigentliche Aufgabe und entzieht dem Stuhl die Flüssigkeit. Die Folge davon ist Verstopfung. Dem können Sie vorbeugen.

Führen Sie folgende Maßnahmen möglichst aus, bevor Sie Verstopfung bekommen: trinken Sie mehr als üblich, um den Stuhl zu verflüssigen. Beachten Sie dabei, dass Sie öfter auf die Toilette müssen, das ist aber in fast allen Transportmitteln kein Problem. Versichern Sie sich, dass in Reisebussen die Toilettenkabinen geöffnet sind. Manche Busfahrer schließen die Toiletten gerne ab, weil Sie die Reinigungsarbeiten scheuen. Klären Sie also vor Fahrtantritt mit dem Fahrer ab, dass Sie ein Problem haben und ggf. auf der Öffnung der Kabine bestehen. Auch in Bahnen sind ärgerlicherweise manchmal die Toiletten zugesperrt. Schauen Sie sich am besten kurz nach Fahrtantritt um, ob und wo die nächste Kabine geöffnet ist. In Flugzeugen gibt es in dieser Hinsicht keine Schwierigkeiten. Achten Sie darauf, dass in Zügen beim Aufenthalt in den Bahnhöfen und in Fliegern kurz vor der Landung die Benutzung der Toiletten nicht gestattet ist. Behalten Sie also die Zeiten im Auge und planen Sie vorausschauend.

Bewegen Sie sich so viel wie möglich. Wenn Sie aufstehen und herumlaufen dürfen, tun Sie dies so oft wie möglich. Scheuen Sie sich nicht, ein wenig Gymnastik zu machen, das tut auch Ihrer Durchblutung gut, und Thrombosen werden vermieden, die durch das in den Adern stockende Blut verursacht werden. Auf Langstreckenflügen werden Sie mit Sicherheit auch andere Fluggäste sehen, die ihre Durchblutung mit gymnastischen Übungen auf Trapp bringen. Es weiß ja keiner, dass die Bewegung für Ihren Darm gedacht ist.

Eine kleine Bewegungs-Übung: lehnen Sie sich seitlich gegen Ihren Sitz, damit Sie nicht umfallen. Dann ziehen Sie ein Bein am Knie ganz fest nach oben vor Ihren Bauch und umarmen das Bein, der Unterschenkel hängt nach unten. Jetzt atmen Sie 5 – 10 mal tief in den Bauch ein und aus. Der Darm hat nur die Möglichkeit, zu der Seite auszuweichen, die nicht durch das Knie eingezwängt wird. Jetzt wiederholen Sie die Übung mit dem anderen Bein. Der Darm wird dadurch richtiggehend massiert, und die Darmperistaltik kommt in Gang. Vergessen Sie dabei nicht, für einen sicheren Stand zu sorgen. Zur Not können Sie diese Übung auch im Sitzen machen, sie ist dann aber nicht ganz so effektiv.

Hier noch eine weitere Darmmassage-Übung im Sitzen: atmen Sie tief ein und ziehen dabei, entgegen den normalen Bewegungen, die Bauchdecke so weit wie möglich ein. Dann lassen Sie beim Ausatmen die Bauchdecke ruckartig nach außen schnellen. Wiederholen Sie den Vorgang 10 – 20 mal. Auch dieses ist eine gute Übung, um den Darm zu mobilisieren. Wenn Sie dabei nicht schnaufen, wird das keiner merken.

Eine Tasse Kaffee oder Tee am Morgen kann ebenso wie heißes Wasser auf nüchternen Magen abführend wirken (siehe auch Kapitel 15.8, Genussmittel). Nur als Notlösung ist die Einnahme von Abführmitteln zu betrachten. Wenn Sie noch keine Erfahrung mit Abführmitteln haben, sollten Sie diese bestimmt nicht auf Reisen sammeln – Sie können nicht wissen, wie Ihr Darm auf die unbekannten Reize reagiert. Lässt sich Ihr Darm noch nicht einmal durch den Verzehr von Ballaststoffen (Achtung: dazu genügend Flüssigkeit trinken!), Backpflaumen oder Feigen bewegen, seine normale Funktion aufzunehmen, dann kann die vorübergehende Einnahme von einem Abführmittel die letzte Rettung sein. Bevorzugen Sie flüssige Mittel, da diese sich besser dosieren lassen. Lassen Sie sich rechtzeitig vor der Reise an Ihrem Wohnort von einem Apotheker beraten, den Sie auf Ihre LI hinweisen. Wenn Sie die Gelegenheit haben, testen Sie die kleinste Dosierung zu Hause aus und schauen, wie Ihr Darm reagiert. Denken Sie bei der Einnahme von Abführmitteln daran, dass Ihr Darm sich sehr schnell an solche Stimulanzien gewöhnt und hinterher – ohne Mittel – erst recht faul ist und wieder auf Trapp gebracht werden muss. Wenn es sich vermeiden lässt, sollten Sie also lieber auf Abführmittel verzichten.

15.6.3 Durchfall auf Reisen

Nicht jeder Durchfall auf Reisen ist durch Ihre Laktose-Intoleranz bedingt. Sie kennen doch sicherlich »Montezumas Rache«, von der man heimgesucht wird, wenn man mit Bakterien verunreinigte Nahrungsmittel gegessen oder getrunken hat. Diese Reise-Durchfälle sind äußerst anstrengend und störend und können einem mehrere Urlaubstage verderben.

Für heiße Länder gilt: vermeiden Sie den Verzehr von Kaltgetränken, die nicht aus Flaschen eingeschenkt werden, die Sie selbst geöffnet haben oder die in Ihrer Gegenwart geöffnet werden. Denken Sie auch an die Eiswürfel – auch wenn die Hitze noch so stark ist, Eiswürfel sind häufig aus unsauberem Wasser hergestellt. Heißgetränke sollten wirklich heiß und nicht nur lauwarm sein.

Verzichten Sie auf Nahrungsmittel, die durch Anfassen mit verschmutzten Händen oder durch Waschen mit schmutzigen Wasser Bakterien enthalten könnten. Für alle Nahrungsmittel gilt grundsätzlich: von allem, was Sie nicht selbst schälen können, von allem was nicht gekocht wurde und noch heiß ist, sollten Sie die Finger lassen. Das gilt leider auch für Salate!

Durchfall ist von der Natur vorgesehen, um Bakterien und unverträgliche oder gar giftige Substanzen schnellstmöglich aus dem Verdauungssystem zu entfernen. Kluge Ärzte behandelten früher Durchfälle mit Abführmitteln, um die krankmachenden Stoffe so schnell wie möglich auszuschwemmen. Diese vernünftige Vorgehensweise würde jedoch ein bis zwei Urlaubstage kosten, dazu sind die wenigsten Betroffenen bereit. Aus diesen Gründen gibt es heute eine Vielzahl von modernen Mitteln, die Durchfälle stoppen, indem sie die Darmperistaltik verlangsamen. Hierbei verbleiben die Schadstoffe, meist Bakterien, im Darm und können ihr krankmachendes Potenzial über einen langen Zeitraum verbreiten. Aus diesem Grunde sind solche Mittel weniger geeignet. Halten Sie deshalb für den Durch-Fall die guten alten Kohletabletten in Ihrer Reiseapotheke bereit. Kohle bindet diese Stoffe, sie können ausgeschieden werden, ohne den Körper zu schädigen (siehe auch Kapitel 15.7, INFEKTIÖSER BRECH-DURCHFALL).

Einen eventuell laktosebedingten Durchfall, der entsteht, weil Sie versehentlich milchzuckerhaltige Speisen zu sich genommen haben, müssen Sie leider ertragen, bis er vorbei ist. Aber damit können Sie sicherlich umgehen, und Sie wissen, dass er nicht so lange dauert. Versuchen Sie, für die verbleibenden Urlaubstage noch vorsichtiger bei der Auswahl Ihrer Speisen zu sein.

Wenn Sie sich früher mit Zellstoff- oder Baumwoll-Vorlagen sicherer gefühlt haben, nehmen Sie sich vorsichtshalber einen kleinen Vorrat auf die Reise mit, auch wenn Sie in der letzten Zeit Ihre Verdauung mithilfe der laktosefreien Diät gut im Griff haben. Erstens sind aufgrund von unbekannten

Situationen oder Sprachen leider Unfälle nicht ganz auszuschließen, und zweitens gibt ein Netz unter dem Drahtseil zusätzliche Sicherheit – auch wenn Sie es hoffentlich nicht brauchen werden.

15.6.4 Reiseapotheke

Wenn Sie verreisen, müssen Sie selbstverständlich all die Medikamente mitnehmen, die Sie täglich einnehmen müssen. Weiterhin gehören je nach Jahreszeit und Reiseziel Mittel gegen Sonnenbrand und Insektenstiche, sowie Desinfektionsmittel und Verbandszeug für Verletzungen und evtl. ein Mittel gegen Kopfschmerzen ins Gepäck. Hier können Ihnen die Apotheken Ratschläge erteilen. Bedenken Sie jedoch, dass die Apotheker selbstverständlich daran interessiert sind, Ihnen soviel wie möglich zu verkaufen. Wägen Sie also klug ab, was Sie wirklich benötigen. Weisen Sie auch unbedingt auf Ihre Laktose-Intoleranz hin, denn viele Medikamente enthalten, wie Sie ja wissen, Milchzucker!

Da für LI- und RDS-Betroffene eine erhöhte Gefahr besteht, dass in unbekannten Situationen Verstopfung auftritt, sollten Sie ein zuvor getestetes Mittel dagegen mitnehmen, damit Ihnen keine wertvollen Urlaubstagen durch heftige, unerwartete Reaktionen verdorben werden.

Gegen den Durchfall nehmen Sie Kohletabletten mit, diese eignen sich jedoch nur für nicht laktosebedingte, aber für bakteriell oder durch Viren bedingte Durchfälle.

Wenn Sie mit Laktaseergänzungsmitteln schon gute Erfahrungen gemacht haben, dann packen Sie sich einen Vorrat davon ein. Wenn Sie laktosehaltige Speisen nicht vermeiden können oder wenn Sie nicht genau wissen, ob ein Gericht laktosefrei ist, dann bedienen Sie sich dieser Mittel.

15.7 Infektiöser Brech-Durchfall

Infektiöse Erkrankungen, bei denen das Verdauungssystem betroffen ist, bedürfen einer besonderen Aufmerksamkeit, wenn Sie laktoseintolerant sind. Helfen sich Nichtbetroffene mit Tee und Zwieback oder Salzstangen und Cola wieder auf die Beine, wenn sie an einer Magen-Darm-Infektion leiden, so ist dies im Falle einer Laktose-Intoleranz nicht so ohne weiteres möglich, denn Zwieback enthält meistens Milch und damit Laktose, und die Cola scheidet u.a. aufgrund des Koffeingehaltes aus.

Achten Sie bei bakteriellen Erkrankungen des Verdauungssystems unbedingt auf eine ausreichende Flüssigkeitszufuhr. Trinken Sie abgekochtes Wasser mit je einer Prise Salz und Zucker, um verloren gegangene Salze und Energie wenigstens teilweise zu ergänzen. Beruhigend auf den Darm wirken dünner Pfefferminztee, oder durch die enthaltenen Gerbstoffe auch sehr dünner schwarzer 5-Minuten-Tee, der Teeingehalt kann dabei vernachlässigt werden. Nicht geeignet sind wegen der Gasentwicklung alle kohlensäurehaltigen Getränke. Trinken Sie die Flüssigkeit in einzelnen, kleinen Schlucken, um weder den Magen noch Ihren Darm zu überlasten. Die Flüssigkeitsmenge sollte über den Tag verteilt mindestens 2 Liter betragen.

Um verloren gegangene Energie zuzuführen, eignen sich ab dem zweiten Krankheitstag neben gequetschter Banane und geriebenem Apfel auch Salzstangen, bei denen unbedingt auf die Laktosefreiheit geachtet werden muss. Alles Fettige sollten Sie zumindest in den ersten Tagen meiden, da Fett schnell zu weiterem Durchfall führt.

Als medikamentöse Unterstützung gegen Durchfall hat sich neben den bereits erwähnten Kohletabletten auch 1-2 Teelöffel Luvos Heilerde aus der Apotheke bewährt, um die schädlichen Bakterien und ihre giftigen Abbauprodukte zu binden. Als homöopathische Mittel eignen sich Okoubaka (Rinde des Baumes Okoubaka aubrevillei) D2 und Kalium phosphoricum D6 (Schüssler-Salz Nr. 5), beide jeweils als Globuli, denn Tabletten sind laktosehaltig. Das Schüssler-Salz Nr. 5 ist, nebenbei gesagt, auch das Mittel der Wahl bei nervösen Verdauungsproblemen wie Durchfällen und Verstopfung.

Unterstützend können Sie, wenn Sie die Gelegneheit haben, ein Basen-Getränk oder eine Basen-Suppe zubereiten und jeweils über den Tag verteilt in kleinen Schlucken zu sich nehmen (siehe Kapitel 11.4, SIND SIE SAUER?).

Wichtig ist, dass Sie auf die Signale Ihres Körpers hören und sich bei der Erkrankung Ruhe gönnen. Bleiben Sie im Bett und schlafen Sie viel, um sich die Gelegenheit zu geben, wieder gesund zu werden.

Sollte sich bei Brechreiz und Durchfall nicht spätestens am zweiten Tage eine deutliche Besserung zeigen, müssen Sie unbedingt einen Arzt aufsuchen, um eine Dehydrierung (Flüssigkeitsmangel) oder einen akuten Elektrolytemangel zu verhindern.

15.8 Genussmittel

Kaffee, Schwarztee, Alkohol und Nikotin sind Drogen, die bekannte und weniger bekannte Wirkungen auf den Konsumenten haben. Da die Wirkstoffe – zumindest in größeren Mengen – durchaus giftig auf den Körper wirken können, kann man Genussmittel auch als Genussgifte bezeichnen. Wie die Verharmlosung »Genussmittel« schon andeutet, sind diese Stoffe in unserer Gesellschaft anerkannt und können – bedacht dosiert – mit Ausnahme des Nikotins durchaus positive Wirkungen haben. Leider ist jedoch gerade bei Vorliegen eines Reizdarm-Syndromes besondere Vorsicht geboten, da die Genussmittel unerwünschte Folgen für die Verdauung haben können.

Kaffee, Schwarztee und Schokolade, aber auch Cola-Getränke und die so genannten Energy-Drinks enthalten Koffein oder Koffein-ähnliche Substanzen, die als Stimulanzien wirken. Eine Tasse Kaffee oder Tee enthalten jeweils ca. 50mg Koffein bzw. Teein, Schokolade je nach Sorte 15 – 90mg Theobromin pro 100g-Tafel (bittere Sorten mehr als Milchschokolade). Cola-Getränke enthalten durchschnittlich 10mg Koffein pro 100ml und Energy-Drinks etwa das 4-fache, also ca. 80mg pro 200ml-Dose. Koffein bzw. Teein und Theobromin wirken nicht nur anregend auf das Zentralnervensystem, machen also munter. Diese Stoffe steigern auch die Harnbildung und vor allem die Peristaltik des Darmes und wirken deshalb abführend.

Eine Tasse Kaffee oder Schwarztee auf nüchternen Magen genossen kann bei der häufig auftretenden Reise-Verstopfung gezielt als Abführmittel eingesetzt werden. Dies ist mit Sicherheit eine unschädlichere Methode als die Benutzung von Abführmitteln. Achten Sie jedoch darauf, dass Sie diese Genussmittel vorsichtig dosieren, wenn Sie sonst keinen Kaffee oder Tee trinken. Das kann sonst im wahrsten Sinne des Wortes in die Hose gehen.

Der Stoff Theobromin in Schokolade hat nicht nur eine anregende Wirkung, sondern fördert die Ausschüttung von so genannten Glückshormonen – sicherlich mit ein Grund dafür, dass wir diese Süßigkeit so gerne naschen. Testen Sie aus, wie die Balance zwischen diesem Effekt und der nachteiligen abführenden Wirkung erzielt werden kann. Milchschokolade kommt für LI-Betroffene ohnehin nicht infrage, Bitterschokolade mit mehr als 70% Kakaoanteil ist jedoch meist laktosefrei. Obwohl auch der Zuckergehalt durch die in Kapitel 11.3 beschriebene Katabolit-Repression ungünstig ist, schadet es mit Sicherheit nichts, sich ab und an mit einem Stückchen Schokolade zu beglücken.

Der Genuss von Cola-Getränken sollte weitestgehend eingeschränkt werden, da sie einen sehr hohen Prozentsatz Zucker enthalten. Die seit einigen Jahren bei jungen Leuten so beliebten und sehr teuren Energy-Drinks sind eigentlich nichts anderes als Zuckerwasser mit einem aufputschend hohen Koffeingehalt, künstlichen Geschmacksstoffen und weiteren, in meinen Augen sehr fragwürdigen Zusätzen. Kein einziger Inhaltsstoff mit Ausnahme des enthaltenen Wassers ist Ihrer Gesundheit zuträglich. Und Wasser können Sie wesentlich günstiger aus der Leitung bekommen.

Die Wirkungen des Alkohols auf das Zentralnervensystem sind hinlänglich bekannt. Weiterhin entzieht er dem Stuhl Flüssigkeit, der fester und dadurch schlechter im Darm weitertransportiert wird. Dies erzeugt Verstopfung. Es ist jedoch aus einleuchtenden Gründen nicht möglich, Alkohol als Stopfmittel bei Durchfall zu nutzen, weil die benötigten Mengen zu einem Vollrausch führen würden. Die Zunft der Bierbrauer wirbt, die Ballaststoffe im Bier würden sich positiv auf die Verdauung auswirken – bei den geringen Mengen an enthaltenen Ballaststoffen eine eher kühne Behauptung, die sicherlich lediglich den Absatz dieses Getränkes steigern soll.

Die entspannende Wirkung eines Glases Wein oder Bier, das Sie am Abend genießen, kann jedoch unter Umständen positiv für Ihre Psyche sein, wobei ich Sie ganz bestimmt nicht zu übermäßigem Alkoholgenuss anleiten möchte. Harte Getränke, wie Schnaps und Ähnliches sind an dieser Stelle deshalb nicht gemeint. Da Sie sich jedoch in Bezug auf Ihre Ernährung genug Disziplin auferlegen müssen, kann eine kleine Sünde vielleicht dazu beitragen, das Leben nicht allzu verkniffen zu sehen. Ausdrücklich möchte ich an dieser Stelle Alkoholkranke auf die Gefahren hinweisen. Sie dürfen absolut keinen Alkohol zu sich nehmen.

Nikotin erhöht neben allen anderen bekannten, schwerwiegenden Beeinträchtigungen nicht nur die Pulsfrequenz und den Blutdruck, sondern steigert ebenso wie das Koffein die Darmperistaltik und kann deshalb zu Durchfällen führen. Da die gesundheitlichen Gefahren des Nikotins gravierend sind, sollte in jedem Falle auf das Rauchen verzichtet werden.

15.9 Eine weitere Hilfe: die pulsierende Elektromagnetfeld-Therapie

Eine gute, aber zugegebenermaßen nicht ganz billige Möglichkeit, Verdauungsbeschwerden zu lindern, ist die pulsierende Elektromagnetfeld-Therapie. Hierbei wird mithilfe elektromagnetischer Energie die Durchblutung in den Kapillargefäßen (haarfeine Adern) gefördert, was eine allgemeine Verbesserung der Gesundheit zur Folge hat. Sie legen sich für die tägliche Behandlung lediglich für einige Minuten auf eine Spulenmatte und/oder behandeln bestimmte Körperregionen mit Intensiv-Applikatoren.

Es gibt viele verschiedene Systeme für pulsierende elektromagnetische Behandlungen, die Sie nicht mit den überteuerten Matten verwechseln dürfen, die auf Kaffeefahrten neben Bettdecken und 99-Kräuteröl an den Mann bzw. die ältere Dame gebracht werden. Aus eigener Erfahrung kann ich das Bemer 3000-System empfehlen, das mit einem patentierten Impuls arbeitet, der sich von anderen Systemen unterscheidet.

Hierbei habe ich neben einer tatsächlichen Verbesserung meines Allgemeinbefindens festgestellt, dass die Behandlung morgens früh gleich nach dem Aufstehen zum einen die Verdauung sanft anregt, so dass ich meinen Toilettengang regelmäßig schon vor dem Aufbruch zur Arbeit erledigen kann und das Thema für den Tag erledigt ist. Zum anderen ergibt sich nach der Behandlung ein rundum »gutes Bauchgefühl«. Die kleine Intensiv-Matte eignet sich hervorragend zum Mitnehmen auf Reisen, so dass ich auch in manchmal nicht immer ganz unproblematischen Situationen meine Verdauung unter Kontrolle habe.

Bevor Sie das System kaufen, das etwa 2500 Euro kostet, können Sie es für einige Wochen ausleihen und den Erfolg selbst testen. Weitere Informationen können Sie über das Internet einholen oder sich direkt an die Bemer Medizintechnik wenden (Anhang E.5).

15.10 BEHINDERTENSTATUS BEI LAKTOSE-INTOLERANZ

Obwohl alle Betroffenen wissen, wie einschneidend sowohl die Laktose-Intoleranz als auch das häufig damit einhergehende Reizdarm-Syndrom in das Leben und vor allem in das Arbeitsleben eingreift, ist es ziemlich schwierig, eine solche Beeinträchtigung als Schwerbehinderung anerkannt zu bekommen. Leider sind hier auch die Ärzte, die einen solchen Antrag beim Versorgungsamt unterstützen müssten, meist viel zu wenig informiert und deshalb nicht besonders hilfreich. Nach meinen Recherchen werden für eine Laktose-Intoleranz im günstigsten Fall nicht mehr als 10% angerechnet. Wenn Sie durch weitere Behinderungen eingeschränkt sind, kann eine Hinzurechnung durchaus Sinn machen, eine alleinige Eintragung der LI ist jedoch so gut wie sinnlos.

Fühlen Sie auf jeden Fall bei Ihrem Arbeitgeber vorsichtig vor, bevor Sie sich um eine Registrierung der Laktose-Intoleranz als Schwerbehinderung bemühen. Viele Betroffene berichten von Problemen im Job. Das ist zwar ungerecht, aber Sie haben doch schon genügend Probleme, zusätzliche können Sie ganz sicherlich nicht gebrauchen.

Zur Auskunftspflicht gegenüber einem Arbeitgeber bei einer Bewerbung um eine neue Arbeitsstelle gibt es verschiedene Urteile. Konsens der neueren Rechtsprechung ist: haben Sie eine Behinderung wegen der LI oder wegen anderer Beeinträchtigungen eingetragen, so brauchen Sie dies nicht anzugeben, wenn Sie nicht gefragt werden, vorausgesetzt, die Art der Behinderung schränkt die Arbeit nicht ein. Bei expliziter Nachfrage des neuen Arbeitgebers, der ein Fragerecht hat, dürfen Sie sie jedoch nicht verschweigen und müssen wahrheitsgemäß Auskunft erteilen. Haben Sie einen Antrag gestellt, über den noch nicht entschieden wurde, brauchen Sie dies nicht anzugeben. Fairerweise sollten Sie aber angeben, wenn die angestrebte Arbeit durch Ihre Behinderung beeinträchtigt werden könnte.

Sie können versuchen, die Mehrausgaben, die Sie beispielsweise durch Laktaseergänzungsmittel haben, in Ihrer Steuererklärung oder bei Bezug von Lohnersatzleistungen geltend zu machen. Es kann möglich sein, dass Sie einen – wenn auch geringen – Betrag anrechnen können. Berufen Sie sich hierbei auf das Sozialgesetzbuch, § 30 Abs. 5 (Mehrbedarf für kostenaufwändige Ernährung). Weil jedoch die finanziellen Spielräume des Staates rapide schrumpfen, werden diesbezügliche Anträge meistens abgewiesen. Überlegen Sie sich deshalb gut, ob Sie den großen zeitlichen und organisatorischen Aufwand auf sich nehmen möchten, um mit nur einer kleinen Wahrscheinlichkeit einen minimalen finanziellen Vorteil zu erringen. Sie müssen über einen größeren Zeitraum genau belegen, welche Mehrausgaben Sie haben und ob diese wirklich notwendig sind. Weil sich darüber hinaus die Bestimmungen von Jahr zu Jahr ändern, empfehle ich Ihnen, zu diesem Thema einschlägige Internet-Seiten zu konsultieren, um aktuelle Informationen zu erhalten. Hier bieten sich auch die Foren der LI-Betroffenen an, beispielsweise www.libase.de.

Selbstverständlich können nur Sie allein für sich selbst entscheiden, wie Sie persönlich mit diesem Problem umgehen. Ich halte es jedoch für ganz wichtig zu erkennen, dass die Laktose-Intoleranz zwar einschränkend, jedoch keine Krankheit ist, der man erlauben darf, das Leben negativ zu bestimmen. Wir sollten versuchen, mit den Beeinträchtigungen, die die LI uns abverlangt, so normal wie möglich zu leben und uns auch so normal wie möglich zu fühlen – wir sind normal!

15.11 Wenn Sie keinen Erfolg haben

Wenn Sie mit den hier empfohlenen Tipps zu Ernährung und Verhaltensweisen überhaupt nicht klar kommen, und Ihre Bemühungen um ein beschwerdefreies Leben keinen Erfolg haben, können Sie neben weiteren Konsultationen Ihres Arztes oder Heilpraktikers auch eine individuelle Ernährungsberatung in Anspruch nehmen. Diese wird meist von Diplom Ökotrophologen angeboten, die Sie unter dem Stichwort »Ernährungsberatung« im Branchenfernsprechbuch finden. Auch in Reformhäusern können Sie u. U. Adressen erfragen. Wenn Sie im Internet recherchieren, hüten Sie sich vor unseriösen Angeboten, denn gerade auf dem Gesundheitssektor tummeln sich leider viele Scharlatane. Es ist wichtig, dass Sie sich genau über die Qualifikationen der Beraterinnen und Berater informieren.

Sollten Sie trotz einer konsequenten Ernährungsumstellung auf eine laktosefreie Kost weiter unter Durchfällen und/oder Verstopfung leiden, können eventuell andere Nahrungsmittel-Unverträglichkeiten wie z.B. eine Fruktose-Intoleranz vorliegen, die Sie mit der entsprechenden Diät in den Griff bekommen können.

Auch eine Störung der Schilddrüsenfunktion kann die Ursache sein. Eine Schilddrüsenüberfunktion kann genauso wie das in Tablettenform zugeführte Schilddrüsenhormon (Thyroxin, L-Thyrox) oder Jodpräparate Durchfälle erzeugen, und eine unbehandelte Unterfunktion kann Verstopfungen bedingen. Darüber hinaus können auch Befindlichkeitsstörungen von diesem kleinen Organ im Hals hervorgerufen werden. Lassen Sie dies von Ihrem Hausarzt untersuchen.

Bedenken Sie, dass auch Therapien mit antibiotischen Mitteln Verdauungsprobleme verursachen können, weil diese die Darmschleimhaut schädigen und vor allem die Darmflora zerstören können. Mit einem kranken Darm werden Sie Ihren Stuhlgang nicht normalisieren können.

Auch eine psychotherapeutische Beratung könnten Sie in Betracht ziehen, wenn alle anderen Vorgehensweisen vergeblich sind. Die Kosten für eine solche Behandlung übernehmen die Krankenkassen, wenn Ihr Hausarzt dies mit Ihnen beantragt. Er kann Ihnen unter Umständen auch geeignete Personen empfehlen. Im Anhang finden Sie die Adressen der Psychotherapeutenkammern für alle Bundesländer, bei denen Sie sich Therapeuten für spezielle Problemschwerpunkte in Ihrer Nähe nennen lassen können. Sie haben das Recht, mehrere Therapeuten in einigen Sitzungen kennen zu lernen, bevor Sie sich für eine Behandlung entscheiden, denn für eine Psychotherapie ist es besonders wichtig, einen »guten Draht« zum Behandler zu haben. Lassen Sie sich für diese sorgfältige Auswahl viel Zeit. Und machen Sie sich frei von dem Gedanken, dass es ehrenrührig ist, sich in psychotherapeutische Behandlung zu begeben. Alles, was Ihnen hilft, ist gut und richtig.

Sollten sich Ihre Beschwerden nach anfänglichen, zufrieden stellenden Erfolgen später wieder verstärken, so überprüfen Sie, wie konsequent Sie Laktose vermeiden oder ob Sie die einmal ermittelten verträglichen Mengen gesteigert haben. Besonders um Feiertage wie Weihnachten oder Ostern herum stellen sich bei vielen LI-Betroffenen teilweise die alten, lästigen Symptome ein, weil man im Zuge von Einladungen oder gemeinsamen Essen mit Familie oder Freunden schnell über die Stränge schlägt. Dies ist ganz normal, wie Sie in jeder Selbsthilfegruppe erfahren können. Halten Sie sich einfach wieder an Ihre erprobten, konsequenten Ernährungsrichtlinien und führen Sie ggf. ein Ernährungstagebuch, um die Lässigkeiten zu entlarven. Mit großer Sicherheit wird es Ihnen schon bald wieder besser gehen.

16 Stabilisierung des seelischen Gleichgewichtes

Thorwald Dethlefsen und Rüdiger Dahlke beschreiben in ihrem Buch »Krankheit als Weg«, dass jede Erkrankung eine symbolische Aussage und eine Ausdruckform von bestimmten Wesenseigenschaften und psychischen Problemen darstellt. Auch wenn ich nicht mit allen Aussagen übereinstimme, enthalten einige Gedanken doch sicherlich einen wahren Kern. »*Menschen mit Dünndarmbeschwerden neigen meist zu einem Übermaß an Analyse und Kritik, sie haben an allem etwas auszusetzen. Auch ist der Dünndarm ein guter Indikator für Existenzängste.* [...] *Im Volksmund sagt man:* [...] *Der macht sich vor Angst in die Hosen.*« (Anhang G, 5, Seite 187)

Natürlich können Sie Ihr Wesen, Ihren Charakter nicht ändern, und das ist auch gut so. Jeder Charakter ist einmalig und richtig. Es gibt keinen schlechten Charakter, es gibt nur nach außen strahlende Unzufriedenheit, wenn Sie sich mit Ihrem Wesen nicht endlich anfreunden und sich so akzeptieren, wie Sie eben sind. Deshalb betrachten Sie dieses Kapitel nicht als Aufforderung, sich von Grund auf zu ändern; das geht sowieso nicht. Sie können und sollten jedoch die Lösung Ihrer psychischen Probleme in Angriff nehmen, Ihr seelisches Gleichgewicht stabilisieren und Ihr Selbstbewusstsein stärken, damit Sie sich nicht mehr »vor Angst in die Hosen machen müssen«.

Selbstverständlich kann und will dieses Buch keine Psychotherapie ersetzen, Sie finden jedoch viele kleine Tipps, von denen Sie vielleicht den einen oder anderen ausprobieren möchten. Vielleicht halten Sie viele dieser Ratschläge – mit Recht – für Binsenwahrheiten, aber oftmals haben wir all die Selbstverständlichkeiten vergessen, doch sie sind es wert, dass wir sie uns ab und an ins Gedächtnis zurückrufen. Wenn Ihnen das eine oder andere hilft und Sie sich auch nur ein wenig besser fühlen, ist das ein schöner Erfolg und vielleicht ein weiterer Anreiz für Sie, auf diesem Wege weiterzugehen.

Das im Folgenden beschriebene Hauptprogramm stellt dabei so etwas wie das Pflichtprogramm dar und sollte nach Möglichkeit Schritt für Schritt abgearbeitet werden. Das Begleitprogramm ist die Kür. Versuchen Sie sich an Punkten, die Ihnen zusagen; mal an dem einen und mal an einem anderen. Aber testen Sie auch Neues oder Unbekanntes, vielleicht sind für Sie ganz überraschende Erfahrungen dabei.

16.1 Das Hauptprogramm

Ihr Ziel ist ein unbelastetes, selbstbewusstes Leben ohne die Beschwerden der Laktose-Intoleranz und eines eventuellen Reizdarm-Syndromes. Mit der Diät werden Sie die LI schnell in den Griff bekommen. Der Weg zur Behebung der psychischen und psychosomatischen Beschwerden wird allerdings einige Zeit in Anspruch nehmen. Bewältigen Sie diesen Weg mit zwei sich ergänzenden Programmen.

- Beginnen Sie mit der in diesem Buch empfohlenen Diät und halten Sie alle Phasen in dem jeweils angegebenen Zeitrahmen konsequent ein. Registrieren Sie ganz bewusst, wie Ihre körperlichen Beschwerden zurück gehen und letztendlich so gut wie verschwinden.
- Natürlich wird es kleine Rückschläge geben. Akzeptieren Sie diese als normal und versuchen Sie, Angstgefühle zu vermeiden, es könne nun alles wieder von vorne beginnen.
- Schreiben Sie auf, was Sie an Ihrem normalen Tagesablauf belastet – vernachlässigen Sie den Gedanken »das kann ich sowieso nicht ändern«, sondern zählen Sie ruhig alles auf, was Ihnen einfällt: zu Hause in der Wohnung, der Ärger mit den Nachbarn, die Probleme mit Kindern oder anderen Verwandten, Sorgen über die Gesundheit, Unzufriedenheit mit dem Körpergewicht, Schwierigkeiten auf der Arbeit, Überforderung mit Ihrem Aufgabenbereich, Unstimmigkeiten mit Kollegen, Angst um den Arbeitsplatz, Geldsorgen. Ihre Liste enthält wahrscheinlich noch viele andere Bereiche. Gewichten Sie diese Liste, d.h. schreiben Sie den Punkt, der Sie am meisten belastet an die oberste Stelle. Verwahren Sie diese Liste, sie trägt die Nummer 1, an einem persönlichen Ort, sie ist nicht für die Allgemeinheit bestimmt.
- Jetzt erstellen Sie die Liste Nummer 2: welche körperlich-seelischen Probleme, außer denen, die mit der Laktose-Intoleranz in direkte Verbindung gebracht werden können, belasten Sie? Nervosität, Schlafstörungen oder sogar eine Depression? Auch hier kommen die gravierendsten Beeinträchtigungen an die oberste Stelle. Die Liste 2 verbleibt zunächst an einem verschwiegenen Ort, Sie sollen sie sich erst zu einem späteren Zeitpunkt wieder vornehmen.
- Wenn es in der Vergangenheit Probleme gegeben hat, die ganz schwerwiegende, seelische Verletzungen bei Ihnen verursacht haben, und die Sie verdrängt haben, schreiben Sie sie nicht (!) auf diese Listen. Jetzt ist nicht der geeignete Zeitpunkt, die behandlungsbedürftigen Traumata

ans Tageslicht zu zerren. Nehmen Sie sich jedoch vor, diese mit professioneller Hilfe aufzuarbeiten, wenn Sie sich stabilisiert fühlen. Aber das hat erst einmal keine Eile.

- Versuchen Sie bitte, sich zu erinnern, wann Ihre körperlichen Beschwerden begonnen haben und überlegen Sie, ob es hier einen zeitlichen Zusammenhang gibt. Waren zuerst die körperlichen Symptome da und dann kamen die seelischen hinzu? Wenn ja, schreiben Sie das auf. Diese Liste trägt die Nummer 3. Auch hier gilt: das ist Ihre ganz persönliche Angelegenheit und gehört nicht in fremde Hände. Auch die Liste 3 werden Sie sich erst zu einem späteren Zeitpunkt wieder vornehmen.
- Fangen Sie jetzt an, die Liste 1 von unten aufzurollen. Welche Sorge beeinträchtigt Sie am wenigsten? Oder welches Problem glauben Sie am einfachsten lösen zu können? Überlegen Sie sich eine geeignete Vorgehensweise, mit der Sie versuchen wollen, diese Belastung loszuwerden. Setzen Sie sich keinen zeitlichen Rahmen. Damit würden Sie sich unter Druck setzen, und das Unternehmen wäre zum Scheitern verurteilt. Wenn Sie jedoch nach einigen Wochen merken, dass Sie auf der Stelle treten und das Problem nicht lösen können, legen Sie diese Angelegenheit beiseite und packen die nächste an, die auf der Liste 1 an zweiter Position von unten steht. Irgendwann werden Sie erfolgreich sein.
- Freuen Sie sich über kleine erreichte Ziele. Krempeln Sie Ihre Blickrichtung um. Wenn Sie bisher dazu neigten, zu denken »dies und jenes habe ich doch nicht so hingekriegt wie ich es wollte«, so registrieren Sie jetzt »schön, dies habe ich geschafft, das andere kommt vielleicht morgen oder nächste Woche, ich bin gespannt und freue mich darauf«. Schauen Sie auch noch einmal auf den Fragebogen, den Sie vor Beginn Ihrer Ernährungsumstellung ausgefüllt haben (siehe Kapitel 13.1.1, PHASE 1: RÜCKSCHAU), und vergleichen Sie Ihre Fortschritte. Genießen Sie den Erfolg und machen sich Ihre Leistung bewusst. Stärken Sie Ihr Selbstbewusstsein durch diesen Erfolg. Wahrscheinlich hat dieses Selbstbewusstsein in der Vergangenheit gelitten und es tut Ihnen gut, sich selbst zu beweisen, was Sie geleistet haben. Sie meinen, das sei nur ein winzig kleiner Schritt gewesen? Mitnichten! Für Sie war es der erste Schritt und damit der größte. Nun nehmen den nächsten Punkt in Angriff.
- Wenn Sie auf diese Weise einige Ihrer belastenden Sorgen losgeworden sind, gleichzeitig auch mit Ihrer Ernährungsumstellung die Laktose-Intoleranz mehr und mehr in den Griff bekommen, dann schauen Sie auf die Liste 2. Sind ein oder mehrere Ihrer psychischen Probleme kleiner

- geworden? Können Sie besser schlafen oder sind Sie ruhiger geworden? Wenn ja, feiern Sie Ihr neues Leben. Laden Sie Freunde ein, richten Sie vielleicht ein laktosefreies Büffet aus und lassen Sie es sich gemeinsam gut gehen – aber verraten Sie nicht den Anlass. Dies ist Ihre ganz persönliche Angelegenheit. Würden Sie den Grund für Ihre Fröhlichkeit verraten, setzten Sie sich unter Druck und unterminierten ein weiteres Fortkommen. Sie wissen ja, worum es geht, und das genügt.
- Wenn Sie jedoch noch keine Besserung erkennen können, dann warten Sie noch eine Weile. Der Erfolg wird sich auf jeden Fall einstellen. Haben Sie vielleicht zu früh geschaut, oder haben Sie Ihre Erwartungen zu hoch angesetzt? Dann geben Sie sich mehr Zeit und legen die Latte niedriger. Sie werden sehen: ein Erfolg bleibt nicht aus.
- Arbeiten Sie so die Schwierigkeiten auf, die Sie allein bewältigen können. Ganz sicherlich wird es Probleme geben, die Sie nicht ändern können. Eine schwere Krankheit können Sie nicht ändern, aber auf jeden Fall können Sie auch diese mit einem gestärkten Selbstbewusstsein und einer besseren seelischen Verfassung günstig beeinflussen. Auch Geld können Sie sich nicht selbst drucken, Sie können aber schauen, welche finanziellen Verpflichtungen Sie sich vom Halse schaffen können, um mit dem kleinen Budget besser auszukommen. Haben Sie Schulden, die Sie zu erdrücken drohen? Dann gehen Sie zur Schuldnerberatung, dort wird man Ihnen kompetent helfen. Und einen bösen Nachbarn können Sie natürlich auch nicht in einen verträglichen Zeitgenossen verwandeln. Vielleicht begegnet er Ihnen aber doch freundlicher, wenn Sie nicht mehr auf seine Spitzen reagieren und ihn anlächeln, obwohl Sie ihm anfangs am liebsten noch den Hals umdrehen möchten. Einen Versuch ist es wert.

Dieses Hauptprogramm sollten Sie immer in Auge behalten, bis Sie sich von möglichst allen lösbaren Problemen befreit haben.

16.2 BEGLEITPROGRAMM: DAS LEBEN IST SCHÖN

»Das Glück ist ein Mosaik aus winzig kleinen Freuden«. Dieses lebenskluge Zitat von Monrois sollten Sie sich zu Herzen nehmen und deshalb zusätzlich zum Hauptprogramm die Vorschläge des Begleitprogramms lesen. Schreiben Sie die Tipps auf kleine Zettel, die Sie an eine extra dafür vorgesehene Pinnwand heften. Natürlich können Sie auch Zettelchen mit eigenen Vorschlägen hinzufügen. Suchen Sie sich täglich einen oder mehrere

Vorschläge aus und legen diese Notizen in Ihr Portemonnaie. Diese sind dann Ihre Aufgaben für den Tag. Suchen Sie sich jeden Tag einen anderen Vorschlag aus, auch wenn er neu und vielleicht auf den ersten Blick gewöhnungsbedürftig für Sie ist. Einen Versuch hat jeder Tipp verdient. Vielleicht eröffnen sich ganz neue Perspektiven, wenn Sie es einmal probiert haben.

- Gewöhnen Sie sich an, sich täglich über mindestens eine Sache zu freuen. Die kleinen Dinge des Lebens erwärmen das Herz – dies ist nicht nur so daher gesagt, es stimmt wirklich. Versuchen Sie es doch einmal.
  Sehen Sie, wie die Sonne scheint? Wenn Sie Staubflocken im Sonnenstrahl tanzen sehen, ärgern Sie sich nicht darüber (eigentlich müsste ich dringend Staub wischen), sondern genießen Sie Licht und Wärme und freuen Sie sich über die Schönheit der Sonnenstrahlen.
  Die Sonne scheint heute nicht? Beobachten Sie doch mal die Wolken, es gibt so viele interessante Wolkenformationen. Oder hören Sie zu, wie der Wind in den Blättern rauscht.
  Gehen Sie mit offenen Augen spazieren. Sehen Sie den hübschen Käfer oder hören Sie den Vogel, der so herrlich zwitschert?
  Schauen Sie sich ein schönes Buch an und freuen sich an Bildern oder altbekannten, liebgewordenen Textpassagen.
  Nehmen Sie sich ein altes Fotoalbum und erinnern sich an die schönen Situationen, in denen die Bilder aufgenommen wurden.
  Hören Sie Ihre Lieblingsmusik. Schalten Sie das Radio an oder kramen Sie Ihre alten CDs oder Schallplatten hervor. Erinnern Sie sich an den Hit Ihrer Jugend, können Sie ihn noch mitsingen?
  Wenn Sie nach den vielen Jahren mit Durchfall wieder ein richtig geformtes Häufchen hinbekommen, dann freuen Sie sich auch daran. Eine Freundin von mir war ganz aus dem Häuschen, als ihr das passierte: »Doris, stell dir vor: Würste, richtige Würste!«
  Öffnen Sie Ihre Augen und nehmen Sie die Schönheiten um sich herum bewusst wahr. Sie werden Dinge sehen, die Ihnen noch nie zuvor aufgefallen sind.

- Singen Sie einmal täglich ein Lied.
  Es braucht ja keiner zuzuhören. Singen fördert eine korrekte, tiefe Atmung und befreit. Sie kennen kein Lied? »Alle meine Entchen« oder »Fuchs, du hast die Gans gestohlen« werden Sie ganz sicherlich kennen, alle anderen Lieder fallen Ihnen schon wieder ein. Fangen Sie einfach an.

- Lachen Sie mindestens einmal täglich.
  Sie meinen, Sie haben nichts zu lachen? Dann fangen Sie mit dem Lächeln an. Schauen Sie einmal um sich: da gibt es mit Sicherheit irgendetwas, was Ihnen gefällt: beim Einkauf ein niedliches Kind, zwei Hunde, die miteinander spielen. Nehmen Sie diese Schönheiten nicht mit unbewegtem Gesicht hin, sondern lächeln Sie – zuerst bewusst, später wird es unbewusst. Alles, was Ihnen gefällt, quittieren Sie mit einem Lächeln. Dann wird es mit Sicherheit auch Situationen geben, die Sie erheitern. Lachen Sie darüber – und machen Sie sich bewusst: hier habe ich gelacht. Mit der Zeit werden diese Situationen mehr werden. Sie werden merken, wie gut das tut.
  Kaum etwas massiert das Zwerchfell und damit auch den Darm so gut wie Lachen. Es fördert eine gesunde Darmbewegung und damit den auch Weitertransport des Stuhles. Eine gute Verdauung ist die angenehme Folge.

- Tun Sie Ihrem Körper mindestens 3 mal in der Woche etwas Gutes.
  Nehmen Sie ein entspannendes Bad oder duschen Sie einmal etwas ausgiebiger als sonst.
  Nehmen Sie ein Fußbad mit wohlriechendem Pflegesalz, und cremen Sie Ihre Füße anschließend mit einer guten Fußcreme ein.
  Verwöhnen Sie Ihrem Körper mit einer angenehmen Bodylotion.
  Massieren Sie Ihre Hände.
  Gehen Sie zum Friseur und lassen sich die Haare schön machen. Schauen Sie in den Spiegel und freuen sich über Ihr gepflegtes Aussehen. Gerade Männer vernachlässigen Ihren Körper oftmals sträflich. Die Herren der Schöpfung sollten diesem Punkt deshalb bitte besondere Aufmerksamkeit schenken. Frisch rasiert und eventuell mit einem guten After Shave fühlen Sie sich mit Sicherheit noch mal so gut.

- Machen Sie doch einmal eine Phantasiereise.
  Stellen Sie sich vor, Sie sind am einsamen Strand eines blauen Meeres. Fühlen Sie den warmen Sand unter Ihren Füßen und die warme Sonne auf Ihrer Haut? Oder finden Sie es auf dem Gipfel eines Berges schöner? Dann genießen Sie die imaginäre, wundervolle Aussicht.
  Lassen Sie Ihren Gedanken freien Lauf und versenken Sie sich ganz in die Vorstellung, an Ihrem persönlichen Entspannungsort zu sein – einige Minuten oder eine viertel Stunde, ganz wie Sie wollen.

- Laden Sie sich doch einmal selbst ein.
  Wenn Sie alleine leben, werden Sie eventuell schon seit längerem die Lust daran verloren haben, den Tisch nett zu decken und ein umfangreiches Menü zuzubereiten. Das sollten Sie einmal anders machen.
  Feiern Sie alleine ein Fest – ein Anlass lässt sich sicherlich finden.
  Bereiten Sie ein mehrgängiges Menü – kleine Portionen reichen. Holen Sie Ihr bestes Geschirr und Besteck aus dem Schrank. Stellen Sie Kerzen auf den Tisch und falten eine Serviette wie im Restaurant.
  Hängen Sie beim Essen nicht trüben Gedanken nach, wie einsam Sie sind, sondern genießen Sie den festlichen Tisch und das leckere Menü.

- Lassen Sie alte, eingeschlafene Kontakte aufleben.
  Rufen Sie einen lieben Bekannten an, von dem Sie vielleicht jahrelang nichts gehört haben.
  Es ist schön, wieder gemeinsam in alten Erinnerungen zu schwelgen.
  Wenn Sie sich aufgrund Ihrer Beschwerden etwas aus dem sozialen Miteinander zurückgezogen hatten, kann dies der erste Schritt auf dem Weg zurück sein.

- Wenn Sie täglich über einen längeren Zeitraum fernsehen, dann verzichten Sie den einen oder anderen Tag darauf. Fernsehen ist eine meist unproduktiv verbrachte Zeit, die Sie besser und bewusster für sich nutzen können.
  Denken Sie beispielsweise darüber nach, was Ihnen an schöner, heiler Welt in der Flimmerkiste vorgegaukelt wird. Entspricht das tatsächlich der Realität? Mit Sicherheit nicht. Aber Sie messen sich und Ihre Wünsche daran. Bringen Sie sich bewusst wieder auf den Boden der Tatsachen.
  Sie könnten doch stattdessen auch ein gutes Buch lesen oder das lange geplante Vogelhäuschen bauen – all das, wozu Sie keine Zeit mehr zu haben glaubten.

- Möchten Sie vielleicht in Ihrer Wohnung etwas ändern?
  Hängen Sie ein Bild um oder stellen die Stehlampe an eine andere Stelle.
  Ein schöner, neuer Überwurf über dem Sessel kann das alte Stück wieder in ein Schätzchen verwandeln.
  Wenn Sie Möbel umgruppieren wollen, überlegen Sie, ob Sie das alleine schaffen oder sich Hilfe holen müssen. Tasten Sie sich mit kleinen Veränderungen voran.

- Brechen Sie langweilig gewordene Riten auf.
  Haben Sie sich mit Ihrem Partner, Ihrer Familie, Ihren Freunden noch etwas zu sagen? Dann lassen Sie sich etwas Neues einfallen. Kaufen oder leihen Sie sich Gesellschaftsspiele oder besorgen Sie sich den Veranstaltungskalender Ihrer Gemeinde oder Stadt. Machen Sie einfach einmal was anderes als üblich.

- Pflegen Sie Ihre Sexualität.
  Haben Sie einen Partner? Gut, dann könnten Sie sich ja wieder einmal einen netten Abend zu zweit machen. Und damit ist wirklich ein ganzer Abend gemeint, nicht nur der Quicky. Lassen Sie sich Zeit, sorgen Sie für ein romantisches Ambiente und erfreuen Sie sich ausgiebig an der Gemeinsamkeit.
  Haben Sie keinen Partner? Auch gut, es gibt auch für Sie allein genügend Möglichkeiten, sich zu verwöhnen. Gerade, wenn man allein ist, vernachlässigt man häufig diesen für Körper und Seele so wichtigen Lebensbereich. Gleich, ob Sie 18 oder 80 sind, Sie können je nach Lust und Laune durchaus auch allein Sexualität haben, das ist normal und gut. Das beginnt mit dem Schaffen einer angenehmen Atmosphäre, kann schon ein Streicheln der Arme oder Schultern sein und endet, wo auch immer Sie wollen. Genießen Sie sich und Ihren Körper. Sie werden sehen, wie gut Sie sich danach fühlen.

- Gehen Sie täglich an die frische Luft – auch wenn es in Hunde und Katzen regnet.
  Natürlich kostet es bei schlechtem Wetter Überwindung, aber Sie werden sich hinterher garantiert phantastisch fühlen.
  Das Tageslicht hat so viele gute Wirkungen: nicht nur eventuelle Missstimmungen verschwinden, auch Ihr Vitamin D-Topf wird aufgefüllt. Und ganz nebenbei stärken Sie Ihr Immunsystem und sind gefeit gegen die nächste Erkältung. Ein Spaziergang von 15 – 30 Minuten reicht schon aus.
  Schauen Sie bewusst um sich, es gibt draußen so viel zu sehen.
  Vielleicht können Sie dabei die schönen Häuser anschauen, deren Existenz Sie bisher gar nicht wahrgenommen haben.
  Eventuell treffen Sie auch den einen oder anderen Bekannten, mit dem Sie ein nettes Schwätzchen halten können. So bekommen Sie Kontakte und Gesundheit zum Nulltarif.

- Treiben Sie Sport.
  Längeres Sitzen ist sehr schädlich für Sie. Die abgeknickte Körperhaltung hindert den Darm an seiner Arbeit. Auf diese Weise wird er faul, und Sie bekommen Verstopfung. Dagegen hilft Bewegung. Gemeint ist an dieser Stelle nicht etwa Leistungssport! Wählen Sie eine Sportart, die Ihnen Freude macht: Wandern, Walken, Schwimmen oder Radfahren, alles ist gut, was Ihnen Spaß macht und wobei Sie sich bewegen.
  Sie sollten es anfangs nicht übertreiben und sich langsam an das neue Programm gewöhnen. Beginnen Sie mit 10 oder 15 Minuten täglich – jeder Schritt zählt, den Sie mehr als früher machen.
  Bewegen Sie sich regelmäßig. Einmal in der Woche 2 Stunden ist nicht so gut und wirkungsvoll wie täglich eine viertel Stunde.

- Seien Sie stolz auf sich.
  Machen Sie sich am Ende eines Tages oder einer Woche bewusst, was Sie geleistet haben. Egal, ob es ein kleiner oder ein großer Erfolg war: seien Sie stolz darauf. Alles was Sie geschafft haben, ist Ihr ganz persönliches Verdienst. Das sollten Sie sich vor Augen halten, denn es stärkt Ihr Selbstbewusstsein.

Mit Sicherheit liegt ein langer Weg vor Ihnen, den Sie gehen müssen, um eine aus dem Gleichgewicht geratene Psyche wieder zu stabilisieren. Lassen Sie sich nicht davon entmutigen. Setzen Sie sich kleine, erreichbare Ziele und halten Sie die Richtung konsequent ein. Sie schaffen es garantiert.

16.3 Stress-Management

Um Sie in die Lage zu versetzen, Ihren Stress bewältigen zu können, soll an dieser Stelle zuerst erläutert werden, was Stress überhaupt ist.

Stellen Sie sich vor, Sie wären über einen längeren Zeitraum an einem Ort, an dem keinerlei Reize auf Sie einwirken würden: es ist stockdunkel, Sie hören absolut nichts, es ist weder warm noch kalt, Sie spüren keinen Druck, keinen rauhen oder weichen Stoff des Stuhles, auf dem Sie sitzen. Sie haben weder Hunger noch Durst – Sie fühlen einfach nichts. Ich nehme an, dass Sie diese Vorstellung weniger attraktiv finden. Das Leben wird erst möglich durch eine gewisse Anregung. Jede Anregung bedeutet Stress für den Menschen – in diesem Falle ist es positiver Stress, so genannter

»Eustress« (eu = gut, griechisch). Nehmen Reizmenge und -intensität jedoch überhand, dann wird der Stress unangenehm und wirkt nachteilig auf Körper und Seele. Dies ist dann der negative Stress, der so genannte »Dysstress« (dys = griechische Vorsilbe für negativ). Es ist wichtig, sich nicht grundsätzlich jeden Stress vom Halse zu halten, sondern guten Eustress und negativen Dysstress vernünftig zu regeln.

16.3.1 Eustress

Sorgen Sie für die so wichtigen und angenehmen Anregungen in Ihrem Leben. Sie wirken förderlich auf Ihr Wohlbefinden. Ohne Anregung verkümmern Körper und Seele. Tun Sie sich bewusst etwas Gutes. Genießen Sie die angenehmen Dinge des Lebens. Werden Sie egoistisch und sehen Sie sich ruhig ab und an als den Mittelpunkt der Welt – zumindest jedoch als den Mittelpunkt Ihres eigenen Lebens.

16.3.2 Dysstress

Negativer Stress wirkt nachteilig auf Ihr Wohlbefinden und kann Sie sogar krank machen. Die Natur hat uns als »Flüchter« mit Instinkten und körperlichen Reaktionen ausgestattet, die es uns ermöglichen, im Falle von negativem Stress mit Flucht zu reagieren, um sich diesem Stress zu entziehen und das Leben zu retten. Raubtiere greifen an, wenn sie bedroht werden, Flüchter laufen weg.

Nimmt bei uns der Stress ein unerträgliches Maß an, dann verlagert sich die Blutversorgung aus den für die Flucht unwichtigen Körperregionen wie den Verdauungs- oder den Sexualorganen in die Muskulatur, die zum Weglaufen benötigt wird. Ärgert uns unser Chef oder donnert ein Tiefflieger über unseren Kopf, so laufen wir »modernen Menschen« im Allgemeinen nicht mehr weg. Wir sind diesen Reizen hilflos ausgeliefert, unser Körper reagiert jedoch noch in den archaischen Mustern. Die Stresshormone, z.B. das Adrenalin, die die körperlichen Reaktionen auslösen, werden nicht durch Bewegung abgebaut und verbleiben im Körper.

Wird bei einem Flüchter die so genannte Distanzschwelle unterschritten, so dass er nicht mehr entkommen kann, fühlt er sich im wahrsten Sinne in die Ecke gedrängt und sieht keine andere Möglichkeit, das eigene Leben zu retten, als anzugreifen oder zu beißen. Da Sie den Tiefflieger nicht vom Himmel reißen können und den Chef nicht beißen dürfen, verbleiben auch diese Stresshormone in Ihrem Körper und verursachen Aggressionen, die Sie nicht durch die eigentlich vorgesehenen Reaktionen abbauen können. Dies ist die Erklärung dafür, dass Sie ab und an das Gefühl haben, nur noch um sich beißen zu wollen und sich durch alles und jedes genervt fühlen.

Am besten wäre es für uns zivilisierte Menschen in so einem Falle, wenigstens einmal um den Häuserblock zu rennen, um die Stresshormone abzuarbeiten und uns wieder gut zu fühlen – leider ist das selten möglich. Sie können jedoch all die oftmals überflüssigen Reize minimieren, um die Summe des Dysstresses möglichst gering zu halten. Vielfach nehmen Sie diese Reize gar nicht mehr bewusst als Dysstress wahr. Einzeln gesehen mag dies der Fall sein, aber alle zusammen in eine Kiste gepackt, wirken diese Dinge sehr negativ auf Ihr Wohlbefinden. Entrümpeln Sie also Ihre Stresskiste.

Ist es nötig, zusätzlich zu dem ganzen Lärm von draußen oder in Ihrem Büro, wo sich alle Kollegen durcheinander unterhalten, noch ständig das Radio laufen zu lassen? Sicher, Sie lieben Musik, aber die können Sie abends ganz bewusst anhören. Im Büro nehmen Sie die Lieder ganz sicher nicht mit Genuss wahr, das ist nur eine Berieselung im Hintergrund, die Sie angeschaltet haben, weil Sie es eben immer so machen. Also ab und an abschalten, und schon ist ein negativer Stressor weniger in Ihrer Kiste.

Sie ärgern sich über einen unangenehmen Zeitgenossen? Einen missliebigen Nachbarn, eine schlecht gelaunte Verkäuferin im Laden, einen meckernden Kunden? Diese Leute haben einen schlechten Tag, der den Ihren aber nicht unbedingt beeinflussen sollte. In der Hoffnung, dass Sie mich nicht für einen Sprücheklopfer halten, empfehle ich Ihnen hierzu zwei wohlberechtigte Ratschläge, die Sie sich zu Herzen nehmen könnten:

- Lassen Sie Unrat vorbei schwimmen.
  Stellen Sie sich vor, sie sitzen am Ufer eines Flusses, und eine tote Ratte kommt vorbei geschwommen – das ist der Ärger. Schauen Sie ganz distanziert zu, wie sie weiter schwimmt – bald ist sie weg.

- Ein anderer Spruch hilft ebenfalls: man kann sich über viele Dinge ärgern, man ist aber nicht dazu verpflichtet.

Sicherlich sind manche Dinge wirklich ärgerlich, aber Sie brauchen das nicht bis in Ihr Innerstes eindringen zu lassen. Bewahren Sie Distanz. Schlimme Dinge sind teilweise unvermeidbar, nur ist es Ihnen überlassen, ob Sie diesen erlauben, Sie zu stressen oder ob Sie sie lediglich zur Kenntnis nehmen. Sie haben dies verstanden? Ein weiterer, negativer Stressor fliegt aus der Kiste.

Fühlen Sie sich nicht für alles verantwortlich. Verantwortung kann Stress bedeuten. Natürlich gibt es Verantwortung, die einen stolz und glücklich macht. Dies sind die positiven Verantwortungs-Stressoren. Die negativen sind die, die Sie überlasten und die Sie gerne los wären. Also ab und an einmal »nein« sagen und nichts wie raus damit aus Ihrer Kiste.

Sie machen sich Sorgen um etwas? Entscheiden Sie, ob Sie das jetzt beeinflussen können – wenn ja, dann unternehmen Sie etwas zur Lösung. Sie können zum jetzigen Zeitpunkt nichts ändern? Machen Sie es wie die Menschen aus Guatemala: stecken Sie kleine Dinge, denen Sie symbolisch Ihre Sorgen zuweisen, in ein kleines Säckchen, das Sie abends unter Ihr Kopfkissen legen. Dann vergessen Sie diese Sorgen, sie sind ja sicher im Säckchen aufbewahrt. Am nächsten Morgen, wenn Sie ausgeschlafen und gut erholt sind, sind mit großer Sicherheit auch die Sorgen kleiner geworden, Ihr Blick klarer und Ihre Entscheidungskraft gestärkt. Sie können eine Lösung mit sehr viel mehr Energie anstreben.

Es gibt mit Sicherheit noch viele weitere Dinge, die Sie für sich als negative Stressoren identifizieren. Übrigens muss ein und dieselbe Sache nicht unbedingt für alle negativ sein. Manche Dinge wirken auf den einen anregend, der andere empfindet diese als belästigend. Entscheiden Sie für sich, was Sie gerne aus Ihrer Kiste aussortieren möchten – eins nach dem anderen verschwindet. Fangen Sie noch heute damit an, in kleinen Schritten Ihre ganz persönliche Stresskiste aufzuräumen.

16.3.3 Schlaf

Sorgen Sie auf jeden Fall für genügend und für ruhigen Schlaf. Im Schlaf erholen sich Körper und Seele. Erzwungener Schlafentzug gilt sogar als Foltermethode. Daraus können Sie ersehen, wie wichtig der Schlaf für den Menschen ist. Nicht nur der Körper regeneriert sich durch die totale

Entspannung der willentlichen Muskulatur, sondern auch der Geist verarbeitet im Traum die am Tage unbewältigten Probleme. So wie das Abschalten einer überhitzen Maschine durch eine Sicherung für die notwendige Abkühlung sorgt und so die Zerstörung des Motors verhindert, so bewirkt die Unterbrechung der reizüberfluteten Wachphasen das Überleben des Menschen durch eine Auszeit, in der die unverarbeiteten Dinge des Tages in die richtigen geistigen Schubladen eingeordnet werden.

Geben Sie sich also die Gelegenheit, sich mit genügend Schlaf für den nächsten Tag bereit zu machen. Verzichten Sie ggf. auf den späten Film, und gehen Sie rechtzeitig ins Bett. Im Nachhinein betrachtet war es die Sendung wahrscheinlich ohnehin nicht wert, dafür am nächsten Morgen unausgeschlafen und schlecht gelaunt zu sein.

Aber nicht nur eine ausreichende Zeitspanne ist notwendig, auch die Umstände, unter denen Sie schlafen, sind zu beachten. Temperatur, Beschaffenheit des Bettes und ein geräuscharmes Umfeld sind wichtig. Wenn möglich, sollten Schlafunterbrechungen vermieden werden. Wach werdende Kleinkinder müssen Sie selbstverständlich trösten, einen schnarchenden Ehepartner brauchen Sie aber nicht unbedingt zu ertragen. Vielleicht hat einer von Ihnen die Möglichkeit, die Nacht in einem anderen Raum zu verbringen, oder benutzen Sie Ohrstöpsel. Analysieren Sie genau, welche Auslöser Ihren Schlaf stören und schauen Sie, ob diese vermeidbar oder zu umgehen sind. Je tiefer und ungestörter Sie schlafen, desto entspannender ist diese Zeit für Sie. Sieben Stunden ununterbrochener Schlaf sind um ein Vielfaches erholsamer als acht Stunden mit mehreren Unterbrechungen. Im Tiefschlaf können Traumphasen durchlaufen und die Erlebnisse des Tages verarbeitet werden. Danach werden diese Sie nicht mehr als unerledigte Probleme belasten.

16.4 Gefühltes Befinden

Kopieren Sie sich die Punkte für ihr »gefühltes Befinden« von der nächsten Seite, und heften Sie diese an Ihre Pinnwand. Markieren Sie am Morgen, wie Sie sich fühlen, und schauen Sie am Abend, wie Ihr nun gefühltes Befinden ist. Ist es besser geworden? Dann haben Sie es für diesen Tag richtig gemacht. Fühlen Sie sich weniger gut? Dann halten Sie Rückschau, was Sie hätten besser machen können. Auf keinen Fall ärgern oder grämen Sie sich, wie schlecht es Ihnen geht, sondern betrachten diesen Tag als Lektion, aus der Sie lernen können. Suchen Sie sich für den nächsten Tag eine besonders viel versprechende Aufgabe aus dem Begleitprogramm aus.

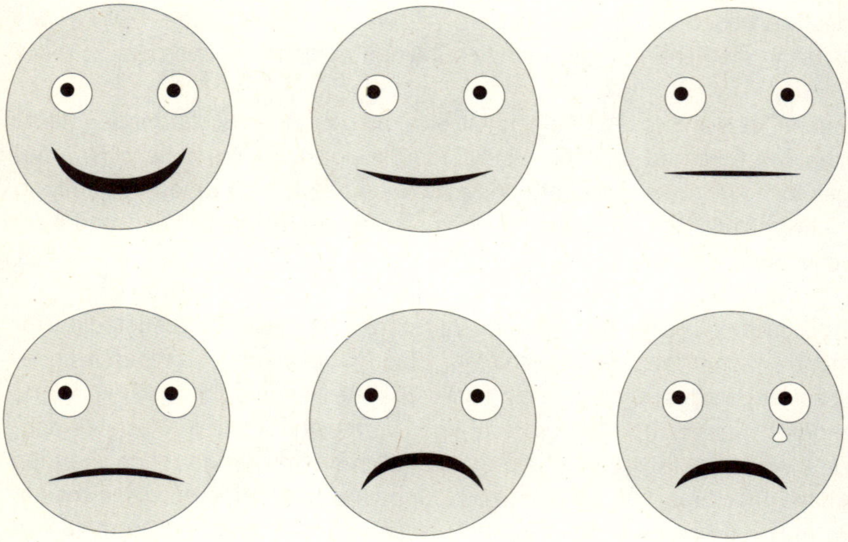

Bild 8

17 Ein paar Sport-Stunden

»Tu deinem Körper etwas Gutes, damit die Seele Lust hat, darin zu wohnen«. Es gibt kaum eine gesundheitlich orientierte Strömung, die diesen Ausspruch der Theresa von Ávila (1515 – 1582) nicht zitiert. Sie sollen sich an dieser Stelle ganz bestimmt nicht dazu animiert fühlen, auf allen Modewellen mit zu schwimmen, denn leider versuchen sich auch weniger seriöse Unternehmen auf diese Weise einen professionellen Anstrich zu geben. Trotzdem enthält diese Aussage so viel Wahres.

Zu einem gesunden Körper gehört neben der bereits ausführlich beschriebenen Notwendigkeit einer gesunden und bewussten Ernährung und dem Anstreben eines seelischen Gleichgewichtes aber noch mehr – die Bewegung und der Sport. Dass Sport gut für den Körper ist, bestreitet heute niemand mehr. Sport ist auch gut für die Psyche, denn bei und nach sportlicher Betätigung werden Glückshormone, so genannte Endorphine ausgeschüttet, die bewirken, dass Sie sich hinterher gut und zufrieden fühlen.

An dieser Stelle finden Sie keine Anleitungen zu sportlichen Übungen oder Gymnastik, obwohl Sie sich ausdrücklich aufgefordert fühlen sollen, sich mit dem Beginn Ihres »neuen Lebens« auch mit dem Gedanken an eine Ihnen genehme und Ihrem Alter angemessene Sportart zu beschäftigen, wenn Bewegung nicht ohnehin schon zu Ihrem Tagesablauf gehörte. Sie können Rad fahren, schwimmen, Wassergymnastik betreiben, spazieren gehen, wandern oder walken. Oder wie wäre es mit einem Tanzkurs? Ja, auch Männer können sich auf diese schöne Weise bewegen. Ihre Frau wird sich sicherlich freuen. Und wenn Sie als allein stehender Mann einen solchen Kurs belegen, stehen mit Sicherheit mindestens zehn Tanzpartnerinnen zur Auswahl. Es gibt so viele Arten zu gesunder körperlicher Betätigung, dass hier der Platz gar nicht ausreicht, um alles aufzuzählen.

Wichtig ist jedoch, dass Sie nicht plötzlich anfangen sollten, 2 Stunden Dauerlauf einzuplanen, wenn Sie sich vorher keinerlei Bewegung gegönnt haben. Auch müssen Sie nicht im Alter von 80 Jahren beginnen, 10 km mit dem Rad zurücklegen zu wollen. Fangen Sie so langsam und in so kleinen Schritten an, dass Sie sie auf jeden Fall bewältigen können: die 80-jährige Dame beginnt mit 10 Minuten Spaziergang um den Häuserblock, und dem jüngeren Büroangestellten, der den ganzen Tag sitzt, tut schon die Benutzung der Treppen bis in den 2. Stock gut. Wenn das Büro im 6. Stock liegt, so kann man sich ja mit der Zeit steigern. Wenn Sie Ihre Ziele klein halten, können Sie sie erreichen – zu hoch gelegte Latten werden gerissen. Machen Sie sich die Aufgabe aber auch nicht allzu leicht, ein wenig Anregung darf es schon sein, damit Sie Fortschritte erreichen.

Zwei »Sportarten« sind jedoch unter dem Thema Laktose-Intoleranz besonders wichtig: die Beckenbodengymnastik und Atemübungen, und auch regelmäßige Entspannungsübungen sollten Sie in Ihren Tagesablauf einplanen. Diese möchte ich Ihnen in den folgenden Abschnitten ganz besonders ans Herz legen.

17.1 BECKENBODENGYMNASTIK

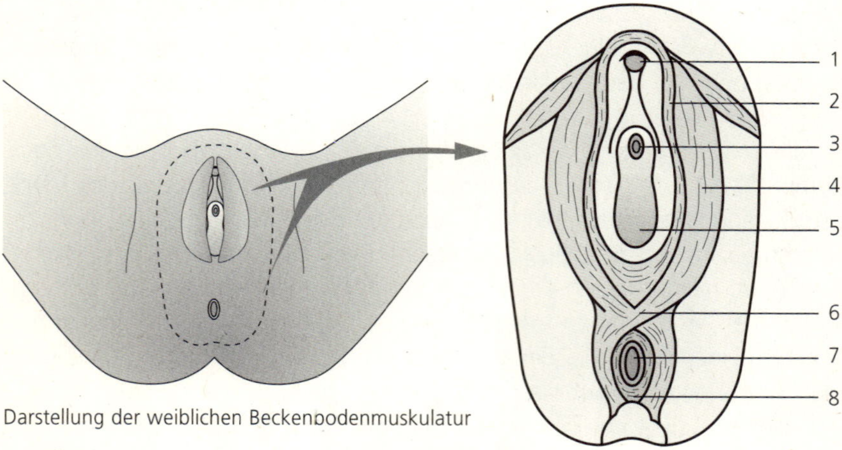

Darstellung der weiblichen Beckenbodenmuskulatur

1	Klitoris	5	Scheideneingang
2	U-Muskel	6	Muskelhaltekreuz
3	Harnröhrenöffnung	7	After
4	Musculus bulbospongiosus	8	Afterschließmuskel

(die männliche Beckenbodenmuskulatur ist sehr ähnlich aufgebaut) *Bild 9*

Der aufrecht gehende Mensch ist eigentlich keine so glückliche Entwicklung der Natur. Die meisten Organe sind zwar durch den Beckenknochengürtel vor dem Herausfallen geschützt und gestützt, einige würden aber durch die Öffnung passen. So entwickelte sich die Beckenbodenmuskulatur beim Menschen zu einem weiteren Stützkorsett, um die Organe am richtigen Ort zu halten. Bei Vierfüßlern ist dies nicht notwendig, denn die Organe hängen sicher im Bauchraum. Dadurch ist bei Tieren die Beckenbodenmuskulatur sehr viel schwächer ausgebildet.

Mit dem Alter erschlaffen bei Männern und Frauen diese Muskeln, bei Frauen auch besonders nach Geburten ohne vernünftige Rückbildungsgymnastik, die die für die Geburt weich gewordene Muskulatur wieder festigen und kräftigen soll. Es können Probleme mit den Wasser- oder Stuhl-Halten auftreten. Es entsteht auf Dauer eine Harn- und/oder Stuhl-Inkontinenz. Das freut die Hersteller von Erwachsenen-Windeln und anderen Hygieneartikeln. Auch die ständige Überbeanspruchung bei Laktose-Intoleranz mit Durchfällen und/oder Verstopfung kann dem Beckenboden schwer zu schaffen machen. Deshalb sollten Sie diese Muskulatur trainieren, denn nur durch Benutzung bleiben Muskeln leistungsfähig und fit.

Wenn einer Ihrer Unterschenkel in Gips gelegt wird, verkümmert die Muskulatur, und die Wade des kranken Beines ist nach der Abnahme des Gipsverbandes wesentlich dünner als die andere. Lassen Sie es mit Ihrer Beckenbodenmuskulatur nicht so weit kommen. Ein Beckenboden-Training ist nach einer Lernphase täglich und an jedem Ort unauffällig mal eben zwischendurch machbar. Niemand wird etwas merken. Sie können es auf dem Bürostuhl ebenso absolvieren wie im Auto an der Ampel oder an der Bushaltestelle. Je öfter Sie diese kleinen Übungen durchführen, desto besser.

17.1.1 Die Beckenbodenmuskulatur kennen lernen

Die meisten Menschen können mit der Aufforderung »spann mal deine Beckenbodenmuskulatur an« gar nichts anfangen, weil sie diese Muskeln nicht kennen. Deshalb ist die erste Übung dazu geeignet, sich dieser Muskelgruppe bewusst zu werden.

Wie Sie nebenstehend in Bild 9 sehen, sind die Muskelstränge, die den Beckenboden halten, auf der einen Seite am Steißbein angeheftet, gehen dann acht- oder kreuzförmig um After und Harnröhre (bei Frauen auch um die Vagina) herum, um dann auf der anderen Seite in die Bauchmuskulatur zu münden. Wird also die Beckenbodenmuskulatur angespannt, so zieht sich der durchhängende Beckenboden glatt und verschließt durch das Geradeziehen der Acht Harnröhre und After. Genau dies tun Sie, wenn Sie beim Wasserlassen den Urin einhalten.

Versuchen Sie dies einmal, wenn Sie auf der Toilette sitzen. So lernen Sie die große Unbekannte kennen. Machen Sie sich Muskeln bewusst, die Sie vorher noch nie wahrgenommen hatten. Po- und Oberschenkel-Muskeln sind dabei nicht angespannt, sie gehören nicht zur Beckenbodenmuskulatur.

Wenn Sie einige Male den Urin eingehalten haben, können Sie versuchen, das auch einmal »trocken« zu üben: kneifen Sie die Muskulatur im Sitzen oder Liegen zusammen, wie Sie es auf der Toilette geübt haben. Je öfter Sie dies tun, desto besser wird es Ihnen gelingen. Zuerst nur für 1 – 2 Sekunden, später können Sie die Beckenbodenmuskulatur durchaus auch 5 – 10 Sekunden angespannt halten. Lassen Sie jedes Mal nach dem Anspannen die Muskeln so langsam wie möglich locker, je länger die Phase auf dem Weg zur kompletten Entspannung dauert, desto besser.

Nach einigen Wochen wird das An- und Entspannen des Beckenbodens eine leichte Übung sein. Stellen Sie sich jetzt vor, Sie säßen auf einem Kirschkernsäckchen (wer eines besitzt, kann das durchaus einmal in der Realität versuchen). Denken Sie sich jetzt, dass Sie einen Kern nach dem anderen mit der Beckenbodenmuskulatur wie mit einer Pinzette greifen und in den Bauch ziehen. Wieder am Anfang schwer, später wird es immer einfacher (Bild 10).

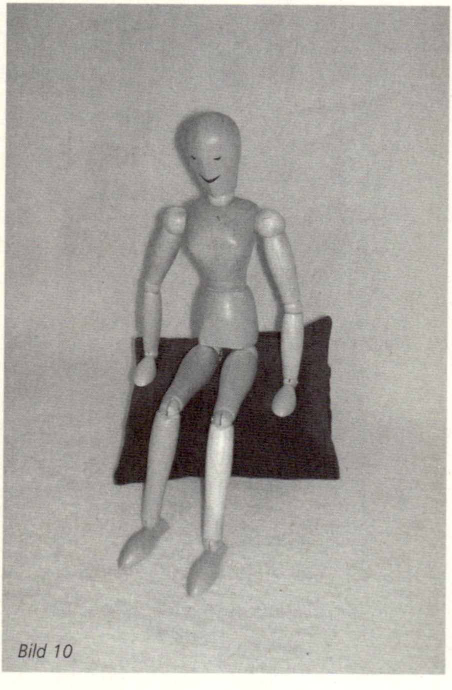

Bild 10

Eine weitere Übung kann im Bett oder auf der Couch durchgeführt werden: legen Sie sich auf den Rücken und ziehen die Füße an. Die Beine bilden also ein kleines Dach. Jetzt heben Sie den Körper an – zu Anfang nur ein paar Zentimeter, später so weit, dass der ganze Rumpf schwebt (Bild 11). Spannen Sie dabei die Beckenbodenmuskulatur an. Pobacken und Oberschenkel sind diesmal angespannt, weil Sie den Körper

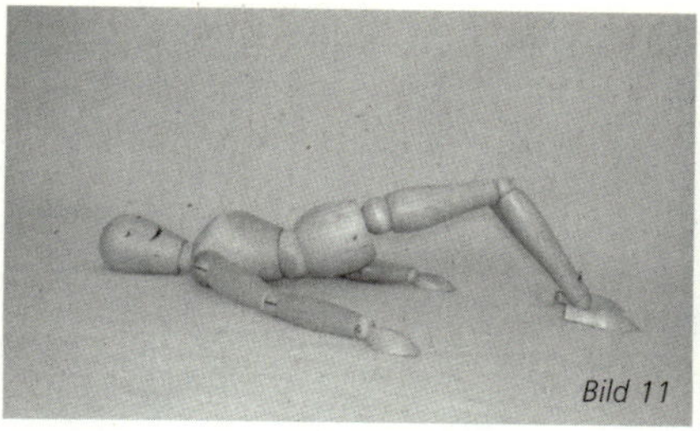
Bild 11

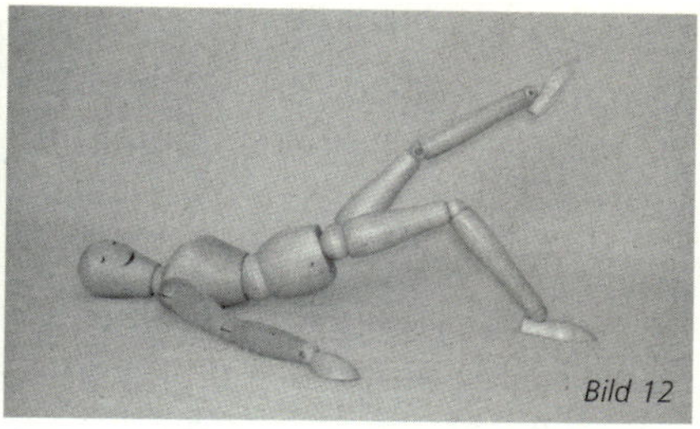
Bild 12

in der Höhe halten. Halten Sie die Spannung solange, wie es geht, dann lassen Sie den Körper langsam auf die Unterlage sinken. Wenn Sie diese Übung beherrschen, können Sie den Schwierigkeitsgrad steigern, indem Sie ein Bein nach vorne strecken (Bild 12). Zuerst das eine, dann wieder aufstellen und das andere ausstrecken. Das ist recht schwer, aber versuchen Sie es.

Bei einer weiteren Übung liegen Sie wieder auf dem Rücken und stellen die Beine wie in der Übung zuvor auf (Bild 13). Jetzt kippen Sie Ihre Hüfte leicht an, d.h. Sie schieben mit der Beckenbodenmuskulatur den Unterkörper von unten hoch. Da dieser Muskelstrang bis in die Bauchdecke reicht, können Sie den Bauch einziehen und das Becken vom Bauch aus herumziehen (Bild14). Denken Sie sich eine Achse von einem Beckenknochen zum anderen, um die Sie Ihre Hüfte kippen. Der Rücken bleibt dabei auf der Unterlage liegen und wird nicht wie in der vorigen Übung angehoben.

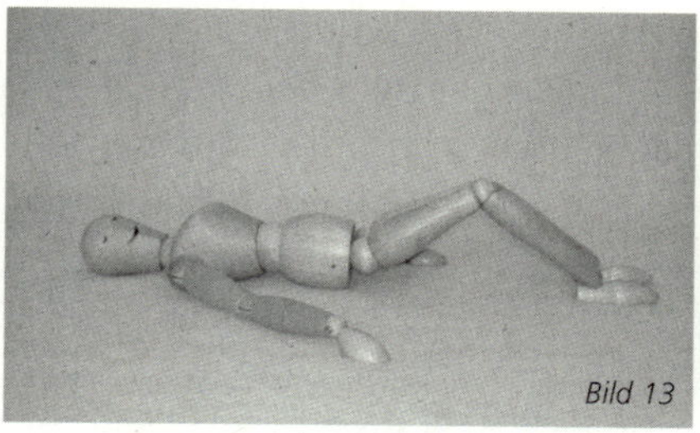
Bild 13

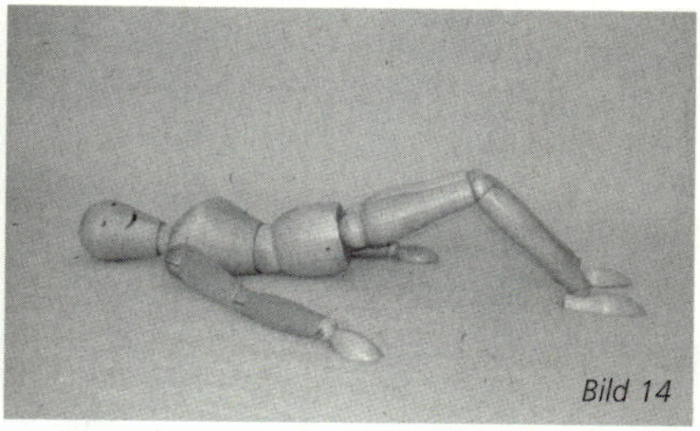
Bild 14

Die Übungen im Liegen eignen sich natürlich nicht für unterwegs. Sich auf der Straße auf die Erde zu legen und den Beckenboden zu trainieren, würde Ihnen günstigstenfalls einen Heiterkeitserfolg einbringen, wenn nicht gar der Krankenwagen für Sie gerufen wird. Folgende Übung können Sie jedoch überall ausführen: stellen Sie sich die Auf- und Abwärtsbewegungen eines Wortes vor, beispielsweise »*lili*«. Bei dem Buchstaben »*l*« geht es zuerst hoch, dann wieder herunter. Jetzt fahren Sie in Gedanken mit Ihrem Beckenboden die Buchstaben nach, schön langsam, einen nach dem anderen. Die Seitwärtsbewegungen sind natürlich nicht möglich, die Auf- und Abbewegungen geben aber einen guten Anreiz für das An- und Entspannen der Beckenbodenmuskulatur. Denken Sie sich weitere Worte aus, oder sogar ganze Sätze. Wie wäre es mit »lili liebt vanillelollies« oder fällt Ihnen etwas anderes ein? Achtung: bei Buchstaben mit Unterlängen (g, p) den Beckenboden nicht nach unten drücken, sondern ebenso entspannt lassen wie bei Buchstaben, die sozusagen auf der Nulllinie enden (l, n). Und das Pünktchen dürfen Sie als kurze, kräftige Anspannung auf das »i« setzen.

17.1.2 Nicht nur für Frauen: Bauchtanz

Schließen Sie die Augen und stellen sich eine Bauchtänzerin vor: sie lässt einen Schleier um sich schweben, und an ihren Hüften glitzern goldene und silberne Plättchen. Sie wiegt ihr Becken im Rhythmus der Musik und lässt ihren Unterkörper kreisen. Die Arme bewegen sich schlangengleich, alle Bewegungen sind harmonisch und fließend.

Bauchtanz ist nicht nur ein ästhetischer Anblick für den Zuschauer, sondern auch ein gesundheitlicher Gewinn für die Tänzerin. Mit der Bewegung werden sämtliche Organe, vor allem aber die Organe im Unterbauch massiert, die Durchblutung gefördert und der Beckenboden gestärkt. Für LI-Betroffene ist der Bauchtanz also die ideale sportliche Betätigung. Man kann dafür übrigens weder zu dick noch zu dünn sein. Viele Bauchtänzerinnen hier in Deutschland sind dünn und entsprechen damit eher dem bei uns vorherrschenden Idealbild. In der Heimat des Bauchtanzes, dem Orient, gehören ein schwingender Bauch und ausladende Hüften, die sogar mit einem Tuch betont werden, zu einer gelungenen Bauchtanz-Darbietung.

Frauen dürften mit dem Gedanken an das Bauchtanzen sicherlich weniger Probleme haben als Männer, denn Bauchtanz ist natürlich eine als besonders weiblich empfundene Bewegungsform, und wahrscheinlich wird sich jeder Mann als Bauchtänzer »weibisch« finden und diese Sportart für sich ablehnen. Schauen Sie sich jedoch bitte einmal die Bewegungen an, die junge Männer ausführen, die ihren Freunden imponieren und dabei besonders männlich wirken wollen: stoßende Beckenbewegungen werden als maskulin und sexy empfunden. Auch viele Stars der Musikszene vollführen diese, bewusst an Kopulationsbewegungen erinnernden Hüftstöße bei ihren Darbietungen – denken Sie nur an Michael Jackson oder den Altrocker Mick Jagger von den Rolling Stones. Wenn Sie diese Bewegungen mit denen des Bauchtanzes vergleichen, so unterscheiden sie sich nur durch einen weniger fließenden Ablauf, sie sind eckiger und heftiger, aber die Vor- und Rückbewegung ist dieselbe. Die Bauchtänzerin lässt ihr Becken zusätzlich noch seitwärts schwingen und verbindet Vor-, Rück- und Seitwärtsbewegungen zu Kreisen oder Achten.

In den südlicheren Ländern, beispielsweise der Türkei, ist jedoch auch für Männer diese lebensfrohe, kreisende Hüftbewegung zur Musik absolut üblich. Im Gegensatz zu den in den Hüften eher steif wirkenden deutschen Männern tanzen die Türken mit dem ganzen Körper und schwingen ihre Hüften genauso wie die Bauchtänzerinnen, wackeln mit den Schultern, und niemand würde auf die Idee kommen, diese fließenden Bewegungen im Rhythmus der Musik unmännlich zu finden.

Als Mann werden Sie wahrscheinlich trotzdem keinen Bauchtanzkurs belegen wollen, obwohl es durchaus auch bei uns männliche Bauchtänzer gibt, deren Bewegungen mitnichten weibisch aussehen. Sie könnten aber zum Beispiel den Salsa-Tanz erlernen, bei dem die Hüften in einer ähnlichen Weise bewegt werden, vielleicht ein wenig zackiger. Der Effekt ist jedoch der gleiche. Weiblichen Lesern empfehle ich den Besuch eines Bauchtanzkurses. Erkundigen Sie sich bei Tanzschulen, der Volkshochschule oder auch bei Ihrer Krankenkasse, wo solche Kurse angeboten werden, oder recherchieren Sie im Internet.

Auf jeden Fall können Sie, egal ob weiblich oder männlich, zu Hause im stillen Kämmerchen einige Übungen des Bauchtanzes durchführen, um die positive Wirkung für Ihre Organe und vor allem für Ihren Darm zu nutzen. Versuchen Sie es einmal mit einer kleinen Übung, dem Hüftkreis.

Stellen Sie sich dazu vor einen großen Spiegel, um die Bewegungen zu kontrollieren. Sinken Sie leicht in die Knie, das ist die Grundhaltung beim Bauchtanz. Heben die rechte Hüfte, dann den Bauch einziehen und das Becken nach vorne kippen. Anschließend heben Sie die linke Hüfte und kippen zum Schluss das Becken nach hinten. So vollführt Ihre Hüfte langsam einen Kreis. Je bedachter Sie den Hüftkreis ausführen, desto sorgfältiger fallen die Bewegungen aus, einige Male in die eine Richtung und dann andersherum.

Achten Sie dabei darauf, dass Ihr Oberkörper ruhig stehen bleibt, also nicht mit der Kreisbewegung mitgeht. Nur die Hüfte bewegt sich. Suchen Sie sich dazu Ihre Lieblingsmusik aus und versuchen Sie, den Hüftkreis dazu auszuführen. Handelt es sich um ein stark rhythmisches Stück, so sollten Sie nicht so schnell kreisen, nutzen Sie dann einfach zwei Takte für eine Kreisbewegung.

Da die Beckenbodenmuskulatur immer wieder den Unterkörper hoch und zurück heben und senken muss, ist dies eine hervorragende Kräftigungsübung für diese Muskelpartie. Alle Organe des Unterkörpers werden mit dieser Bewegung massiert und aktiviert. Tanzen Sie den Hüftkreis doch zum Beispiel jeden Morgen beim Zähneputzen, das ist für Ihren Beckenboden und für Ihren Darm ein gelungener Start in den Tag.

17.2 BLASENTRAINING

In den meisten Fällen ist bei einer Laktose-Intoleranz durch die häufigen Durchfälle auch die Blasenfunktion in Mitleidenschaft gezogen, und die Betroffenen leiden unter Tenesmus, also gehäuftem Stuhl- und Harndrang. Weil die Darmmuskulatur ständig übererregt ist, wirkt sich dies auch auf die Blase aus, und Sie haben schon nach kurzer Zeit wieder das Gefühl, dass Sie Wasser lassen müssen. Sie haben sich auch mit großer Sicherheit angewöhnt, vor jedem Termin außer Haus vorsorglich auf die Toilette zu gehen, um Notsituationen vorzubeugen – für größere Aktionen eine sinnvolle Maßnahme, aber für eine viertel Stunde nicht unbedingt erforderlich.

Wenn Sie Ihre Blase häufig entleeren, ohne dass ein wirkliches Harn-Volumen erreicht ist, schrumpft die Blase, und das eigentlich erreichbare Fassungsvermögen verringert sich – ein Teufelskreis, der auf der einen Seite die mögliche Kapazität reduziert und auf der anderen Seite den Drang nach Entleerung vergrößert. Auch nachts werden Sie deshalb früher oder später häufiger durch Harndrang geweckt und müssen zur Toilette gehen.

Mit einem einfachen Blasentraining können Sie langsam diesen Mechanismus unterbrechen. Beginnen Sie mit den Übungen, wenn Sie zu Hause sind und eine Toilette in greifbarer Nähe ist. Machen Sie sich bewusst, dass beim ersten Harndrang noch keine Eile geboten ist. Schieben Sie das Wasserlassen soweit wie möglich hinaus, um die Blase nach und nach wieder an größere Urinmengen zu gewöhnen und sie so langsam zu veranlassen, ihre Speicherkapazität zu erhöhen. Wenn Sie dann auf die Toilette gehen, pressen Sie nicht und lassen Sie sich Zeit, die Blase so weit wie möglich zu entleeren, damit so wenig Restharn wie möglich in der Blase verbleibt.

Kombinieren Sie das Blasentraining idealerweise mit der Beckenbodengymnastik, denn nur bei einer gestärkten Beckenbodenmuskulatur kann auch die Blase optimal funktionieren.

Sollten Sie sich selbst dabei überfordert fühlen, können Sie sich von einem Urologen (Facharzt für Niere, Harnblase, -leiter und -röhre) beraten lassen. Männer in fortgeschrittenem Alter sollten vom Urologen, der gleichzeitig auch der Fachmann für Männerleiden ist, die Funktion der Prostata überprüfen lassen. Eine vergrößerte Vorsteherdrüse erzeugt bekanntermaßen Probleme mit dem Wasserlassen.

Für Frauen kann auch eine Untersuchung beim Gynäkologen sinnvoll sein, besonders, wenn Sie sich in den Wechseljahren befinden. Eine mangeldurchblutete Scheide kann u.U. Blasenprobleme mit verursachen. Hierbei wäre eine enge Zusammenarbeit von Gynäkologen und Urologen erforderlich; Sie können sich aber auch an eine urogynäkologische Ambulanz, die es in einigen Krankenhäusern gibt, überweisen lassen. Dort können Sie statt Medikamenten, die zwar die Überaktivität der Blase beruhigen, als Nebenwirkung jedoch den Darm soweit lähmen, dass Sie stärkste Verstopfung bekommen, für einige Monate ein Gerät verschreiben lassen, das mithilfe von schmerzlosen Reizströmen die Blase beruhigt.

17.3 Atemtechniken

Der Atem ist die wichtigste Funktion, um unser Überleben zu sichern. Man kann viele Wochen überleben, ohne zu essen, einige Tage ohne zu trinken, aber nur wenige Minuten, ohne zu atmen. Ohne Sauerstoffzufuhr beginnen die Körperzellen je nach Umgebungstemperatur nach etwa 2 Minuten abzusterben – zuerst die Hirnzellen, später die übrigen Körperzellen. Werden die Zellen nicht mit ausreichend Sauerstoff versorgt, wenn beispielsweise wegen Arterienverkalkung die Durchblutung behindert ist, dann sterben die Körperzellen nach und nach ab. Sie haben vielleicht schon vom so genannten Raucherbein gehört, bei dem genau dies der Fall ist. Auch der Herzinfarkt ist Folge einer Mangelversorgung mit Sauerstoff, die durch eine Verstopfung der Herzkranzgefäße bedingt ist. Durch die Blockade gelangt kein sauerstoffhaltiges Blut mehr zu den entsprechenden Zellen, und die betroffene Region des Herzens stirbt unwiederbringlich ab. So ist es also nicht nur wichtig, durch eine gesunde Lebensweise und Ernährung die Adern sauber und die Durchblutung stabil zu halten, sondern Sie sollten sich auch die richtige Atmung angewöhnen, um das Blut mit Sauerstoff anzureichern.

Die Frauen des 21. Jahrhunderts haben Glück: es gibt keine einengenden Korsetts mehr, deren Trägerinnen früher durch die Einschnürungen kaum noch Luft holen konnten. Wenn man nur ganz flach atmen kann, wird das Gehirn auf Dauer nicht ausreichend mit Sauerstoff versorgt – Grund für die Ohnmachten der Damen der damaligen besseren Gesellschaft. Die Herren hatten es in dieser Beziehung besser, sie wurden wenigstens nicht geschnürt.

Leider versucht uns jedoch die derzeitige Mode auch ohne Korsetts noch vorzuschreiben, wie wir uns halten sollen: Brust raus, Bauch rein. Dies gilt für Männer ebenso wie für Frauen (Bild 15). Und so laufen wir im Bewusstsein vermeintlicher Schönheit vollkommen unphysiologisch durch das Leben und atmen absolut falsch. Wer einmal so richtig in den Bauch atmet, müsste diesen ja raushängen lassen – wie hässlich! Ein flacher Bauch bei Frauen und ein fester Waschbrettbauch bei den Männern ist das erstrebenswerte, modische Ziel.

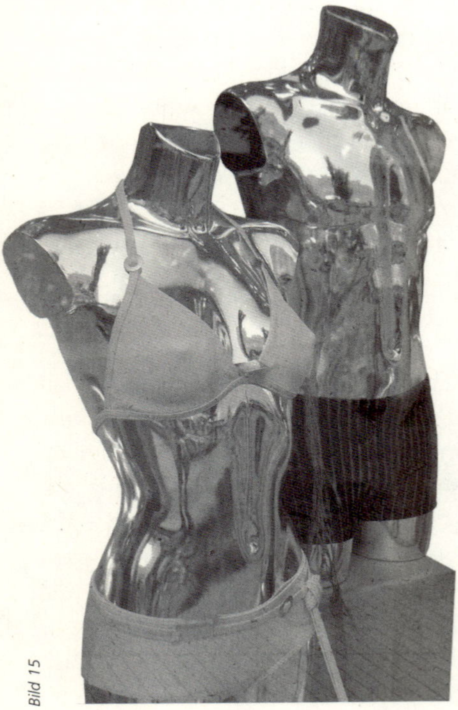
Bild 15

Keine Angst, ich möchte Sie nicht ermutigen, Ihre Bauchmuskulatur hängen zu lassen und sich schlapp zu halten. Es soll nur verdeutlicht werden, warum wir häufig falsch atmen, nämlich in die Brust. Säuglinge und Kleinkinder atmen automatisch richtig, nämlich in den Bauch. Das können Sie auch (wieder).

Mit einer tiefen Atmung versorgen Sie all Ihre Körperzellen mit dem lebenswichtigen Sauerstoff. Die so genannte bessere Gesellschaft bezahlt mit viel Geld eine Sauerstofftherapie und verschafft so den Körperzellen einen Jungbrunnen. Sie können das kostenlos haben: lernen Sie einfach, richtig zu atmen. Darüber hinaus entspannt richtiges und tiefes Atmen den Körper und den Geist – in angespannten Situationen, in denen sich LI- und RDS-Betroffene oftmals befinden, ist dies eine Quelle von Kraft und Erholung. Eine chinesische Weisheit sagt, »die Pflanze sei der bäuerliche, das Messer der bürgerliche, und der Atem der königliche Weg des Heilens«. Heilen Sie sich oder erhalten Sie Ihre Gesundheit also königlich, und atmen Sie richtig.

Die Atmung funktioniert mithilfe von Muskeln, die rund um unsere Lunge liegen: die Brustmuskeln, die den knöchernen Brustkorb, also Rippen und Schultergürtel, auseinander ziehen. Unter dem Brustkorb liegt das Zwerchfell, das den Lungen- vom Bauchraum trennt und wie ein Regenschirm gespannt ist. Das Zwerchfell bewegt sich beim Zusammenziehen nach unten und beim Entspannen wieder nach oben.

Atmen Sie einmal bewusst nur mit der Brustmuskulatur. Legen Sie dabei die Hände rechts und links auf die Brust und spüren Sie, wie die Rippen nach außen gezogen werden. Ziehen Sie die Schultern hoch, um noch das letzte bisschen Brustkorb zu weiten. Atmen Sie weiter mit der Brust, legen Sie dabei aber die Hände auf den Bauch – da bewegt sich wahrscheinlich gar nichts.

Jetzt atmen Sie mit dem Bauch. Schauen Sie, dass die Brustmuskulatur möglichst nicht und schon gar nicht die Schultern beteiligt sind, und atmen Sie tief in den Bauch. Wenn Sie die Hände dort hinlegen, merken Sie, wie sich der Bauch rein und raus bewegt. Jetzt haben Sie mit dem Zwerchfell geatmet. Es wölbt sich nach unten und erzeugt einen Unterdruck im Brustkorb. Die Lunge muss sich ausdehnen, wobei sie sich mit Luft füllt. Die Bauchdecke wird dabei nach außen gedrückt, weil die Bauchorgane dem Zwerchfell ausweichen müssen. Sie brauchen dabei die Bauchdecke nicht aktiv nach außen bzw. innen zu bewegen, das Zwerchfell ist hier der aktive Muskel.

Eine korrekte, tiefe Atmung wird in erster Linie vom Zwerchfell ausgeführt, die Brustmuskulatur ist auch beteiligt, aber nicht mehr hauptsächlich oder gar ausschließlich. Zuerst wird mit dem Zwerchfell in den Bauch geatmet und erst danach kommt die Brustatmung – so nutzen Sie das gesamte Lungenvolumen.

Neben der korrekten Einatmung mit dem Zwerchfell ist auch eine korrekte Ausatmung wichtig. Wenn zuviel verbrauchte Luft in den Lungen verbleibt und nicht ausgeatmet wird, bleiben die Schadstoffe, die über den Atem nach außen abgegeben werden im Körper. Weiterhin kann die Lunge immer mehr überbläht werden, letztlich verändert sie sich und wird in ihrer Atemkapazität reduziert. Mit fortschreitendem Alter werden wir immer kurzatmiger. Wird hingegen gründlich ausgeatmet, bleibt das Lungenvolumen konstant und damit die Leistungsfähigkeit bis ins hohe Alter erhalten. Das sich beim Atmen kräftig bewegende Zwerchfell massiert nebenbei auch noch die Verdauungsorgane, u.a. die Leber und den Darm und bewirkt so eine bessere Entgiftung und Verdauung.

Wenn Sie Ihr Zwerchfell nicht richtig zuordnen können, so lachen Sie doch einmal herzhaft. Legen Sie dabei die Hände auf den Oberbauch – merken Sie, wie sich das Zwerchfell im Rhythmus Ihres Lachens bewegt?

Unsere Atmung findet im Allgemeinen vollkommen unbewusst statt. Sie atmen auch, wenn Sie schlafen. Sogar wenn Sie ohnmächtig sind, wird die Atmung als Überlebensfunktion weiter aufrecht gehalten. Trotzdem können wir unsere Atmung in gewissem Rahmen willentlich beeinflussen: wie die kleinen Übungen soeben gezeigt haben, können Sie vorübergehend bestimmen, ob Sie tief, flach, mit der Brust oder mit dem Bauch atmen wollen. Aus diesem Grunde können Sie auch lernen, richtig zu atmen, selbst wenn Sie sich bis jetzt eine falsche Atmungsweise angewöhnt haben.

17.3.1 Atmen lernen

Erlernen Sie das richtige Atmen am besten an einem Abend, wenn Sie schon im Bett liegen. Legen Sie sich auf die Seite und winkeln Sie das obere Bein an. Lassen Sie das Knie bis auf die Matratze sinken. Damit rollt Ihr Körper ein wenig nach vorne (siehe auch Bild 17, Seite 268). Je nachdem, wie dick Ihr Bauch ist, berührt er schon jetzt die Unterlage, bei schlanken Personen ist das noch nicht der Fall. Atmen Sie jetzt tief in den Bauch –

dabei bitte nicht den Bauch bewusst nach außen wölben, sondern nur mit dem Zwerchfell atmen, der Bauch kommt schon von alleine raus. Jetzt sollten auch dünnere Menschen das Laken am Bauch spüren. Danach wird noch der Brustraum aktiv mit Luft gefüllt, indem Sie den Brustkorb dehnen. Ganz langsam, Sie haben zum Einatmen viel Zeit. Wenn Sie nicht mehr weiterkommen, lassen Sie die Luft langsam wieder entweichen, der Bauch zieht sich von ganz allein wieder in seine Ausgangslage zurück, und die Brust senkt sich. Danach ist es ganz natürlich, wenn einige Sekunden Pause eingelegt werden, bevor Sie wieder einatmen. Wiederholen Sie das Atmen insgesamt zehnmal – durch die Nase ein, durch den Mund ausatmen, Pause. Das Ausatmen sollte etwa gleich lang dauern wie das Einatmen. Wenn Sie das nicht auf Anhieb können, so spitzen Sie die Lippen und lassen die Luft mit einem hörbaren Laut entweichen – pffffffff. So ist das Ein- und Ausatmen korrekt. Natürlich müssen Sie später nicht immer mit gespitzten Lippen herumlaufen, diese Übung ist nur dazu geeignet, am Anfang die Geschwindigkeit zu regulieren.

17.3.2 Die Dreieckübung

Wenn Sie aufgestanden sind, können Sie das Atmen mal im Stehen probieren: genauso wie im Liegen tief in den Bauch atmen, dann die Brust weiten, die Schultern bleiben locker hängen. Einatmen durch die Nase, dann die Luft durch den Mund entweichen lassen und etwas warten. Stellen Sie sich ein Dreieck mit drei gleich langen Seiten vor: beim Einatmen bewegen Sie sich gedanklich an der einen Seite hoch. Beim Ausatmen geht es an der zweiten Seite abwärts, die Atempause ist die dritte, untere Seite des Dreiecks und führt wieder zum Ausgangspunkt zurück (Bild16). Dies ist eine Gedankenstütze für die Zeit, die Sie zum Ein- und Ausatmen und für die Atempause benötigen. Es kann sein, dass Sie sich für die eine oder andere Phase – ein- oder ausatmen oder die Pause danach ein klein wenig mehr Zeit nehmen wollen, dann ist das auch in Ordnung. Finden Sie zu Ihrem persönlichen, gleichmäßigen Atemrhythmus. Diesen Rhythmus beibehalten – aufwärts, abwärts und wieder zurück. Üben Sie diese Atmung so lange, bis sie Ihnen in Fleisch und Blut übergegangen ist.

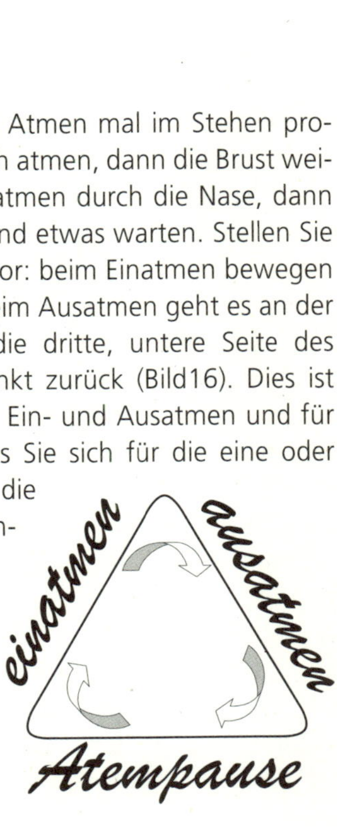

Bild 16

Wenn es Ihnen schlecht geht, sei es seelisch oder körperlich, so nehmen Sie sich 5 Minuten Zeit und atmen möglichst am offenen Fenster tief in den Bauch. Am Dreieck aufwärts, abwärts und wieder zurück, rauf – runter – zurück. Das beruhigt die Nerven und versorgt den Körper mit Sauerstoff. Diese Übung können Sie überall durchführen, zu Hause, im Büro, ja sogar in der Bahn, obwohl dort die Luft natürlich nicht so besonders frisch ist. Halten Sie sich einfach die Zeitung vor die Nase, und schon merkt keiner, was Sie tun.

17.3.3 Richtiges Sitzen ist wichtig

»Warum ist eine richtige Sitzhaltung so wichtig für eine korrekte Atmung?«, werden Sie sich vielleicht fragen. Die Antwort ist ganz einfach: wenn Sie abgeknickt und krumm sitzen, hat die Lunge keinen Platz und wird von den Bauchorganen eingequetscht. Atmen Sie einmal ganz bewusst, wenn Sie zusammengekauert auf einem Stuhl sitzen. Danach richten Sie sich auf und atmen wieder. Mit Sicherheit geht das Atmen leichter und es gelangt wesentlich mehr Luft in die Lungen. Aus diesem Grunde sollten Sie den Oberkörper so oft wie möglich aufrichten, wenn Sie auf einem Stuhl oder in einem Sessel sitzen. Klemmen Sie auch nicht den Bauch zwischen Stuhl und (Schreib-) Tisch ein. Auch das verhindert eine gute und tiefe Atmung. Natürlich sollten Sie nicht krampfhaft gerade wie »ein Stock« sitzen, eine lockere, aufrechte Haltung ist die richtige.

17.3.4 Singen

Auch Singen beeinflusst Ihre Atmung positiv. Wenn Sie schon einmal in einem Chor gesungen haben, werden Sie wissen, dass man sich am Ende der Probe einfach gut fühlt. Wenn Sie sich nicht trauen, vor Zuhörern zu singen, dann tun Sie dies im stillen Kämmerlein, es wäre jedoch schön, wenn Sie sich überwinden könnten, dort für frische Luft zu sorgen. Stellen oder setzen Sie sich aufrecht hin und singen Sie ein Lied – zuerst vielleicht noch leise, später trauen Sie sich sicher mehr zu. Sie können auch Ihre Lieblings-Platte oder -CD auflegen oder das Radio einschalten und mitsingen. Auch hier können Sie testen, dass Sie beim aufrechten Sitzen den Ton sehr viel länger halten können, als wenn Sie die Lunge in abgeknickter Haltung einquetschen. Lassen Sie es sich gut gehen und singen Sie aus vollem Halse und mit Lebensfreude.

17.3.5 Richtiges Atmen durch Sport

Wenn Sie Sport treiben, achten Sie mit ziemlicher Sicherheit gar nicht auf ihren Atem, außer vielleicht, wenn er Ihnen ausgeht und Sie anfangen zu schnaufen. Dies soll für Sie das Zeichen sein, die sportliche Betätigung moderater angehen zu lassen. Wenn Ihr Atem an eine Dampflok erinnert, dann heißt es: langsamer. Es ist jedoch gut, wenn Sie ein wenig außer Atem geraten und dadurch langsam aber sicher Ihr Lungenvolumen und Ihre Leistungsfähigkeit steigern. Wenn die sportliche Betätigung dann noch an der frischen Luft ausgeführt wird, tun Sie Ihrem Körper richtig gut.

17.4 Entspannungsübungen

In corpore sano mens sana – dieser lateinische Satz sagt, dass in einem gesunden Körper ein gesunder Geist wohnt. Geist und Körper müssen immer als eine Einheit gesehen werden, in der beide pfleglich behandelt werden müssen. Es genügt also nicht, die Körperfunktionen auf Vordermann zu bringen, dabei aber das seelische Wohlbefinden außer Acht zu lassen.

Tun Sie also bewusst etwas für Ihr seelisches Gleichgewicht – gerade, weil Ihr Körper wegen Ihrer Laktose-Intoleranz in der Vergangenheit wenig zu lachen hatte und damit Ihre seelische Verfassung gelitten haben dürfte. Sorgen Sie täglich für eine oder mehrere kleine Auszeiten, die Sie für die Pflege Ihrer Psyche nutzen.

17.4.1 Konzentrierte Entspannungsübungen

Konzentration und Entspannung – sind das nicht zwei gegensätzliche Begriffe? Eigentlich ja, aber in der heutigen stressgeladenen Zeit werden Sie Entspannung erst erlernen müssen, und dieser Prozess erfordert Konzentration.

Die konzentrierten Entspannungsübungen können Sie ohne professionelle Anleitung zu Hause durchführen. Bestimmen Sie einen festen Ort für die Übungen. Dieser Ort sollte ganz persönlich sein, d.h. Störungen durch andere sind nur in Notfällen erlaubt. Am besten eignet sich ein Bett oder eine gemütliche Couch, die lang und breit genug zum ausgestreckten Liegen ist. Achten Sie auf bequeme Kleidung und ein angenehmes Klima für

Ihre Übungen – es darf weder zu kalt noch zu warm sein. Wenn es machbar ist, sollten Sie in diesem Zimmer möglichst wenig vom Lärm anderer Wohnungsgenossen oder der Umwelt mitbekommen. Hängen Sie ruhig ein Bitte-nicht-stören-Schild an die Tür.

Entscheiden Sie, ob feste oder flexible Tageszeiten für Sie praktischer sind. Bei flexibel gewählten Zeiten achten Sie darauf, dass Sie die Übungszeiträume nicht unter den Tisch fallen lassen. Setzen Sie eine Zeitspanne fest, die Sie für Ihre Entspannungsübungen aufbringen wollen. Für manche Menschen reichen 10 Minuten, und der Zwang zu mehr würde sie unter Stress setzen. Andere freuen sich über eine halbe Stunde oder sogar noch längere Auszeit.

Können Sie mit oder ohne Musik besser entspannen? Manche Menschen mögen keine Musik, andere lieben sie. Dann kaufen oder leihen Sie sich Kassetten oder CDs mit Entspannungsmusik, fragen Sie in Ihrem Bekanntenkreis. Es gibt Instrumental- oder Synthesizer-Musik, Naturlaute wie Regen oder Meeresrauschen oder eine Kombination aus Musik und Naturgeräuschen. Testen Sie diese CDs, Sie müssen Ihnen gefallen, damit Sie sich wohl fühlen. Wenn Sie alles vorbereitet haben, legen Sie sich bequem auf die Liege. Wenn Sie nicht auf dem Rücken liegen können, legen Sie sich auf die Seite (Bild 17) oder sogar auf den Bauch, das müssen Sie selbst wissen.

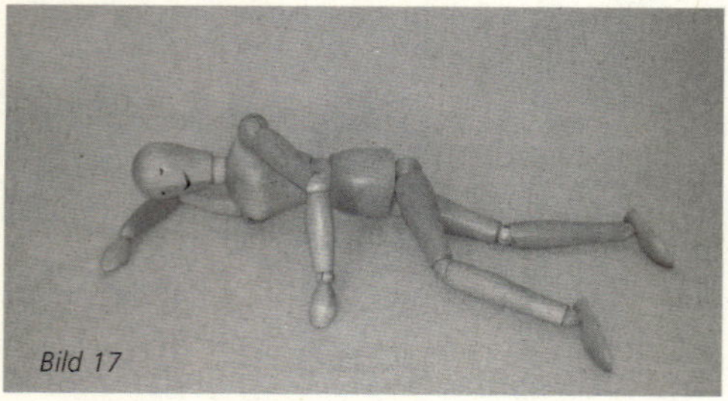

Bild 17

- Schließen Sie die Augen (wenn Ihnen das noch Unbehagen bereitet, so können Sie die Augen auch offen lassen).
- Konzentrieren Sie sich auf Ihren Atem: atmen Sie durch die Nase tief in den Bauch, und lassen Sie dann die Luft langsam durch den Mund ausströmen. Halten Sie die Luft einige Sekunden. Wiederholen Sie die Atmung. Denken Sie an das Atemdreieck – an der einen Seite hoch, an der anderen herab und wieder zurück, rauf, runter und zurück. Haben Sie Ihren Rhythmus gefunden?
- Konzentrieren Sie sich nun gedanklich nacheinander auf alle Ihre Körperteile. Beginnen Sie als Rechtshänder mit dem rechten Fuß, Links-

- händer fangen mit dem linken an. Schauen Sie in Gedanken, ob er entspannt ist. Wenn nicht, bemühen Sie sich um das Lockerlassen. Versuchen Sie beim ersten Mal nicht, alles perfekt zu machen, das kommt später. Danach gehen Sie mit Ihren Gedanken aufwärts, erst die Wade, dann der Oberschenkel. Jetzt kommt das andere Bein an die Reihe, dann der Po, der Bauch, die Brust und der Rücken. Weiter geht es mit den Händen und den Armen, zuerst der Führungsarm, dann der andere. Zum Schluss kommen die Schultern, der Nacken und das Gesicht an die Reihe.
- Wenn Ihr Körper komplett entspannt ist, stellen Sie sich eine angenehme Situation vor – machen Sie eine kleine Phantasiereise. Hören Sie, wie die Wellen an Ihren einsamen Lieblingsstrand plätschern? Vielleicht passt sich Ihre Vorstellung der Begleitmusik an, die Sie aufgelegt haben. Oder genießen Sie lieber die leichte Brise und den herrlichen Ausblick auf dem Gipfel eines Berges? Auch ein schöner Wald kann zu einem Päuschen im weichen Moos einladen, oder Sie können ganz vermessen sein und sich einen Flug als Vogel über eine herrliche Landschaft vorstellen. Glücklicherweise sind Ihrer Phantasie keinerlei Beschränkungen auferlegt.
- Verharren Sie einige Minuten an Ihrem Lieblingsort, genießen Sie die Zeit und schöpfen Sie Kraft.
- Bestimmen Sie den Zeitpunkt des Abschiednehmens von Ihrem Traumort, und kehren Sie langsam wieder in die Wirklichkeit zurück. Ballen Sie die Hände zu Fäusten, recken und strecken Sie die Arme und Beine, gähnen Sie herzhaft, und öffnen Sie zum Schluss die Augen.
- Verweilen Sie noch einige Minuten auf Ihrer Liege, bevor Sie langsam aufstehen und erfrischt wieder in Ihren Tag zurückkehren.

Eine kleine, abgespeckte Form dieser konzentrierten Entspannungsübung kann durchaus auch am Arbeitsplatz möglich sein – und sei es auf der Toilette. Schauen Sie, wo Sie ungestört 5 Minuten Zeit abzweigen können, setzen Sie sich auf einen Stuhl oder eben auf den Klodeckel und entspannen Sie auch hier – zuerst die Muskulatur und dann den Geist. Wenn möglich, lehnen Sie Kopf und Rücken an, dann können Sie sich mental besser fallen lassen. Selbstverständlich ist hier keine Zeit für umfassende körperliche Entspannungsübungen, es reicht aber aus, um wenigstens die am stärksten betroffenen Muskelgruppen – meist Rücken, Schultern und Gesicht – zu entspannen und einen winzig kleinen Abstecher zur eigenen Phantasieinsel zu machen. Oder Sie schauen aus dem Fenster, wenn es sich lohnt, und nicht gerade eine gegenüberliegende Lagerhalle oder die belebte Einkaufsmeile Ihre Aussicht ist. Ein wenig Natur sollte es schon sein. Probieren Sie es aus, ein Versuch ist das allemal wert.

Wer etwas mehr Zeit investieren möchte, kann sich einer der anderen bekannten Entspannungstechniken bedienen, die man am besten in angeleiteten Kursen erlernen sollte.

17.4.2 Progressive Muskelentspannung nach Jacobson

Die progressive Muskelentspannung wurde Anfang der 1920er Jahre von Edmund Jacobson entwickelt. Dabei werden wie bei der konzentrierten Entspannungsübung nacheinander (progressiv) die wichtigsten Muskelgruppen entspannt. Um jedoch den Unterschied zwischen Anspannung und Entspannung deutlicher spüren zu können, wird vor der Entspannung jeder Muskelgruppe die entsprechende Partie kräftig angespannt. Wenn Sie eine Hand entspannen wollen, dann werden Sie diese zuvor einige Sekunden fest zur Faust ballen und dann erst locker lassen.

Mit der progressiven Muskelentspannung nach Jacobson kann eine noch tiefere Entspannung erreicht werden, als mit der konzentrierten Entspannungsübung. Um diese Technik zu erlernen, können Sie auf entsprechende Anleitungsbücher oder Tonträger zurückgreifen. Es gibt auch Anleitungen im Internet, die Sie als Vorlage benutzen können, eine Adresse finden Sie im Anhang. Vervollständigen Sie diese ggf. für den ganzen Körper. Da Sie die Anleitungen natürlich nicht ablesen können, während Sie trainieren, sprechen Sie den Text ruhig und langsam auf ein Band, das Sie sich dann bei Ihren Übungen vorspielen lassen können.

Anleitung von professioneller Seite in Form von Kursen wird beispielsweise in der Volkshochschule angeboten, Sie können aber auch Ihren Hausarzt nach Möglichkeiten fragen. Einige Krankenkassen gewähren Zuschüsse für diese Kurse, eine Anfrage lohnt sich auf jeden Fall.

17.4.3 Autogenes Training

Die Technik des Autogenen Trainings wurde von dem Neurologen Johannes H. Schulz im letzten Jahrhundert entwickelt. Der Begriff »autogen« bedeutet, dass man sich mithilfe der eigenen, suggestiven Kräfte beeinflussen kann. Sie können sich mit den entsprechenden Übungen selbst überzeugen, entspannt zu sein. Diese Übungen werden in mehreren aufeinander folgenden Schritten durchlaufen, zu jeder gibt es einen Schlüsselsatz, den Sie sich immer wieder in Gedanken vorsprechen.

- Zuerst die Atemübung: Sie sagen »meine Atmung ist ruhig und regelmäßig«, und schon nach kurzer Zeit wird Ihre hektische Stress-Atmung tatsächlich ruhiger und gleichmäßiger.
- Danach folgt die Herzübung: »mein Puls geht ruhig und regelmäßig«. Natürlich sollen Sie dabei nicht mit dem Finger am Puls fühlen, Sie werden aber ganz von selbst feststellen, wie sich Ihr Herzschlag verlangsamt und beruhigt.
- Jetzt schließt sich die Schwereübung an. Sie sprechen sich vor »meine Arme und Beine sind ganz schwer«. Es ist verblüffend, wie sich schon bald die Extremitäten tatsächlich bleischwer anfühlen.
- Es folgt die Wärmeübung, »Arme und Beine sind ganz warm« – und Hände, Füße, Arme und Beine werden bald warm und gut durchblutet sein.
- Zum Schluss lassen Sie sich mit der Sonnengeflechtsübung (das Sonnengeflecht (von Plexus solaris, lat.) ist ein Nervengeflecht zwischen dem Bauchnabel und dem unteren Rippenbogen) »mein Sonnengeflecht verströmt Wärme in den ganzen Körper« aus dem Bauch heraus Körper und Seele erwärmen – ein Zeichen von kompletter Entspannung.

Das Autogene Training sollte auf jeden Fall unter professioneller Anleitung erlernt werden. Hierbei wird die Technik Schritt für Schritt geübt, denn selbstverständlich geht dies nicht für alle Übungen auf einmal. Der Kursleiter wird Sie nach und nach an die einzelnen Übungen heranführen, bis Sie Ihnen in Fleisch und Blut übergegangen sind. Je besser man sie beherrscht, desto schneller wird man eine tiefe seelische und körperliche Entspannung erreichen können. Nach der Lernphase kann das Autogene Training zu Hause durchgeführt werden, für Ort und Zeit gilt dasselbe wie für die konzentrierten Entspannungsübungen.

Bei Interesse befragen Sie Ihren Hausarzt oder Ihre Krankenkasse, die meist ebenso wie für die Progressive Muskelentspannung für diese Kurse Zuschüsse gewährt.

17.4.4 Yoga

Sie denken jetzt vielleicht »Yoga, das ist doch die Methode, wo man einen Kopfstand machen muss«. Sicher, es gibt eine solche Übung, aber damit müssen Sie weder beginnen, wenn Sie Yoga erlernen wollen, noch müssen Sie sie überhaupt machen. Yoga ist eine fernöstliche Entspannungsmethode, die aus vielen verschiedenen Übungen besteht, aus deren Palette Sie sich Ihre für Sie geeigneten aussuchen, denn jede Übung hat ihre ganz spezielle Wirkung. Aber Yoga ist mehr: Yoga ist eine Philosophie, eine Lebenseinstellung, die zu erlangen Übung erfordert. Dazu gehören nicht nur die Übungen, sondern z.B. auch die Art, richtig zu atmen, die Art, sich gesund zu ernähren, sich vernünftig zu kleiden und letztendlich, sich zu bewegen. Auf diese gesamtumfassende Weise erlangen Sie ein ganz neues Körpergefühl, das sich dann auf Ihre seelische Verfassung auswirken wird.

Um Ihnen einen kleinen Vorgeschmack auf die Technik des Yoga zu geben, lesen Sie hier die Mudhasana-Übung (eingerolltes Blatt). Sie entkrampft den Bauch und stärkt Rücken und Beckenboden. Sie löst Blockaden und lässt Ihre Energie wieder ungehindert fließen. Die Übung trägt ihren Namen, weil Sie den Körper dabei auf dem Boden einrollen.

Knien Sie sich auf eine weiche Unterlage und setzen sich auf Ihre Fersen. Legen Sie die Fußrücken flach auf den Boden. Schließen Sie die Augen. Jetzt beugen Sie langsam den Oberkörper nach vorne, wenn es geht soweit, dass der Brustkorb die Oberschenkel berührt. Vielleicht können Sie sogar die Stirn auf den Boden legen, wenn nicht, lassen Sie den Kopf entspannt nach unten hängen. Strecken Sie die Arme mit nach oben geöffneten Handflächen nach hinten aus, sie liegen entspannt neben dem Körper auf der Unterlage. Achten Sie darauf, dass Sie sich nicht zu sehr einklemmen, besonders, wenn Ihr Bauch ein wenig dicker ist. Dann rollen Sie sich halt etwas weniger zusammen, ganz so, wie Ihr Umfang es zulässt und Sie noch richtig atmen können. Bleiben Sie so lange eingerollt, bis Sie völlig ruhig geworden sind.

Nach einigen Minuten beenden Sie die Übung, indem Sie sich langsam aufrichten. Jede Yoga-Entspannungsübung können Sie abschließen, indem Sie die Hände zu Schalen formen und sanft über die geschlossenen Augen legen. Genießen Sie die Wärme der Handflächen und atmen Sie fünfmal tief ein und aus. Danach öffnen Sie die Augen.

Sie sehen: Yoga ist nicht nur Kopfstand. Wenn Sie Interesse an dieser Entspannungstechnik haben, sollten Sie sie am besten unter professioneller Anleitung erlernen. Es gibt Kurse an den Volkshochschulen und anderen Bildungseinrichtungen. In einigen größeren Firmen werden sogar Yoga-Kurse angeboten, erfragen oder anregen können Sie dies ggf. bei Ihrem Betriebsrat. Yoga ist nicht auf bestimmte Altersgruppen beschränkt, die Übungen eignen sich für jedes Alter. Die meisten Krankenkassen gewähren für die Kurse Zuschüsse.

17.4.5 Meditation

Die Meditation ist eine gute Methode, sich zu entspannen und zu innerem und äußerem Gleichgewicht zu finden. Sie erzeugt einen Zustand tiefster körperlicher Entspannung und Ruhe, wobei der Geist gleichzeitig hellwach bleibt. Nach einer Meditation sind Sie voller Energie, Probleme erscheinen plötzlich leichter lösbar, Sie fühlen sich zufriedener und glücklicher, die Lebensfreude nimmt zu. Meditation soll sogar die Gesundheit verbessern und Immunsystem und Selbstheilungskräfte stärken.

Eine ausführliche Einführung in die Meditationstechniken würde den Rahmen dieses Buches sprengen, Sie können sich bei Interesse in der einschlägigen Fachliteratur oder im Internet informieren und einen Meditationskurs besuchen. Es lohnt sich aber auf jeden Fall, einmal die folgende kleine Übung durchzuführen, um einen Vorgeschmack auf die angenehme Wirkung der Meditation zu bekommen.

Meditationen finden in möglichst reizarmen Räumen statt. Sorgen Sie dafür, dass Sie einen Raum mit wenig Ablenkung für Ihre Übung wählen. Vielleicht haben Sie Ihren persönlichen Ort schon gefunden, der in Kapitel 17.4.1, Konzentrierte Entspannungsübungen beschrieben wurde.

Die Grundhaltung bei der Meditation für Fortgeschrittene ist der so genannte Lotos-Sitz, bei dem man mit geradem Oberkörper aufrecht auf einer flachen Unterlage oder einem etwa 20 cm hohen Holzbänkchen sitzt und die Beine im Schneidersitz faltet. Diese aufrechte Körperhaltung stärkt die Rücken- und Beckenbodenmuskulatur. Der Kopf wird aufrecht gehalten, das Gesicht schaut nach vorne. Zusätzlich zu der Ihnen bekannten Schneidersitz-Beinhaltung wird der oben liegende Unterschenkel mit dem

Fuß nicht vor, sondern auf den anderen Oberschenkel gelegt – für Ungeübte wahrscheinlich undurchführbar.

Setzen Sie sich also am besten im normalen Schneidersitz auf den Boden, oder ein Kissen. Sie können sich auch knien oder einfach nur auf den Boden setzen und die Beine ausstrecken – ganz, wie es Ihnen am bequemsten ist. Halten Sie den Körper auf jeden Fall aufrecht, lassen Sie sich nicht mit krummem Rücken hängen. Wenn Ihnen das zu Anfang schwer fällt, können Sie sich an eine Wand anlehnen. Es ist wichtig, dass Sie sich wohl fühlen.

Im Lotos-Sitz liegen die Arme locker auf den Knien und die Finger formen ein Mudra (symbolische Handstellung, Sanskrit). Dabei werden Daumen und Ringfinger leicht zusammengedrückt, die restlichen Finger entspannt nach außen gespreizt. Sofern Sie den Schneidersitz gewählt haben, können Sie diese Arm- und Handhaltung einnehmen. Wenn Sie knien, lassen Sie die Arme und Hände einfach locker neben dem Körper hängen oder legen Sie sie auf die Beine, gerade so, wie Sie es als angenehm empfinden. Falls Sie Probleme mit den Schultern haben, können Sie die Unterarme auch auf zwei Kissen neben dem Körper abstützen.

Für eine kleine Lichtmeditation suchen Sie Ihren persönlichen Ort auf und zünden eine Kerze an, z.B. ein Teelicht. Sorgen Sie dafür, dass keine Brandgefahr von dem Feuer ausgehen kann, indem Sie die Kerze auf einen Teller mit ein wenig Wasser stellen und keine brennbaren Stoffe in der näheren Umgebung vorhanden sind. Nehmen Sie Ihre bevorzugte Grundhaltung vor der Kerze ein.

Schließen Sie zuerst die Augen und versuchen Sie, sich soweit wie möglich zu entspannen. Konzentrieren sich auf eine tiefe, entspannte Atmung (vergl. Kapitel 17.3, Atemtechniken). Wenn Sie zur Ruhe gekommen sind, öffnen Sie die Augen und schauen auf die Kerze. Beim Blick in diese kleine Flamme streifen Sie alle Gedanken ab, die Sie bis zu diesem Zeitpunkt beschäftigt haben. Leeren Sie Ihr Gehirn aus, werden Sie frei von allem Belastenden, denken Sie an »gar nichts«. Setzen Sie sich dabei weder unter Zeit- noch unter Erfolgsdruck. Warten Sie einfach ab, was passiert.

Zu Anfang wird Ihnen dieses »Kopfleeren« vielleicht noch nicht gelingen, aber je öfter Sie es probieren, desto besser können Sie sich frei machen.

Auch wenn sich das Loslassen von allen Gedanken nicht sofort einstellt, so sind die Körperhaltung und die Ruhe allein schon entspannend.

Meditieren Sie, solange es Ihnen angenehm ist, beenden Sie die Übung, wenn Sie meinen, dass es Zeit ist. Schließen Sie dann die Augen und verabschieden Sie sich von Ihrem Licht. Kommen Sie gedanklich wieder in der Welt an, indem Sie an etwas Angenehmes denken. Atmen Sie dreimal tief ein und aus. Zum Schluss recken Sie die Arme nach oben und strecken sich. Dann öffnen Sie die Augen, stehen langsam auf und löschen die Kerze.

18 Nur Mut!

Nun sind Sie mit einer Menge Hintergrundwissen und Tipps für Ihr zukünftiges – gutes – Leben mit der Laktose-Intoleranz eingedeckt. »Auf dem Papier sieht ja auch alles ganz einfach aus«, werden Sie vielleicht denken, aber »mit manchen Dingen fühle ich mich doch überfordert«.

Das ist verständlich, denn es wird sich vieles ändern müssen, bevor Sie vollkommen routiniert mit der LI umgehen und Ihren Mitmenschen souverän begegnen können. Dieser Prozess wird langwierig sein, denn Ihre Probleme haben sich über einen langen Zeitraum entwickelt. Vielleicht brauchen Ihr Körper und vor allem Ihre Psyche eine Weile, um sich umzugewöhnen. Setzen Sie dabei Ihre zeitlichen Erwartungen nicht zu hoch an. Rechnen Sie mit einem Zeitrahmen von etwa einem Jahr, und bedenken Sie, dass es immer wieder Rückschritte geben kann. Deshalb sollten Sie sich kleine, erreichbare Ziele setzen – eines nach dem anderen. Ändern Sie Schritt für Schritt Ihr Leben, das in der Vergangenheit, als Sie noch nichts über Ihre Laktose-Intoleranz wussten, mehr oder weniger von Ihren Beschwerden geregelt wurde. Meine Empfehlung heißt »Nur Mut!«

»Nur!« werden Sie jetzt vielleicht fragen? Mut zu haben ist eine schwierige Sache, vor allem, wenn Sie ein eher zurückhaltender Mensch sind. Machen Sie sich bitte bewusst, dass Sie ohne eine Änderung nichts erreichen werden, Ihr Leben stagnieren wird. Deshalb gehen Sie in der Geschwindigkeit voran, die genau Ihrem Mut angepasst ist. Der eine ist mutiger, der andere weniger. Auf jeden Fall wird Ihr mutiges Vorgehen belohnt werden, und seien die Schritte auch noch so klein. Je mehr Erfolgserlebnisse Sie haben, desto größer wird auch Ihre Bereitschaft zu weiteren Veränderungen sein.

Stellen Sie sich folgende Situation vor: Sie sind auf einem Fest eingeladen und wollen zuvor den Gastgeber auf Ihre LI hinweisen und bitten, die Speisenauswahl darauf abzustimmen. Sie befürchten aber, dass der Gastgeber wenig Verständnis hat und dass eventuell andere Gäste auf Sie schauen könnten. Sie haben Angst, dass alle anderen sich eingeschränkt fühlen könnten durch Ihre Bitte, das Essen auf Sie einzustellen.

Eine Freundin mit Laktose-Intoleranz fasste Ihre Befürchtungen zu der geschilderten Situation in die Worte: »Wie stehe ich denn da, wenn dann alle normalen Leute auf mich Rücksicht nehmen müssen?« Lassen Sie uns überlegen, was eigentlich »normale Menschen« sind. Zuvor müssen wir schauen, was das Wort »normal« bedeutet. Norm ist lt. Lexikon definiert *»als verbindlich anerkannte Regel, Richtschnur, Maßstab, Durchschnitt«* (Anhang G, 8). Normen wurden geschaffen, um einen Maßstab zu haben, um Teile einer Gruppe miteinander vergleichen zu können oder um Produkte herstellen zu können, die für möglichst viele Verbraucher nutzbar sind. Hätte man nicht beispielsweise die DIN-Norm für Papiergrößen (DIN A4, DIN A5 etc.) geschaffen, könnte kein Drucker die unterschiedlichen Papierfetzen verarbeiten, und die Post hätte Probleme mit der Beförderung der vielen verschiedenen Formate. Weniger sinnvoll ist es, wenn Normen missbraucht werden um etwa Menschen in eine Form zu pressen oder uns mit spitzfindigen Normen unser Geld aus der Tasche zu ziehen. Wenn die Nahrungsmittelindustrie nur die Menschen, die nicht auf künstliche Zusätze empfindlich reagieren als »normal« definiert, dann ist es sehr lukrativ, teure Spezialprodukte für die vielen anderen anzubieten, deren Verdauungssystem noch wie von der Natur vorgesehen funktioniert.

Es kann, wie Sie sehen, sinnvoll sein, unter lauteren Aspekten Normen für Produkte zu definieren, eine Festlegung kann jedoch auch missbraucht werden. Grundsätzlich sinnlos ist es jedoch, Menschen in normal und unnormal einzuteilen. Schauen wir doch einmal in einem letzten, kleinen Gedankenspiel, welche Menschen normal sein sollen: sortieren wir zuerst alle Menschen aus, die Über- oder Untergewicht haben, das sind in Deutschland schätzungsweise 50% der Bevölkerung. Dann ziehen Sie von dem verbleibenden Rest noch diejenigen ab, deren Körpergröße von der Norm abweicht, bestimmt noch einmal 30%. Die Gruppe der Menschen, die an irgendeiner Krankheit leiden und dadurch behindert sind, am »normalen« Leben teilzunehmen, ist mindestens mit etwa 10% anzusetzen. Jetzt rasch noch alle Menschen, die mit ihrem Aussehen nicht zufrieden sind und ihrer Meinung nach eine schiefe Nase oder zu große Füße haben – und schon stellen Sie fest, dass es überhaupt keine normalen Menschen gibt.

Wie unser Gedankenspiel zeigt, sind alle Menschen unterschiedlich, und glücklicherweise ist jeder ein unverwechselbares Individuum. Lassen Sie sich von niemandem in eine Form pressen und mit Ihrer Laktose-Intoleranz als unnormal oder krank bezeichnen. Wer weiß, was die anderen Gäste auf unserem oben erwähnten Fest vertragen, und wie diese sich nach dem

Genuss des fetten Zwiebelsteaks fühlen. Die haben bestimmt auch mehrheitlich Probleme mit dem einen oder anderen Gericht, oder es schmeckt ihnen vielleicht nicht.

Es wäre vermessen und unangebracht, wenn jeder Gast verlangen würde, den gesamten Menüplan auf sich, seinen Geschmack und seine Bedürfnisse abzustellen. Fragen Sie deshalb am besten den Gastgeber einige Tage vor dem Fest, was es geben soll und beraten ihn, wie er ein einzelnes Gericht laktosefrei zubereiten kann. Kein anderer Gast wird das merken, und Sie brauchen nicht unbedingt preiszugeben, was Sie für Beschwerden haben.

Wenn Sie meinen, dass zu dieser kleinen Aktion Ihr Mut nicht reicht, bleiben Ihnen vier – allesamt gleich unbefriedigende – Möglichkeiten: entweder Sie essen die u.U. laktosehaltigen Gerichte und bekommen Blähungen und Durchfall – eine weniger angenehme Vorstellung, die Sie über kurz oder lang zwingen wird, die Veranstaltung zu verlassen. Sie können sich einen Apfel mitbringen und diesen statt der leckeren Gerichte essen. Sie können auch ganz auf das Essen verzichten oder sogar dem Fest fernbleiben. Alle Varianten tragen jedoch nicht dazu bei, Ihre Situation auf Dauer zu verbessern. Überwinden Sie sich also ein erstes Mal. Sie werden mit Sicherheit feststellen, dass es sich lohnt. Niemand wird daran Anstoß nehmen.

Anlässlich einer goldenen Hochzeit war ich in ein Restaurant eingeladen. Da eine Absprache mit einem zeitlichen Vorlauf nicht möglich war, bat ich gleich zu Anfang darum, mit der Köchin sprechen zu dürfen. Diese nette Frau ging mit mir anhand des vorgesehenen Menüplanes durch, was für mich geeignet war und was nicht.

Ich bekam dann eigentlich fast dasselbe wie die übrigen Gäste, nur fehlte an meiner Suppe der Eierstich, auf den Kartoffeln wurde die Butter weggelassen, zum Salat gab es statt der Sahnesauce eine Vinaigrette und das Gemüse war liebevoll angerichtet »natur«. Die anderen Gäste bekamen eine Sauce Hollandaise. Alles sah fast genauso aus, wie bei den anderen, nur bekam ich eigene Teller und Platten. Das fiel den beiden Damen auf, die mir gegenüber saßen. Sie fragten, ob ich eine besondere Diät einhalten müsse. Auf meine Erklärung sagten Sie mit einem Augenzwinkern: »Eigentlich sollten wir auch in der Küche Bescheid sagen, dass wir eine Laktose-Intoleranz haben, so lecker und liebevoll, wie das serviert wird«.

Sie sehen, es kann durchaus sehr angenehme Überraschungen geben. Es muss für andere nicht immer mit einem besonderen Aufwand verbunden sein, sich auf Ihre Laktose-Intoleranz einzustellen. Manchmal wird es von den anderen Gästen bemerkt, manchmal auch nicht. Und wenn Sie sich anfangs noch nicht trauen, Einladungen bei anderen anzunehmen, so laden Sie doch die Freunde zu sich ein, dann können Sie zubereiten, was Ihnen bekommt und mit Bekannten, die Sie eventuell später zu sich einladen wollen, über dieses Thema sprechen.

Bedenken Sie bitte auch, dass das Leben nicht nur aus Essen besteht, obwohl Sie in Zukunft die laktosefreie Diät konsequent einhalten müssen. Rufen Sie sich noch einmal den Spruch von Monrois in Erinnerung: »Das Glück ist ein Mosaik aus winzig kleinen Freuden«. Setzen Sie sich aus den vielen kleinen und vielleicht auch größeren Tipps dieses Buches Ihr eigenes Mosaik zusammen, stellen Sie anhand dieses Wegweisers Ihren persönlichen Plan für Ihren Weg bergauf zusammen und gehen Schritt für Schritt voran. Mit Sicherheit ist nicht jeder Vorschlag für Sie geeignet, suchen Sie sich das für Sie Passende heraus. Entpuppt sich im Nachhinein etwas als ungeeignet oder gar unangenehm, so probieren Sie etwas anderes. Sie haben Zeit. Lassen Sie sich auch nicht von Rückschlägen beeindrucken, verfolgen Sie konsequent Ihre Richtung. Wählen Sie die Schritte so aus, dass Sie sich nicht selbst überfordern und lassen Sie die erreichten Änderungen zum Positiven Ansporn sein, weiter auf diesem Weg zu gehen. Nur Mut!

Und das letzte Wort dieses bewusst nicht immer bierernsten Buches zu diesem für uns alle leider doch oftmals ernsten Thema möchte ich dem Satiriker Dieter Hildebrandt überlassen, in der Hoffnung, Sie zu ermutigen, dass auch Sie schon in Kürze Ihre Laktose-Intoleranz mit zumindest einem lachenden Auge betrachten können:

»Statt zu klagen, dass wir nicht alles haben, was wir uns wünschen, sollten wir lieber dankbar sein, dass wir nicht alles bekommen, was wir verdienen.«

Anhang

Im Anhang dieses Buches finden Sie Rezepte für die ersten 14 Tage Ihrer Ernährungsumstellung. Wenn Sie allein genügend Ideen haben, wie Sie Ihre Mahlzeiten zusammenstellen wollen, ist das gut. Die Rezeptvorschläge sollen denen als Hilfestellung dienen, die sich anfangs gar nicht vorstellen können, was sie zubereiten sollen. Weiterhin gibt es Formulierungsvorschläge als Unterstützung für verschiedene Gelegenheiten, mit denen Sie konfrontiert werden könnten.

Beispielsweise gibt es ein Infoblatt für Ihre Freunde. Ich habe in meiner »LI-Laufbahn« immer wieder festgestellt, dass Freunde, die mich eingeladen hatten, sich einige Hintergrundinformationen zu diesem Thema wünschten und ziemlich ratlos waren, weil sie nicht wussten, welche Zutaten sie verwenden durften. Oder sie hatten sich viel Arbeit gemacht und dann doch ein verbotenes Nahrungsmittel untergemischt. Wenn ich die liebevoll zubereiteten Speisen dann nicht gegessen habe, waren alle recht traurig - das muss nicht sein. Das kleine Blättchen informiert in einfacher, übersichtlicher Weise. Somit werden Fehler und Enttäuschung schon im Vorfeld vermieden.

Für Reisen in fremdsprachige Länder finden Sie in diesem Anhang jeweils einen kurzen Hinweis in verschiedenen Sprachen. Kopieren Sie die für Sie relevante Seite und führen Sie sie mit sich, wenn Sie im Urlaub im Restaurant essen wollen - Sie vermeiden so, dass Ihnen wertvolle Urlaubstage mit überflüssigen Beschwerden wegen Ernährungsfehlern verdorben werden. Auch die Suche nach einer Toilette ist in verschiedene Sprachen übersetzt.

Weiterhin sind Hinweise auf Selbsthilfegruppen aufgelistet. Gerade am Anfang der Umstellung kann der Besuch einer Selbsthilfegruppe sehr hilfreich sein, deren Mitglieder sich in fast allen größeren Städten treffen. Hier werden wichtige Informationen, sowie Tipps und Tricks ausgetauscht.

Weitere hilfreiche Adressen von im Text aufgeführten Institutionen sind ebenfalls zusammengetragen.

Last, but not least finden Sie eine Liste mit weiterführender Literatur und auch hilfreiche Internet-Adressen. Diese entsprechen natürlich dem Stand der Drucklegung dieses Buches.

A Rezepte für die Eingewöhnungsphase

Wenn Sie mit der Umstellung auf eine laktosefreie Diät beginnen, kann es sein, dass Sie sich mit der Fülle von Informationen noch überfordert fühlen und eine Hilfestellung benötigen. Aus diesem Grunde finden Sie hier Rezepte für die ersten 14 Tage, die Ihnen einerseits die Planungsarbeit abnehmen und andererseits Mut machen sollen, dass auch mit Laktose-Intoleranz ganz normale und vor allem schmackhafte Mahlzeiten möglich sind. Die meisten Rezepte sind, wenn nicht anders vermerkt, für 2 Personen ausgelegt, denn Ihr Partner darf ruhig mitessen. Wenn Sie alleine essen, dann können Sie entweder die Rezepte halbieren oder die zweite Hälfte einfrieren. So sparen Sie Vorbereitungszeit.

Jeder Mensch hat andere Vorlieben und Gewohnheiten. Aus diesem Grunde sind an dieser Stelle nur einige wenige, vor allem aber einfache Rezepte aufgeführt – einmal »quer durch den Kräutergarten«, also zu jedem Thema etwas. Hiermit soll deutlich werden, dass Ihre zukünftige Ernährung nicht Verzicht und Einschränkung bedeutet. Sie müssen sich nur umstellen und daran gewöhnen, dann ist die Ernährung recht einfach und vor allem nicht weniger lecker, als Sie es gewöhnt sind. Schmecken Sie doch mal rein.

Bei der Auswahl der Rezepte habe ich mich bewusst auf mehr oder weniger »normale« Gerichte beschränkt, denn dieses Buch will nicht den Anspruch eines Rezeptbuches erheben, von denen es bereits genug gibt. Keines dieser Gerichte braucht lange Vorbereitungszeiten oder teure Zutaten. Alles, was Sie benötigen, haben Sie vielleicht schon in Ihrem Vorratsschrank (bitte auf Laktosefreiheit prüfen!) oder bekommen Sie in Ihrem Supermarkt. Anstelle von Salz empfehle ich häufig Vitam Gemüsehefebrühe, ein aus Hefeextrakt, vielen Kräutern und etwas Meersalz bestehendes vegetarisches Konzentrat, das Sie im Reformhaus bekommen.

Bei allen Rezepten gilt: je nach Vorliebe für stärker oder schwächer gesalzene Speisen nehmen Sie mehr oder weniger Salz oder Vitam Gemüsehefebrühe – schmecken Sie individuell ab.

Wenn Sie an einem Reizdarmsyndrom leiden, dosieren Sie scharfe Gewürze wie beispielsweise Pfeffer zuerst einmal vorsichtig, auch die Wirkung von Knoblauch sollten Sie austesten.

Kleine Warenkunde

Wenn in einem Rezept Margarine enthalten ist, studieren Sie beim Einkauf die Zutatenliste auf den Margarine-Dosen und achten Sie auf Laktosefreiheit. Ebenso wichtig ist, dass Sie einer Sorte den Vorzug geben sollten, die frei von künstlich gehärteten Fetten ist. Beim künstlichen Härten der in den pflanzlichen Ölen enthaltenen mehrfach ungesättigten Fettsäuren wird unter hohem Druck Wasserstoff hinzugefügt, damit die Margarine auch bei Zimmertemperatur fest und darüber hinaus länger haltbar bleibt. Bei diesem Vorgang entstehen so genannte Transfettsäuren, die leider das »schlechte« LDL-Cholesterin (Low Density Lipoprotein) erhöhen und so und Arterienverkalkung mit all den negativen Folgeerscheinungen fördern. Durch die Fähigkeit, in so gut wie alle Körperzellen gelangen und sich dort ablagern zu können, zerstören die Transfettsäuren die Funktionen der Zellmembrane und können schweren Krankheiten Vorschub leisten. Gute Margarinesorten sind zwar etwas teurer, Sie benutzen aber nur so wenig, dass sich diese Mehrausgabe kaum niederschlagen wird.

Folgende Abkürzungen werden benutzt:			
Min	Minuten	g	Gramm
El	Esslöffel	l	Liter
Teel	Teelöffel	ml	Milliliter
Msp	Messerspitze		

Frühstück

Wählen Sie möglichst abwechselnd oder nach Ihren persönlichen Vorlieben aus folgenden Rezeptvorschlägen. Die Menge der Zutaten richtet sich nach Ihrem Appetit.

Als Getränk eignen sich besonders gut basenbildende Kräutertees, da sich über Nacht schädliche Säuren angesammelt haben, die ausgeschwemmt werden müssen. Sie können Brennnessel-, Lindenblüten-, grünen Hafertee oder eine fertige Mischung (z.B. Basen-Aktiv Tee von Salus aus dem Reformhaus) trinken. Wenn Sie Kaffee oder schwarzen Tee gewohnt sind, reduzieren Sie die Menge auf eine Tasse und genießen Sie sie bewusst.

Müsli-Basis

Mit der Müsli-Basis bereiten Sie eine Körnermischung auf Vorrat zu, die Sie anschließend portionsweise als LI-Müsli verzehren können.

Zutaten

- 4 Tassen Vollkorn-Haferflocken
- 1 Tasse Sesamsamen
- ½ Tasse Distelöl
- 1 Tasse Leinsamen
- 1 Tasse Kürbiskerne
- 2 El flüssiger Honig

Verarbeitung

Zutaten gründlich mischen und gleichmäßig auf einem mit Backpapier ausgelegten Backblech verteilen. Bei 175 °C backen und immer wieder umrühren und glatt streichen. Wenn die Masse zu bräunen beginnt, ist die Müsli-Basis fertig und kann aus dem Ofen genommen werden. Bitte nicht zu dunkel werden lassen, dann schmeckt das Müsli bitter.

Auf dem Blech erkalten lassen und in einer luftdichten Dose aufbewahren.

LI-Müsli

Müsli, eigentlich Müesli, stammt aus der Schweiz und besteht immer zu einem Teil aus Cerealien, also Getreide, und aus Obst. Hierbei können die Cerealien roh oder verarbeitet sein, das Obst können Sie frisch und klein geschnitten oder als Trockenobst hinzufügen.

Um auf der einen Seite die fettlöslichen Vitamine verwerten zu können und auf der anderen Seite eine günstige Zusammensetzung der essentiellen Aminosäuren zu gewährleisten, wird das Original-Müesli mit Milch oder Joghurt zubereitet, was sich in unserem Falle verbietet. Deshalb testen Sie doch einmal das folgende Rezept. Wenn Sie als Cerealienanteil unsere Müsli-Basis verwenden, können Sie auf die Zugabe von Distelöl verzichten, weil sie bereits Öl enthält.

Zutaten

Cerealienanteil:

- Müsli-Basis (siehe oben) oder
- Vollwert-Müsli (aus dem Reformhaus) oder
- Vollkorn-Haferflocken oder
- laktosefreie Cornflakes

Obst-Anteil:
- frische Früchte nach Saison oder
- aufgetautes, gemischtes Tiefkühl-Obst oder
- ungeschwefeltes, klein geschnittenes Trockenobst oder Rosinen
- 1 Teel Distelöl
- Soja-, Reis- oder Hafer-Milch

Verarbeitung
Gewünschte Zutaten gut mischen und sofort verzehren. Statt der Soja-Milch können Sie als erfrischende Sommeralternative auch Orangensaft verwenden, hierbei ist die Eiweißzusammensetzung jedoch nicht so optimal.

LI-Frischkornmüsli

Zutaten
- etwa 2 – 3 El frisch geschrotete Weizen-, Hafer- und/oder Gerstenkörner (falls Sie keine eigene Mühle haben, können Sie sich die Körner im Reformhaus schroten lassen)
- saure Äpfel
- Mandeln, Nüsse, Sesam, Pinien- oder Kürbiskerne
- Soja-Milch

Verarbeitung
Das Getreideschrot am Vorabend mit etwas Soja-Milch vermengen, so dass der Brei gut durchfeuchtet ist, und eine dünne Schicht Flüssigkeit die Oberfläche bedeckt. Zugedeckt im Kühlschrank aufbewahren.
Am Morgen die klein geschnittenen oder grob geraspelten Äpfel und die Nüsse hinzugeben und den Brei durchrühren. Die gewünschte Konsistenz ggf. mit zusätzlicher Soja-Milch anpassen.

Haferflocken-Brei

Zutaten
- 1 Tasse Vollkorn-Haferflocken – Kleinblatt
- 1 ½ Tassen Wasser
- ½ Tasse Soja-, Hafer- oder Reismilch
- ½ Teel Distelöl
- 1 Teel – 1 El Honig

Verarbeitung
Haferfocken in Wasser kochen, dabei immer wieder umrühren und darauf achten, dass sie nicht anbrennen. Alternativ kann die Masse auch in der Mikrowelle gekocht werden. Nach etwa 5 Min die Soja-, Hafer- oder Reismilch hinzugeben und aufkochen. Danach ca. 15 Min ohne Hitzezufuhr nachquellen lassen. Öl und Honig hinzugeben und warm verzehren.
Wenn Sie möchten, können Sie klein geschnittenes Obst, z.B. eine Banane oder einen Pfirsich hinzufügen.

Kontinentales Frühstück

Zutaten
- Vollkorn-Brötchen (Laktosefreiheit beim Bäcker erfragen) oder
- Vollkorn-Brot
- Margarine
- Marmelade
- Honig
- 1 gekochtes Ei (falls gewünscht)
- Wurst (falls gewünscht)
- 1 Tomate
- ½ in Streifen geschnittene Paprika

Verarbeitung
Brot oder Brötchen mit den Zutaten belegen. Wenn Sie Wurst wählen, achten Sie auf Laktosefreiheit, ebenso wie bei der Auswahl der Margarine. Wenn Sie später festgestellt haben, dass Sie bestimmte Käsesorten oder »laktosefreien« Käse (z.B. Bergkäse von MinusL) vertragen, können Sie auch eine Scheibe Käse verzehren.

Englisches RDS-Frühstück

Zutaten
- Vollkorn-Toastbrot
- Tomaten
- Champignons
- Margarine

Gewürze
- Salz
- Pfeffer
- 1 Msp getr. Thymian oder
- 1 Msp getr. Basilikum

Verarbeitung
Gemüse klein schneiden und in ½ Teel Margarine in der Pfanne etwa 8 – 10 Min dünsten. Nicht zerkochen, die Stücke müssen noch erkennbar sein. Danach würzen und warm über das kross getoastete Brot geben und sofort verzehren.

OBST-TELLER

Bereiten Sie sich einen liebevoll angerichteten Teller aus mundgerecht zugeschnittenem Obst zu. Es eignen sich je nach Jahreszeit Äpfel, Birnen, Melonen, Erdbeeren und Weintrauben, aber auch Bananen, Ananas oder Orangen. Wählen Sie viel Obst der Saison und aus der Region, und ergänzen Sie es ab und an mit exotischen Früchten.
Stellen Sie auch einige Nüsse oder Samen bereit, damit die fettlöslichen Vitamine verwertet werden können.

WARME HAUPTMAHLZEITEN

NUDELN MIT TOMATENSAUCE – DER DAUERBRENNER

Zutaten

- 300 – 400g Spiral-Nudeln, möglichst Vollkornnudeln
- 1 rote Paprikaschote
- 3 El Tomatenmark aus der Tube
- 500g frische Tomaten

Gewürze:

- 1 – 2 Teel Vitam Gemüsehefebrühe
- schwarzer Pfeffer aus der Mühle (falls gewünscht)
- reichlich Paprika edelsüß
- 1 Knoblauchzehe (falls gewünscht)
- ½ Päckchen Alpro Soja Cuisine (125ml)

Verarbeitung

Die Nudeln in sprudelndem Wasser kochen, je nach Vorliebe weich oder al dente. Die Paprikaschote in ca. 1 cm kleine Stücke schneiden und in einem Topf mit ½ Tasse Wasser bei geschlossenem Deckel 5 Min garen. Die Tomaten vierteln und in einem hohen Gefäß mit einem Passierstab pürieren und mit dem Tomatenmark vermischen. Wenn die Paprikaschote 5 Min gekocht hat, die Tomatenmasse hinzugeben, 5 Min weiterkochen. Nun die Gewürze und die gepresste Knoblauchzehe hinzufügen. Zum Schluss geben Sie die Soja-Creme hinzu, dabei darf die Sauce nicht mehr kochen.

Tipp für später: wenn Sie ausgetestet haben, dass Sie Zwiebeln vertragen, können Sie noch eine klein geschnittene Zwiebel mitkochen.

Gemüse-Eintopf

Zutaten

- 2 Möhren
- 1 kleine Aubergine
- 1 kleiner Zucchino
- je eine rote, gelbe und grüne Paprikaschote
- ca. 200g Champignons, alternativ 200g Rinderhack
- 4 – 5 mittelgroße Kartoffeln
- 2 El Mehl (möglichst Type 1050)

Gewürze:

- 2 Teel Vitam Gemüsehefebrühe

Verarbeitung

Wenn Sie die Fleisch-Alternative wählen, braten Sie das Rinderhack als erstes für 1 – 2 Min an. Die Zugabe von Fett ist dabei nicht nötig, das Fleisch enthält genug Eigenfett. Dann die Gemüsesorten je nach Ihrer Garzeit nach und nach hinzufügen, damit die enthaltenen Vitamine möglichst geschont werden: Möhren und Aubergine in kleine Stückchen schneiden und 5 Min mit Zugabe von ½ Tasse Wasser bei geschlossenem Deckel kochen. Derweil die anderen Gemüse zerkleinern und alles zu den bereits kochenden Gemüse-Sorten geben. Weitere 5 – 7 Min kochen lassen, dann die Vitam Gemüsehefebrühe hinzufügen und umrühren.

Jetzt das in ¼ Tasse Wasser angerührte Mehl hinzufügen, aufkochen und andicken lassen.

Tipp für später: wenn Sie ausgetestet haben, dass Sie Zwiebeln vertragen, können Sie noch ein Bund klein geschnittene Frühlingszwiebeln mitkochen.

Und noch ein Tipp: dieses Gericht eignet sich gut zum Einfrieren. Bereiten Sie größere Mengen zu, dann können Sie später einzelne Portionen auftauen.

Spinatnudeln

Zutaten

- 300 – 400g Nudeln (Spiralen oder gedrehte Bandnudeln)
- 500 g gehackten Blattspinat (Tiefkühlprodukt, kein Rahmspinat!)
- ½ Päckchen Alpro Soja Cuisine (125ml)

Gewürze:

- ¼ – ½ Teel Salz
- 1 Spritzer Maggi-Würze
- frisch gemahlener Pfeffer nach Geschmack
- 1 – 2 Knoblauchzehen (falls gewünscht)

Verarbeitung

Die Nudeln in sprudelndem Wasser kochen, je nach Vorliebe weich oder al dente. In der Zeit den aufgetauten Spinat ca. 10 Min kochen. Dann die Gewürze hinzufügen und ggf. zum Schluss den Knoblauch mit einer Knoblauchpresse in den Spinat quetschen. Den Topf vom Feuer nehmen und die Soja-Creme hinzufügen. Alles gut verrühren. Nun die Nudeln abgießen und zu dem Spinat geben und gründlich vermengen.

Wenn Sie später herausgefunden haben, ob Sie laktosefreie Milchprodukte vertragen, können Sie alternativ statt der Soja-Creme ½ Schälchen Crème fraîche von MinusL verwenden.

Kartoffelsuppe – auch lecker mit Würstchen

Zutaten

- ca. 8 mittelgroße Kartoffeln
- Suppengrün aus 2 kleinen Möhren, ½ Stange Lauch, 1 Stück Knollen-Sellerie (alternativ Tiefkühl-Suppengrün)
- 1 Päckchen Alpro Soja Cuisine (250ml)
- 1 l Wasser

Gewürze:

- 1 – 2 Teel Vitam Gemüsehefebrühe
- Petersilie

Verarbeitung

Gemüse waschen. Möhren und Sellerie klein schneiden und im Wasser kochen. Jetzt die restlichen Zutaten klein schneiden, nach ca. 5 Min Kochzeit in den Topf geben und noch etwa 10 – 12 Min weiter kochen.

Soja-Creme und Vitam Gemüsehefebrühe hinzugeben und mit der klein gehackten Petersilie bestreuen.

Falls eine sämige Konsistenz gewünscht ist, die Suppe mit dem Pürierstab zerkleinern.

Wenn Sie möchten, können Sie laktosefreie Würstchen dazu reichen.

Nudelsuppe

Zutaten:
- 300g Rinderschmorfleisch
- 200g Bandnudeln
- Suppengrün (siehe vorriges Rezept)
- 1 l Wasser

Gewürze
- 2 – 3 Teel Gemüsehefebrühe

Verarbeitung
Rindfleisch in kleine Stückchen schneiden und in einem beschichteten Topf ohne Fettzugabe ca. 5 Min anbraten. ½ l Wasser hinzugeben und 1 Stunde bei geschlossenem Deckel kochen lassen.
Das Suppengrün klein schneiden und zum Fleisch geben, weitere 10 Min kochen lassen. Nun das restliche Wasser und die Nudeln hinzugeben und weitere 10 – 12 Min kochen lassen, bis die Nudeln die gewünschte Konsistenz haben.
Zum Schuss mit der Vitam Gemüsehefebrühe abschmecken.

Pizza – der Renner vor allem für Jugendliche

Zutaten für den Teig
- 300g Mehl (Type 1050)
- ½ Würfel Hefe
- 1 Teel Zucker (mögl. Vollrohrzucker)
- 1 Teel Olivenöl
- 250ml warmes Wasser

Gewürze
- 1 Teel Salz
- 1 Teel getrockneter Oregano
- 1 El Paprika edelsüß Pulver

Zutaten für den Belag
Grundsätzlich können Sie Ihre Pizza mit den verschiedensten Gemüsesorten belegen. Hier ein Vorschlag:
- 3 Tomaten (gehören immer zur Grundausstattung)
- 1 rote Paprikaschote
- 2 große oder 4 kleine Champignons
- 100g Blattspinat (frisch o. tiefgekühlt)
- 100g Brokkoli-Röschen

- Salz nach Geschmack
- 1 El getrockneter Oregano
- 1 – 2 Knoblauchzehen

Wenn Sie möchten, können Sie auch Thunfisch (aus der Dose, in Wasser eingelegt) oder Salami verwenden (Achtung, die meisten Salamisorten sind laktosehaltig!).

Verarbeitung des Teiges
Vom Mehl einen El abnehmen, den Rest in eine große Schüssel geben und mit einem Löffel eine Mulde in die Mitte drücken. In diese die Hefe krümeln und mit dem Zucker bestreuen. Mit etwas warmem Wasser verrühren, bis sich die Hefe aufgelöst hat.
Nun etwa 20 Min stehen lassen, bis die Hefe anfängt zu gehen.
Danach das restliche warme Wasser hinzugeben, ebenso das Öl und die Gewürze und alles mit den Knethaken eines Rührgerätes zu einem glatten Teig verarbeiten und diesen zugedeckt etwa ½ Stunde an einem warmen Ort gehen lassen, bis sich seine Größe etwa verdoppelt hat.
Danach das abgenommene Mehl auf ein Brett streuen und den Teig mit den Händen noch einmal gründlich durchkneten.
Teig auf einem mit Backpapier ausgelegten Kuchenblech zu einem dünnen Boden ausrollen.

Belag
Die Tomaten klein schneiden, mit den Gewürzen vermischen und auf dem Boden verteilen.
Alle anderen Zutaten klein schneiden und über der Tomatenmischung auslegen.

Im Ofen bei ca. 220 °C etwa 10 – 12 Min backen.

Wenn Sie später festgestellt haben, dass Sie Gouda-Käse oder »laktosefreien« Käse (z.B. Bergkäse von MinusL) vertragen, können Sie nach 5 Min Backzeit etwa 100g klein geschnitten Käse auf der Pizza verteilen und die restliche Zeit im Ofen schmelzen lassen.

Frankfurter Grüne Sauce

Zutaten
- Kartoffeln (Menge nach Appetit)
- 7 Kräuter: Pimpinelle, Kerbel, Borretsch, Petersilie, Schnittlauch, Kresse und Sauerampfer (oder alternativ 1 Päckchen 7 Kräutermischung für Frankfurter Grüne Sauce, Tiefkühlprodukt, z.B. von Grötsch)
- 4 Eier
- 250g Soja-Joghurt natur
- 1 kleiner Kopfsalat
- 1 El Senf (laktosefrei!)
- Salz
- Pfeffer

Verarbeitung
Eier am Vortag hart kochen und erkalten lassen.
Kartoffeln als Pellkartoffeln gar kochen. In dieser Zeit die Eier pellen und das Eigelb in einer Salatschüssel mit der Gabel zerbröseln. Das Eigelb mit der Soja-Joghurt, den gehackten Kräutern und Gewürzen verrühren. Das Eiweiß klein hacken, den Salat in dünne Streifen schneiden und unter die Sauce heben.
Mit den Pellkartoffeln essen.

Kleine Warenkunde

Kräuter sind kleine Vitamin- und Mineralstoffbomben. Petersilie beispielsweise peppt die Gerichte mit Vitamin C auf. Sie schmeckt besonders gut zu Pellkartoffeln oder auch in jedem Salat. Mit Schnittlauch würzen Sie Salate, Eier und Fleisch und können, wenn Sie laktosefreien Quark oder Butter vertragen, leckeren Kräuterquark oder Kräuterbutter zubereiten. Neben diesen beiden Dauerbrennern bietet die Kräuterküche eine reichhaltige Palette an Geschmacksverbesserern, die Sie auch als Salzersatz einsetzen können. Trauen Sie sich doch einmal zu experimentieren, gerade im Sommer bietet jeder Supermarkt ein reichhaltiges Frischkräutersortiment, und im Winter sind die tiefgekühlten oder auch getrockneten Kräuter eine willkommene Abwechslung.

Über den Ernährungswert hinaus können Kräuter bestimmte ätherische Öle, Gerbstoffe und Flavonoide (sekundäre Pflanzenstoffe) enthalten, die die Gesundheit, u.a. auch die Verdauung, günstig beeinflussen können. Nicht ohne Grund wurden von unseren Vorfahren in den Anfängen der Heilkunde Kräuter als Heilmittel eingesetzt. Mit immer häufigerem und drastischerem Auftreten von Nebenwirkungen chemischer Arzneimittel besinnt man sich mit Recht wieder der guten alten Hausmittel, die z.B. mit Petersilie gegen Mundgeruch, Blasen- und Nierenleiden, Schnittlauch gegen Blähungen und Magen- und Darmentzündungen, Thymian gegen Erkältungskrankheiten, Basilikum zur Beruhigung der Nerven, Salbei gegen Schwitzen oder Anis, Fenchel und Kümmel gegen Blähungen gute Ergebnisse ohne Nebenwirkungen erzielen. Nutzen Sie diese gesunde Alternative.

Fisch im Spinat-Bett

Zutaten
- Kartoffeln (Menge nach Appetit)
- 500g Seelachsfilet
- 500g gehackten Spinat (Tiefkühlprodukt)

Gewürze
- Salz
- Pfeffer
- Knoblauch (falls gewünscht)

Verarbeitung
Pellkartoffeln kochen.
Die Hälfte des angetauten Spinates in eine Auflaufform geben und etwas Salz und Pfeffer darüber geben. Die Fischfilets darüber verteilen. Den restlichen Spinat über den Fisch geben und salzen und pfeffern.
Die Auflaufform mit einem Deckel schließen und im Ofen bei 200 °C etwa 30 Min tauen lassen. Dann bei 220 °C 20 Min garen lassen. Ggf. 10 Min vor Garzeitende den gequetschten Knoblauch hinzugeben.
Wenn Sie später festgestellt haben, dass Sie Gouda-Käse oder »laktosefreien« Käse (z.B. Bergkäse von MinusL) vertragen, können Sie 5 Min vor Garzeitende etwa 100g klein geschnitten Käse auf den Auflauf geben.

RDS-Stew

Zutaten
- 300g mageres Lammfleisch
- 4 mittelgroße Kartoffeln
- 4 mittelgroße Möhren
- 200g Brokkoli (frisch oder tiefgefroren)
- 1 Stück Knollensellerie
- 150ml Wasser

Gewürze
- 1 Teel Kümmelsamen
- 2 Teel Gemüsehefebrühe

Verarbeitung
Gemüse waschen (nicht schälen) und klein schneiden. Fleisch in kleine Würfel schneiden.
In einen gewässerten Römertopf schichten. Das Wasser erwärmen und die Vitam Gemüsehefebrühe darin auflösen und über den Stew geben. Deckel schließen und im Ofen bei 250 °C etwa 1 ½ Stunden garen.

Wenn Sie keinen Römertopf besitzen, müssen Sie das Fleisch in einem Kochtopf anbraten, dann mit dem Wasser 75 Min kochen und anschließend mit dem Gemüse noch 15 – 20 Min zu Ende garen. Zum Schluss die Vitam Gemüsehefebrühe unterrühren.

Wenn Sie später festgestellt haben, dass Sie Weißkohl vertragen, können Sie den Stew als Original Irish Stew auch mit Kohl zubereiten.

LI-MILCHREIS MIT APFELKOMPOTT

Zutaten für den Milchreis

- ½ l Mandel-Milch (aus dem Reformhaus oder Bioladen) alternativ Soja-Milch
- 120g Milchreis
- 1 El Honig

Zutaten für das Apfelkompott

- 4 saure Äpfel
- 1/8 l Wasser
- 1 El Rosinen
- 1 El Mandelblättchen
- 1 El Honig

Gewürz

- Zimt

Verarbeitung

Mandel-Milch vorsichtig erhitzen, den Reis hinzufügen und die Hitzezufuhr ausschalten. Ein zusammengefaltetes Handtuch auf den Topfdeckel legen und den Reis ca. 1 Stunde quellen lassen. Ab und an umrühren. Zum Schluss den Honig hinzufügen.

In der Zwischenzeit die Äpfel waschen und ungeschält in kleine Stückchen schneiden. In einem Topf mit dem Wasser etwa 10 Min leicht köcheln, dann die Rosinen hinzufügen und warten, bis der Reis ausgequollen ist. Zum Schluss den Honig und die Mandelblättchen hinzufügen und mit einem Hauch Zimt würzen.

Apfelkompott über den LI-Milchreis geben. Im Sommer können Milchreis und Kompott gekühlt genossen werden.

Wer möchte, kann die Mandel-Milch selbst zubereiten:

Zutaten für die Mandel-Milch

- 100g Mandeln
- 500ml Wasser

Mandeln kurz mit heißem Wasser überbrühen und die braunen Hüllen entfernen. Mandeln mahlen und mit 500 ml warmen Wasser aufgießen. Alternativ können auch die Mandeln mit dem Wasser übergossen werden und in einem Mixer gründlich zerkleinert werden. Das Gefäß in ein Handtuch einpacken und etwa 5 Stunden ziehen lassen und gelegentlich umrühren. Dann die Mandel-Milch abfiltern.

Kartoffel-Auflauf

Zutaten

- 8 mittelgroße Kartoffeln
- 300 g Lachsfilet (Lachs ist sehr teuer, eine Alternative ist Seelachs)
- 1 Fenchelknolle
- ½ Päckchen Alpro Soja Cuisine (125ml)

Gewürze

- Salz
- Pfeffer
- Thymian

Verarbeitung

Pellkartoffeln kochen, abkühlen lassen, pellen (Frühkartoffeln können, wenn sie vor dem Kochen sauber gebürstet wurden, mit Schale verarbeitet werden) und in dicke Scheiben schneiden.

Den Fenchel in etwa 1,5 cm dicke Stücke schneiden und 5 Min in sehr wenig Wasser dünsten.

Den Fisch in Stücke schneiden. Die Hälfte der Kartoffelscheiben in eine Auflaufform legen und Fisch und Fenchel darüber schichten. Mit Salz und Pfeffer würzen, die Sojacreme darüber gießen und mit Thymian bestreuen. Zum Schluss die restlichen Kartoffelscheiben über den Auflauf verteilen, ein wenig Salz und Pfeffer zugeben und 20 Min mit geschlossenem Deckel im Ofen bei ca. 200 °C überbacken. Weitere 10 Min mit geöffnetem Deckel zu Ende garen. Falls Sie Käse vertragen, können Sie einige Scheiben Käse auf dem Auflauf verteilen, wenn Sie den Deckel abnehmen.

Kleine Warenkunde

Die Kartoffel enthält neben hochwertigem Eiweiß viele Vitamine (u.a. A, C, B1 und B2) und Mineralstoffe wie Natrium, Kalium, Kalzium, Phosphor und Eisen. Kartoffeln sind ein gesundes Gemüse, das entgegen der landläufigen Meinung nicht zu den Dickmachern zählt.

Falaffel – eine palästinensische Spezialität

Zutaten

- Teigtaschen
  (z.B. Mestemacher Weizenpita, im Brotregal des Supermarktes)
- 2 Portionen Falaffelmischung
  (Reformhaus oder Waschbär-Versand (Anhang F, 42)
- 2 El Öl
- ¼ Salatgurke
- 2 Möhren
- 4 Tomaten
- ¼ Eisbergsalat
- Knoblauch- und/oder Currysauce (auf Laktosefreiheit achten)

Verarbeitung

Falaffel-Mischung lt. Anleitung in Wasser quellen lassen. In der Zwischenzeit das Gemüse zerkleinern: Gurke und Tomaten in Scheiben schneiden, die Möhren fein raffeln und den Eisbergsalat in Streifen schneiden.
Öl in der Panne erhitzen und den zu etwa walnussgroßen Bällchen geformten Falaffelteig knusprig ausbraten.
Die Teigtaschen im Toaster toasten und die Zutaten in die noch warmen Taschen schichten. Sauce über die Falaffel geben und sofort genießen.

Wenn Sie später festgestellt haben, dass Sie Weißkohl vertragen, können Sie statt des Eisbergsalates auch Weißkohlstreifen probieren.
Alternativ zu den Fertigsaucen können Sie, falls Sie Knoblauch mögen, Humus zubereiten und über die Falaffel geben.

Humus

Zutaten

- 1 kleine Dose Kichererbsen
- 1 El Tahin
  (lesen Sie hierzu das Halvarezept)
- 2 Knoblauchzehen
- glattblättrige Petersilie
- Salz

Verarbeitung

Kichererbsen abgießen und mit der Tahinpaste mit einem Pürierstab zu Mus verarbeiten. Den zerdrückten Knoblauch, die grob gehackte Petersilie und das Salz hinzugeben und gründlich vermischen.

Möhren-Mus

Zutaten
- 500 – 600g Möhren
- 500g Kartoffeln
- ½ Päckchen Alpro Soja Cuisine (125ml)

Gewürze
- 1 Teel Gemüsehefebrühe
- reichlich frische Petersilie

Verarbeitung
Möhren bürsten, in ca. ½ cm dicke Scheiben schneiden und in sehr wenig Wasser und der Vitam Gemüsehefebrühe 5 Min garen. Derweil Kartoffeln dünn schälen, in Stückchen schneiden und zu den Möhren geben. Weitere 10 – 12 Min garen, bis das Gemüse weich ist. Die Sojacreme dazugeben und mit einem Kartoffelstampfer zerkleinern – ganz nach Geschmack gröber oder auch feiner. Zum Schluss die gehackte Petersilie untermengen.

Wenn Sie möchten, können Sie dazu pro Person eine Scheibe gebratenen Leberkäs servieren (dann die Gemüsemenge etwas reduzieren). Kaufen Sie das Fleisch am besten im Bioladen oder bei einem Biometzger, dort haben Sie die Gewissheit, dass keine Laktose enthalten ist.

Pilz-Pfanne

Zutaten
- 1 ½ Tassen Vollkornreis
- 500g kleine Champignons
- 1 Päckchen Alpro Soja Cuisine (250ml)
- Petersilie
- 2 Teel Vollkornmehl

Gewürze
- Vitam Gemüsehefebrühe
- 2 Knoblauchzehen

Verarbeitung
Vollkornreis mit der doppelten Menge Wasser auf kleiner Flamme ca. 25 Min quellen lassen.
In der Zwischenzeit die Pilze waschen und in sehr wenig Wasser etwa 10 Min kochen. Ggf. den gequetschten Knoblauch hinzugeben. Das Mehl in ½ Tasse kaltem Wasser verquirlen, bis keine Klumpen mehr vorhanden sind (evtl. Schüttelbecher verwenden). Mehlsauce zu den Pilzen geben, verrühren und andicken lassen. Vom Herd nehmen und die Soja-Creme dazugeben. Mit etwa 1 – 2 Teel Vitam Gemüsehefebrühe abschmecken. Gehackte Petersilie zugeben und unterrühren.

Reisring auf eine gewärmte Platte geben und die Pilze in der Mitte anrichten. Mit Petersilienblättchen garnieren.

Wenn Sie später festgestellt haben, dass Sie Zwiebeln vertragen, können Sie mit den Pilzen 1 – 2 grob geschnittene Zwiebeln mitkochen.

KALTE MAHLZEITEN

Essen Sie nicht zu spät zu Abend, da kurz vor dem Schlafengehen verzehrte Mahlzeiten »im Magen liegen«, den Schlaf unruhig machen, im Darm nicht richtig abgebaut werden können und Faulgase entwickeln.

Trinken Sie reichlich, am besten stille Mineralwässer oder Kräutertees, die basisch wirken (siehe Frühstück), z.B. Melisse oder Pfefferminze. Im Winter können Sie eine Tasse heiße Vitam Gemüsehefebrühe trinken.

GEMISCHTER SALAT

Zutaten

- Blattsalat, wählen Sie unter Kopfsalat, Eisbergsalat, Radicchio, Ruccola, Endivie, alternativ eine 250g-Tüte gemischten Salat aus dem Kühlregal
- 1 Paprikaschote (rot, gelb, grün oder orange)
- 1 Tomate
- 1 Möhre
- 3 Stängel Frühlingszwiebeln (falls gewünscht)
- 2 hart gekochte Eier (falls gewünscht)
- ½ Päckchen Kresse

Für die Salatsauce:

- 3 Teel Distel- oder Olivenöl
- 1 ½ El Balsamico-Essig
- ½ Teel Senf (laktosefrei!)
- Salz
- Pfeffer
- gemischte Kräuter

Verarbeitung

Die Zutaten für die Sauce in der Salatschüssel mischen. Den Salat zerkleinern und unter die Sauce heben.

Falls gewünscht, die Frühlingszwiebeln und/oder die Eier klein schneiden und unterheben. Mit der Kresse garnieren.

Mit Vollkorn-Brot oder -Brötchen genießen.

Koreanischer Brokkoli-Salat

Zutaten

- 350 – 400g Brokkoli
- ½ kleine Salatgurke
- ¼ sehr kleine Stange Lauch
- 1 Teel. geröstete Sesamkörner

Gewürze

- ¼ Teel Salz
- 1 Msp Chilipulver
- 1 Knoblauchzehe
- 1 Teel Essig

Verarbeitung

Gemüse waschen, in kochendem Wasser kurz blanchieren und mit kaltem Wasser abschrecken. Brokkolistängel in sehr dünne Steifen schneiden, die Röschen in kleine Stücken zerteilen. Die halbe Gurke entkernen und ebenfalls in sehr feine Streifen schneiden. Brokkolistreifen, Röschen und Gurkenstreifen abwechselnd in eine Schüssel schichten und salzen. 30 Min ziehen lassen. Währenddessen den Lauch in sehr dünne Scheiben schneiden. Diese über Brokkoli und Gurken geben. Die Gewürze vorsichtig unter den Salat mischen. Den Essig erst kurz vor dem Servieren mit der unten abgesetzten Flüssigkeit mischen und über den Salat gießen.

Berliner Schmalz-Stulle

Zutaten

- Vollkornbrot
- Holstener Liesel (Reformhaus)

Gewürz

- Salz

Verarbeitung

Brot dünn mit vegetarischem Schmalz bestreichen. Nach Geschmack salzen.

Küsten-Burger

Zutaten

- 1 Vollkornbrötchen
- 1 Heringsfilet
- 1 kleine Essiggurke

Verarbeitung

Brötchen aufschneiden und mit dem Heringsfilet belegen. Die Gurke längs in Scheiben schneiden und auf den Hering legen. Brötchen zuklappen. Wenn Sie später ausgetestet haben, dass Sie Zwiebeln vertragen, können Sie zusätzlich einige Zwiebelringe auflegen.

Avocado-Brotaufstrich

Zutaten
- 1 weiche Avocado
- 1 El Zitronensaft

Gewürze
- Salz
- Pfeffer

Verarbeitung
Die meisten Avocados sind beim Kauf unreif. Lassen Sie sie bei Zimmertemperatur liegen, bis sich die Schale leicht mit dem Finger eindrücken lässt. Avocado schälen und in Stückchen vom Kern lösen. Mit der Gabel zerquetschen und sofort den Zitronensaft darunter mengen, da die Avocado sonst dunkel anläuft.
Salzen und pfeffern und baldmöglichst auf Vollkorn-Brötchen oder -Brot verzehren. Reste des Avocado-Aufstriches in einer gut verschließbaren Dose nicht länger als einen Tag im Kühlschrank aufbewahren.

Wenn Sie später ausgetestet haben, dass Sie Zwiebeln vertragen, können Sie ½ kleine, sehr fein gehackte Zwiebel untermischen.

Linsen-Brotaufstrich

Zutaten
- ½ Tasse rote Linsen (türkischer Lebensmittelladen)
- 1 Tasse Wasser
- 1 – 2 Knoblauchzehen
- 1 El Margarine

Gewürze
- ½ Teel Kümmelsamen
- ½ Teel Fenchelsamen
- Salz
- Pfeffer
- ¼ Teel Gemüsehefebrühe

Verarbeitung
Linsen waschen und in Wasser und Vitam Gemüsehefebrühe etwa 15 Min kochen. Zum Schluss Kümmel- und Fenchelsamen und bei Bedarf den gequetschten Knoblauch hinzufügen. Wenn Sie einen Mörser besitzen, können Sie die Samen leicht zerdrücken, damit der Geschmack noch intensiver wird. Masse erkalten lassen und die Margarine hinzufügen. Mit Salz und Pfeffer abschmecken.
Linsen-Aufstrich auf Vollkorn-Brötchen oder -Brot verzehren.

Brot oder Brötchen mit verschiedenem Belag

Belegen Sie Vollkorn-Brot oder -Brötchen mit verschiedenen Zutaten:

- 1 Tomate, gewürzt mit Mozzarella-Tomaten-Salz oder Oregano oder
- ½ gekochte, in Scheiben geschnittene Kartoffel, gewürzt mit Salz und reichlich Pfeffer oder
- verschiedene laktosefreie Brotaufstriche (selbstgemacht oder im Reformhaus oder Bioladen erhältlich) oder
- Wurst (laktosefrei!) oder
- ½ Paprikaschote oder
- Geflügel-Sülze oder
- ½ Ei, evtl. mit Salz

Auf Wunsch streichen Sie dünn Margarine auf das Brot. Garnieren Sie reichlich mit frischen Salatblättern oder Kresse.
Wenn Sie später festgestellt haben, dass Sie verschiedene Käse-Sorten oder »laktosefreien« Käse (z.B. Bergkäse von MinusL) vertragen, können Sie auch eine Scheibe Käse verzehren.

Kleine Warenkunde

Brot ist nicht gleich Brot – und dunkles Brot ist mitnichten immer Vollkornbrot und damit gesund. Weil sich aber gerade dieses Vorurteil in den Köpfen der Verbraucher eingenistet hat, färben einige Hersteller ihre Weißmehlbrotsorten mit Zuckercouleur, einer Lebensmittelfarbe (tut mir Leid, dass ich hier das offizielle Wort verwenden muss. Sie wissen inzwischen, was ein wirkliches Lebensmittel ist), die beim Erhitzen von Zucker entsteht. In diesen Fällen ist der Gesundheitswert des Brotes auch nicht höher als der jedes anderen Weißmehlproduktes. Weiterhin werden viele Brotsorten mit Zucker gewürzt, was den Wert ebenso mindert.

Auch Vollkornbrötchen, die so lecker aussehen und mit vielen Körnern bestreut sind, müssen nicht zwangsläufig aus Vollkornmehl gebacken sein – es kann sich durchaus um ein »normales«, meist gefärbtes, Weißmehlbrötchen handeln, dass sich mit einem Körnermantel als Vollkornbrötchen verkleidet hat. Fragen Sie ruhig Ihren Bäcker.

Wählen Sie echte Vollkornprodukte, die Sie vornehmlich im Reformhaus und im Bioladen, aber auch in guten Bäckereien erhalten. Der Preisunterschied ist nicht so gravierend, dass es ihren Geldbeutel ruiniert.

KARTOFFELSALAT MIT BOULETTEN – WENN GÄSTE KOMMEN

Zutaten für den Kartoffelsalat für 4 Personen

- 1,5 kg Kartoffeln
- 200ml Wasser
- 4 hart gekochte Eier
- 3 – 5 Stängel Frühlingszwiebeln
- 5 Gewürzgurken
- 2 Teel Gemüsehefebrühe
- 1 Päckchen Kresse

Verarbeitung

Kartoffeln als Pellkartoffeln kochen, nicht zu weich werden lassen. Danach pellen und in Scheiben schneiden. Gemüsehefebrühe in heißem Wasser auflösen und über die in eine Schüssel gelegten Kartoffeln geben. Vorsichtig umrühren, damit die Scheiben nicht zerbrechen. Zudecken und einige Stunden ziehen lassen. Danach sollte die Brühe gänzlich aufgesaugt sein. Wenn die Kartoffeln erkaltet sind, vorsichtig die in Stückchen geschnittenen Gurken und Eier, die in Scheiben geschnittenen Frühlingszwiebeln und ½ Päckchen Kresse unterheben. Zum Schluss den fertig angerichteten Salat mit der restlichen Kresse garnieren.

Zutaten für die Bouletten für 4 Personen

- 1 altes Brötchen
- 1 kg Rinderhackfleisch
- 2 rohe Eier
- 1 Teel frischer grüner Pfeffer (aus dem Glas)
- 1 Teel Kapern
- Salz
- Pfeffer
- 1 – 2 Teel Paprika Pulver
- 1 Msp Chili-Pulver
- 1 El Senf (laktosefrei)

Verarbeitung

Brötchen in warmem Wasser einweichen. Wenn es sich vollkommen vollgesaugt hat, gut ausdrücken. Alle anderen Zutaten hinzufügen und gut vermengen (mit dem Knethaken einer Küchenmaschine oder mit der Hand).
Wenn Sie später festgestellt haben, dass Sie Zwiebeln vertragen, können Sie 1 kleine, fein geschnittene Zwiebel untermengen.
Bouletten formen und in einer beschichteten Pfanne ohne Öl 20 Min braten.

Kartoffelsalat und Bouletten können Sie am Vortag zubereiten und nach dem Erkalten im Kühlschrank aufbewahren, so dass Sie Zeit für Ihre Gäste haben und das Fest genießen können.

Zwischenmahlzeiten oder Nachtisch

Cappuccino – mein persönlicher Favorit

Zutaten

- Soja-Milch
- Espresso-Pulver, ggf. koffeinfrei
- bei Bedarf Zucker

Verarbeitung

Die Soja-Milch in eine geeignete Tasse füllen und aufschäumen.
Espresso zubereiten und zu dem Soja-Schaum geben. Bei Bedarf mit Zucker süßen.
Für die Verarbeitung benötigen Sie eine Espresso-Maschine mit Milchaufschäumdüse. Wenn Sie keine Maschine besitzen, können Sie auf die kleinen, batteriebetriebenen »Schaumschläger« für erwärmte Milch zurückgreifen, die es in Kaufhäusern gibt (ca. 5 – 6 Euro). In diesem Falle müssten Sie Espresso in Pulverform benutzen, achten Sie hier aber ganz aufmerksam auf einen eventuellen Laktose-Gehalt. Tabu sind fertige Cappuccino-Pulver, die immer Milch und damit Laktose enthalten. Zur Not tut es auch der lösliche Kaffee.
Hinweis: da Koffein anregend auf die Verdauung wirkt, ist es für den Anfang ratsam, die koffeinfreie Variante zu wählen.

Obst

Als Nachtisch oder leckere Zwischenmahlzeit eignet sich jede Frucht, oder ein kleiner Obstteller aus verschiedenen Früchten. Wählen Sie möglichst viele Früchte der Saison und aus der Region. Auf diese Weise erhalten Sie frischeste Ware, die ein Minimum an Schadstoffen enthält.

Banane im Schokobett (für eine Person)

Zutaten

- 1 Banane
- 1 Becher Alpro Soja Schoko-Dessert oder Alpro Soja dunkle Schokolade

Verarbeitung

Banane in dünne Scheiben schneiden und mit dem Dessert vermischen.
Wenn Sie möchten, können Sie einen Teel Sesamsamen zugeben.

Honig-Sesam-Banane (für eine Person)

Zutaten

- 1 Banane
- 1 Teel flüssiger Honig
- 1 Teel geschälter Sesam

Verarbeitung

Banane schälen, der Länge nach halbieren und auf einen Teller legen. Etwa 1 Min in der Mikrowelle erhitzen, bis die Banane deutlich anfängt, weich zu werden.

Die Hälften mit dem Honig beträufeln und die Sesamsaat darüber geben.

Nüsse und Studentenfutter

Als leckere Zwischenmahlzeit können Sie eine Handvoll ernährungstechnisch wertvoller Nüsse knabbern oder auch Studentenfutter, das außer verschiedenen Nusssorten zusätzlich Rosinen enthält.

Kleine Warenkunde

Obwohl Nüsse und Samen aufgrund ihres hohen Fettgehaltes sehr kalorienreich sind, ist der Verzehr sehr gesund. Sie enthalten wertvolle mehrfach ungesättigte Fettsäuren, teilweise Omega-3-Fettsäure, die sich positiv auf den Fettstoffwechsel auswirkt, weil sie erhöhte Cholesterinwerte und damit auch das Arterioskleroserisiko senken kann.

Gemüse-Schnitze

Bereiten Sie sich verschiedenste Gemüsesorten vor, die Sie als kleine Rohkost-Mahlzeit zwischendurch zu sich nehmen können.

Schneiden Sie je nach Saison Möhren in Streifen, Kohlrabi in Stückchen oder Scheiben oder lassen Sie sich Staudensellerie schmecken. Tomaten, Gurken oder auch Zucchini eignen sich ebenso wie natürlich die besonders leckeren und vitaminhaltigen Paprikaschoten oder auch Radischen und Rettich. Lassen Sie sich von der Vielfalt in der Gemüseabteilung inspirieren.

Pro- und präbiotische Zwischenmahlzeit (1 Portion)

Da für laktoseintolerante Menschen die meisten pro- und präbiotischen Nahrungsmittel nicht infrage kommen, weil diese mehrheitlich auf Milch- bzw. Joghurt-Basis produziert werden, können Sie sich selbst ein solches Nahrungsmittel herstellen.

Mit der Zugabe von einem El Darmflora Plus, das neben getrockneten gesunden Darmbakterien auch den präbiotischen Ballaststoff Oligofruktose enthält und einem El Inulin, einem ebenfalls präbiotischen Kohlenhydrat, stellen Sie sich eine Zwischenmahlzeit her, die Sie täglich zu sich nehmen sollten, um Ihre Darmflora bestmöglich zu pflegen.

Zutaten

- 1 Soja-»Joghurt« mit oder ohne Frucht (je nach Vorliebe) oder
- 1 Soja Dessert Vanille
- 1 El Neuform Inulin (aus dem Reformhaus)
- 1 El Neuform Darmflora Plus (aus dem Reformhaus)

Verarbeitung

Das Soja-Dessert mit Inulin- und Darmflora Plus-Pulver verrühren und frisch genießen.

Wenn Sie später festgestellt haben, dass Sie »laktosefreien« Joghurt (z.B. MinusL) vertragen, können Sie diesen statt des Soja-»Joghurts« verwenden.

Halva – die Kalzium-Bombe

- 1 Portion Allos-Halva (aus dem Bioladen oder dem Naturkostversand, Adresse im Anhang)

Halva besteht aus Sesam und Honig und ist aus diesem Grunde eine gesunde und sehr kalziumreiche Nascherei, von der Sie gerne täglich eine Portion essen können.

Wer Lust hat, kann Halva selbst zubereiten. Dazu verwenden Sie am besten Tahin (teilweise auch unter der Bezeichnung Tahini oder Tahina erhältlich), das sind gemahlene Sesamsamen. So ersparen Sie sich die Arbeit, die Sesamsamen selbst zu mahlen. Tahin gibt es beispielsweise von der Firma

Terrasana als Vollkorn-Variante oder von Rapunzel aus geschältem Sesam im Glas im Reformhaus, Bioladen oder aus dem Naturkostversand. Lassen Sie das Glas einige Tage stehen, bis sich das Öl oben absetzt (eignet sich gut für süße Salate), und verarbeiten den Tahin, nachdem Sie das Öl abgegossen haben.

Zutaten

- 2 El Tahin
- 3 El kristallisierter Honig
- ¼ – ½ Teel Vanilleextrakt
- alternativ 1 El Kakaopulver

Verarbeitung

Tahin, Honig und Vanilleextrakt mit einem Löffel gut vermischen.

Eine kleine, flache Form (gut eignen sich flache Plastikformen mit Deckel) mit Backpapier auslegen und die Masse hineinpressen.

Im Kühlschrank einige Tage ruhen lassen und in Würfel geschnitten servieren.

Für Schokoladen-Halva statt des Vanilleextraktes 1 El Kakaopulver soweit einarbeiten, dass die Masse noch marmoriert aussieht.

Kleine Warenkunde

Honig gibt es als Billigvariante im Supermarkt meist in flüssiger Form. Weil viele Verbraucher fälschlicherweise glauben, dass fester Honig verdorben ist, erhitzt die Industrie den Honig, um den natürlicherweise je nach Sorte nach wenigen Wochen bis Monaten kristallisierenden, also fest werdenden Honig zu verflüssigen. Dieser Vorgang zerstört die wertvollen Inhaltsstoffe, wie beispielsweise die enthaltenen Vitamine.

Es gibt in Deutschland enge gesetzliche Vorschriften, die untersagen, in der Imkerei schädliche Medikamente und Chemikalien gegen Bienenkrankheiten und Parasiten einzusetzen. Viele Honige werden jedoch aus fremdländischen Sorten gemischt, in denen weniger strenge Vorschriften beachtet werden müssen, so dass Rückstände in diesen Produkten nachgewiesen werden können. Es ist besser, wenn Sie den Honig direkt vom Imker beziehen. Hier bekommen Sie auch kristallisierten Honig. Mit Sicherheit gibt es auch in Ihrer Nähe Imker, schauen Sie im Branchenfernsprechbuch unter den Suchbegriffen »Imkerei« oder »Honig« nach.

Für besondere Gelegenheiten

Bei all der Disziplin, die Sie sich in Zukunft auferlegen müssen, ist es ratsam, sich ab und an etwas Besonderes zu gönnen, damit Sie sich nicht benachteiligt fühlen. Hier sind einige Vorschläge, die Ihnen Mut machen sollen, zu experimentieren und Ihre ganz persönlichen »Schmalkazien« zu erfinden.

Sahne-Frucht-Eis – lecker im Sommer

Zum Zubereiten von Fruchteis brauchen Sie eine Eismaschine. Es gibt Apparate, bei denen die Eismasse mit zuvor zubereiteten Eiswürfeln gekühlt wird. Hiervon ist abzuraten, denn zusätzlich zu den Eiswürfeln wird noch jede Menge Salz benötig, um die Eiswürfel wieder zu verflüssigen, damit dann das kalte Wasser zwischenraumfrei an den Eistopf gelangt und diesen ganzflächig kühlen kann. Das Salzwasser kann nach Gebrauch nicht wieder verwendet werden. Einerseits ist dies umständlich, andererseits auf die Dauer auch teuer. Noch teuerer und damit nicht notwendig, sind Maschinen, die die Eismasse selbständig kühlen. Am besten sind Geräte, deren Eistopf komplett in die Tiefkühltruhe gestellt wird. Hier gibt es Maschinen (beispielsweise von Philips) mit verschiedenen Fassungsvermögen. Die Entscheidung für die Größe richtet sich nach der Anzahl Ihrer Familienmitglieder. Zubereitetes Fruchteis muss sofort verzehrt werden, es kann in der Tiefkühltruhe nicht länger als etwa ½ – 1 Stunde aufbewahrt werden, denn der hohe Wasseranteil führt zur Bildung von großen Kristallen, die dem Eis den cremigen Schmelz nehmen, wenn es nicht mehr gerührt wird.

Zutaten für ca. 400 – 500ml Fruchteis

- 300 – 400g Früchte
- 1/2 Päckchen (100ml) Leha Schlagfit, alternativ MinusL-Schlagsahne
- Vollrohrzucker, Zucker – oder gar nichts zum Süßen – ganz nach Geschmack

Verarbeitung

Früchte pürieren, dann alle Zutaten etwa 30 – 40 Min in der Eismaschine rühren lassen. Ergibt das leckerste Eis, das man sich wünschen kann. Meine bevorzugte Sorte ist Erdbeereis, aber auch Ananas und Honigmelone mit etwas Zitronensaft und einem Hauch Zimt sind köstlich.

Schokoladen-Eis

Zutaten für ca. 500ml Schokoladen-Eis

- 375g (3 Becherchen) Alpro Soja Dessert Schokolade oder
- Alpro Soja Dessert dunkle Schokolade
- 125ml Alpro Soja Schokodrink

Verarbeitung

Zutaten verrühren und ca. 30 – 40 Min in der Eismaschine verrühren lassen.

Bratapfel (für eine Person) – phantastisch im Winter

Zutaten

- 1 großer Apfel (am besten eignet sich die Sorte Boskop)
- 1 El ungeschwefelte Rosinen (aus dem Reformhaus oder Bioladen)
- 1 Teel Kandis-Zucker, ggf. als Grümmel
- 2 El Apfelsaft (alternativ 1 El Rum und 1 El Wasser)
- Zimt (auf Wunsch)
- Soja-Vanillesauce (z.B. von Alpro Soja)

Verarbeitung

Rosinen einige Stunden in dem Apfelsaft oder dem Rum einweichen.

Apfel waschen, das Kerngehäuse ausstechen und in eine kleine feuerfeste Form setzen. Die eingeweichten Rosinen und den Kandis in das Loch füllen. Deckel auf die Form setzen.

Im Ofen bei 200 °C etwa ½ Stunde garen.

Vanillesauce vorsichtig in der Mikrowelle erwärmen.

Bratapfel auf einen Teller geben, auf Wunsch mit einem Hauch Zimt bestreuen und mit der Vanillesauce übergießen.

Milchbrot (als Oster- bzw. Weihnachts-Zopf oder Neujahrsbrezel)

Zutaten

- 500g Weizenmehl, Type 1050
- 125ml Soja-Milch
- 1 Päckchen frische oder 2 Tütchen Trockenhefe
- 100g Margarine
- 100g Vollrohrzucker
- 3 Eier

Verarbeitung

Etwa 2 El Mehl beiseite stellen, den Rest in eine Schüssel geben und mit einem Löffel eine Vertiefung in die Mitte drücken. Dort hinein die Hefe krümeln, einen El Vollrohrzucker hinzugeben. Die lauwarme Soja-Milch darüber gießen. Mit dem Löffel mit etwas Mehl in der Kuhle verrühren. Etwa 20 Min an einem warmen Ort ruhen lassen, bis die Mischung anfängt zu schäumen. Danach alle Zutaten hinzugeben und mit den Knethaken eines Rührgerätes gründlich verkneten.

Danach den Teig ca. 30 – 60 Min gehen lassen, bis er sich etwa um das Doppelte vergrößert hat.

Das restliche Mehl auf ein Brett streuen, und darauf den Teig mit der Hand gründlich kneten und als Brezel oder Zopf formen und auf ein mit Backpapier ausgelegtes Blech legen. Weitere 30 Min gehen lassen.

Ca. 30 Min bei 180°C backen, dann 20 – 30 weitere Min bei 200°C zu Ende backen. Das Milchbrot ist fertig, wenn an einem eingestochenen Holzstöckchen (oder Bratengabel) kein klebriger Teig mehr hängen bleibt.

Wenn die Kruste glänzen soll, bepinseln Sie den Zopf oder die Brezel vor dem Backen mit einem verquirlten Eigelb.

Popcorn – eine abendliche Nascherei

Zutaten

- Eine kleine Hand voll Popcorn-Maiskörner
- 1 El Öl
- ½ Teel Zucker (falls gewünscht)
- alternativ Salz

Verarbeitung

Öl in einer Pfanne bei höchster Herdeinstellung erhitzen und den Mais hinzugeben. Die Pfanne mit einem Deckel zudecken. Wenn der Mais anfängt aufzupoppen, die Hitze auf die Hälfte reduzieren und die Pfanne immer wieder leicht schütteln. Wenn keine Geräusche mehr hörbar sind, die Pfanne vom Herd nehmen, den Deckel aber noch ein bis zwei Minuten auf der Pfanne lassen, damit Ihnen die Nachzügler nicht um die Ohren fliegen.

Falls Sie das Popcorn süßen wollen, den Zucker über das Popcorn streuen, die Pfanne wieder schließen und schwenken, damit sich der Zucker gut verteilt. Dann in eine Schüssel umfüllen und möglichst warm genießen. Falls Sie es salzig bevorzugen, wird das Popcorn erst in der Schüssel mit ein wenig Salz überstreut.

Weitere Rezepte finden Sie in der einschlägigen Literatur.

Beim Deutschen Allergie und Asthmabund e.V. können Sie das Rezeptbuch »Süße und pikante Rezepte für die milchfreie Ernährung« anfordern. Für Mitglieder ist das Büchlein kostenlos, für Nichtmitglieder beträgt der Preis 1 Euro. Die Bestell-Adresse finden Sie im Anhang.

B Hilfe für Einkauf, Kantine oder Restaurant

Betrachten Sie bitte die folgenden Formulierungen als Hilfsangebot, welches Sie unterstützen kann, wenn Sie beim Einkauf, in der Kantine oder im Restaurant Ihr Problem in kurzen, aber verständlichen Worten schildern müssen. Mir ist es anfangs sehr schwer gefallen, hier die richtigen Worte zu finden, denn die Bemerkung: »ich kann keine Milch vertragen«, schloss nicht aus, ein Gericht mit Butter empfohlen zu bekommen. Bei ausführlicheren Erklärungen ließ die Bereitschaft der Gesprächspartner zum Zuhören recht bald nach, und ich merkte, dass sie unaufmerksam und ungeduldig wurden. Verständlicherweise sind alle sehr beschäftigt und haben keine Zeit, sich so intensiv mit den Bedürfnissen eines einzelnen Kunden zu befassen. Erst nach einiger Zeit hatte ich Formulierungen gefunden, die die Missverständnisse auf ein Minimum reduzierten. Nach einiger Zeit finden Sie mit Sicherheit auch Ihre eigenen Worte.

Einkauf von offenen Produkten

Guten Tag,
ich hätte gerne … (z.B. Katenbrot, Cervelatwurst, etc.).
Ich brauche bitte Ihre Hilfe, denn ich leide an einer Laktose-Intoleranz, also einer Milchzucker-Unverträglichkeit und darf keinerlei Milch und Milchprodukte wie Joghurt, Molke, Sahne, Butter, Käse usw. oder laktosehaltige Zusatzstoffe essen. Könnten Sie bitte den Bäcker/den Metzger fragen, ob solche Produkte in dem Katenbrot/in der Cervelatwurst enthalten sind? Es ist sehr wichtig für mich, dass wirklich nichts im Brot/in der Wurst enthalten ist, weil ich sonst schwerste Probleme bekomme.

Bitte ergänzen Sie noch, bevor die Bedienung fragen geht, damit sie nicht zweimal geschickt werden muss:

Wenn Laktose in dem Katenbrot/der Cervelatwurst enthalten ist, wäre es schön, wenn Sie sich bitte gleich beim Bäcker/Metzger erkundigen könnten, welches Brot/welche Wurst er mir empfehlen kann.

Kantine oder Restaurant

Guten Tag,
ich brauche bitte Ihre Hilfe, denn ich leide an einer Laktose-Intoleranz, also einer Milchzucker-Unverträglichkeit und darf keinerlei Milch und Milchprodukte wie Joghurt, Molke, Sahne, Butter, Käse usw. oder laktosehaltige Zusatzstoffe essen. Es ist sehr wichtig für mich, dass wirklich nichts im Essen enthalten ist, weil ich sonst schwerste Probleme bekomme.

Wenn Sie sich noch kein Gericht ausgesucht haben:
Könnten Sie bitte den Koch/die Köchin fragen, welches Gericht er/sie mir empfehlen könnte, in dem keine dieser Zutaten enthalten sind? Wenn Convenienceprodukte verwendet werden, muss sichergestellt sein, dass auch in diesen keine für mich verbotenen Zusatzstoffe enthalten sind.

Wenn Sie sich bereits ein Gericht ausgesucht haben:
Dieses Gericht sieht lecker aus. Könnten Sie bitte den Koch/die Köchin fragen, ob dort eine dieser Zutaten enthalten ist? Wenn Convenienceprodukte verwendet wurden, muss sichergestellt sein, dass auch in diesen keine für mich verbotenen Zusatzstoffe enthalten sind.

C Infoblatt für Freunde

Wenn man Freunde besuchen möchte, kann man nicht voraussetzen, dass diese über die eigenen Bedürfnisse Bescheid wissen. Um unerfreuliche Situationen zu vermeiden, in denen sich jemand viel Mühe mit der Zubereitung von Gerichten gegeben hat, die man dann leider nicht essen kann, wurde dieses Infoblatt entworfen, das man den Freunden lange genug vor dem Besuch zukommen lassen kann. So können sie die Hintergründe und Zusammenhänge besser verstehen und wissen, welche Notwendigkeiten zu beachten sind.

Die anhängende Information ist so gestaltet, dass sie als doppelseitiges Blatt mit ausdrücklicher Genehmigung der Verfasserin kopiert und zum privaten Gebrauch an Freunde weitergegeben werden kann.

HINWEIS

Für mich verbotene oder gefährliche Nahrungsmittel und Produkte wurden **fett** geschrieben, erlaubte und wichtige Dinge, die zu beachten sind, in *Schreibschrift* gedruckt.

Laktose-Intoleranz (Milchzucker-Unverträglichkeit)

DEFINITION

Laktose-Intoleranz (LI) ist keine Krankheit – sie ist die von der Natur vorgesehene, mit fortschreitendem Alter abnehmende Fähigkeit, Laktose (Milchzucker) im Darm abbauen zu können, weil diese nach dem Abstillen in natürlicher Nahrung nicht mehr enthalten ist. In der westlichen Ernährung ist jedoch (Kuh-) Milch auch für Jugendliche und Erwachsene noch ein – meist entscheidender – Bestandteil, so dass der Darm »erzogen« wird, die Laktose weiter verdauen zu können. Bei manchen Menschen funktioniert diese »Erziehung« jedoch nicht, so dass die Aufnahme von Laktose zu Verdauungsstörungen führt: Durchfall und Blähungen machen ein soziales Leben mehr und mehr unmöglich, da Blähungen nicht gesellschaftsfähig sind und wegen der Durchfälle die Gedanken ständig um die Toilette kreisen müssen.

Laktose und Laktase – was ist das?

Laktose ist in jeder Milch vorhanden. Hierbei spielt es keine Rolle, von welchem Säugetier diese Milch stammt. Milchzucker macht die Milch für den Säugling schmackhaft und hilft, die Milch zu verdauen. Das Enzym Laktase wird beim Baby im Dünndarm gebildet, damit die Laktose in der Muttermilch verdaulich wird. Durch das Laktase-Enzym wird das Mehrfachzucker-Molekül Laktose in die Einfachzucker-Moleküle Traubenzucker (Glukose) und Schleimzucker (Galaktose) aufgespalten, die durch die Darmwand aufgenommen werden können. Mehrfachzucker-Moleküle sind dazu zu groß. Mit fortschreitendem Alter, in dem keine Muttermilch mehr getrunken wird, verliert der Darm die Fähigkeit, Laktase zu bilden, weil dieses Enzym nicht mehr benötigt wird. In unserem Kulturkreis bleibt jedoch bei den meisten Menschen die Enzymproduktion auch über dieses Alter erhalten. Bei Menschen mit einer Laktose-Intoleranz ist aufgrund der nicht mehr vorhandenen oder reduzierten Enzymbildung diese Spaltung nicht bzw. nicht ausreichend möglich, deshalb gelangt die Laktose den Dickdarm. Sie zieht dort einerseits Wasser an sich, was die Durchfälle bewirkt und wird andererseits von Darmbakterien u.a. zu Wasserstoff und Methangas verstoffwechselt, das die Blähungen verursacht. Diese Beschwerden lassen nur noch die Wahl, sich zu einem Wesen außerhalb des sozialen Gefüges zu entwickeln, oder aber eine strikte Vermeidung von Laktose einzuhalten. Jede nennenswerte Aufnahme von Milchzucker führt unweigerlich wieder zu den beschriebenen Symptomen, bis die unbekömmlichen Bestandteile den Körper verlassen haben. Nachhaltige Krankheitsfolgen hat das zwar im Einzelfalle nicht, jedoch immer wieder die erneut aufkeimende Angst vor »Unfällen«, denn meist liegt ja schon ein langer Leidensweg hinter den Betroffenen, bevor endlich die Diagnose »Laktose-Intoleranz« gestellt wird.

Laktasepräparate

In Apotheken gibt es Laktasepräparate, die helfen sollen, den Milchzucker zu verdauen. Sie halten jedoch leider meist weniger, als sie versprechen und helfen nicht. Darüber hinaus enthalten sie teilweise auch Zusatzstoffe (wie z.B. Süßstoff), die bei den Betroffenen, die oftmals zusätzlich noch unter einem so genannten Reizdarm-Syndrom oder auch an einer Fruchtzucker-Intoleranz leiden, zu ähnlichen Beschwerden führen – also wird hier die Pest durch Cholera ersetzt – kein akzeptabler Weg. Es bleibt meist nur das wirklich konsequente Weglassen von Laktose.

Essen in Restaurant, Kantine oder bei Freunden

Jedem Essen in Restaurant oder Kantine muss ein Gespräch mit dem Koch vorangehen. Diese Berufsgruppe ist aufgrund ihrer Ausbildung meist gut über die Bestandteile der Nahrung informiert und kann Auskunft über das Menü geben. Essen bei Freunden ist etwas komplizierter, weil diesen oftmals die Hintergründe fehlen, und sie es gut meinen und vor allem »lecker« kochen wollen.

Aus diesem Grunde gebe ich euch dieses Blättchen, damit ihr versteht, was für mich notwendig ist. Wenn auch nur ein Bestandteil, den ich nicht vertrage, in euren leckeren Gerichten enthalten ist, kann ich sie nicht essen, was sowohl für euch als auch für mich sehr traurig wäre.

LI-Diät

Wie erwähnt, ist in **Milch** und **Milchprodukten** wie **Frischmilch**, **Sahne**, **Kondensmilch**, **Joghurt**, **Butter**, **Quark**, **Schmand**, **Käse**, **Molke**, etc. in mehr oder weniger hohem Anteil **Laktose** vorhanden, teils durch die Herkunft (von welchem Tier), teils durch die Verarbeitung bedingt. Eigentlich ist es ganz einfach: keinerlei Milch oder Milchprodukte. Wenn man alles selbst zubereitet, kann man die Laktose aus den Mahlzeiten halten. Aber nur eigentlich, denn leider ist der **Milchzucker** geschmacklich relativ neutral und vor allem billig, was ihn für die Nahrungsmittelindustrie zu einem beliebten Füllstoff macht. Laktose wird nicht nur vielen **Fertigprodukten** wie **Suppen**, **Soßen**, **Salat-Dressings**, **Gebäck**, **Wurst**, etc. zugesetzt, sondern kann sich in fast allen Zutaten auch für eine selbst hergestellte Mahlzeit verstecken. Seit 2005 muss Laktose auf jeder *Zutatenliste* auf den Verpackungen angegeben sein. Es gibt jedoch Milch und Milchprodukte, in denen die Laktose durch Laktasezugabe bereits abgebaut ist, z.B. die Produktserien »*MinusL*« oder »*LACtofree*« mit Frischmilch, Quark, Joghurt, Butter, Schmand und Käse, die es in fast jedem Supermarkt gibt. Verschiedene Käsesorten (z.B. Gouda) enthalten teilweise so wenig Laktose, dass sie für viele LI-ler bekömmlich sind. Weiterhin kann man statt Milch auch *Sojaprodukte* kaufen, die keine Laktose enthalten, da sie rein pflanzlich sind. À propos rein pflanzlich: aufpassen muss man beispielsweise bei **Margarine**, denn obwohl man meinen könnte, diese sei doch rein pflanzlich, können auch hier Milch- oder Molkebestandteile enthalten sein – also immer auf die Zutatenliste schauen!

Alles aus normaler Milch (also keine laktosefreie Milch) ist für mich nicht geeignet: Milch, Sahne, Joghurt, Butter und Käse. Darüber hinaus alles, wo Milchprodukte enthalten sind und zusätzlich Fertigprodukte, bei denen Milch, Milchprodukte, Laktose oder Milchzucker auf der Zutatenliste aufgeführt ist.

Das hört sich nun vielleicht so an, als wären fast alle Nahrungsmittel verboten – dies ist nicht der Fall! Sämtliche *Gemüsesorten, Salate, Obst, Fleisch, Fisch, Eier*, also alles was auf Bäumen und Sträuchern, in oder auf der Erde wächst und alles was von Hühnern gelegt, von geschlachteten Tieren geliefert wird, ist von Natur aus laktosefrei und bietet eine reiche Auswahl. Erst durch die Hinzugabe von Milchprodukten beim Zubereiten der Speisen oder durch Beimengungen der Nahrungsmittelindustrie werden die leckeren Lebensmittel für LI-Betroffene gefährlich. Wer also so naturbelassen wie möglich kocht, hat keine Probleme.

Gemüse sollte ebenso wie Fleisch und Fisch »nackt« zubereitet werden, die **Sahnesauce** kann man, falls gewünscht, separat servieren. *Kartoffeln, Nudeln* und *Reis* sind solange bekömmlich, wie sie nicht mit Butter, Sahne oder Milch zubereitet sind.

Wenn ihr warme oder kalte Gerichte zubereitet und für mich unbekömmliche Bestandteile vermeiden möchtet, werft bitte einen Blick auf die Zutatenlisten der Produkte, die Ihr verarbeitet. Steht dort Laktose, Milch oder Milchbestandteile, ist das leider für mich tabu. Den vielleicht zum Gericht üblichen Schuss Milch oder Stich Butter kann man für die Anderen auch noch nachträglich bei Tisch zugeben. Die Sauce kann in einer Karaffe neben dem Salat stehen, ich würde mich über *Essig und Öl* freuen.

Es ist also meist gar nicht notwendig, eine »Extrawurst für mich zu braten«. Ich möchte euch ganz herzlich bitten, mich lieber einmal mehr als einmal zu wenig zu fragen, damit ihr nachher nicht böse auf mich seid, weil ich eure liebevoll gekochten Mahlzeiten nicht essen kann.

Ich habe aber auch kein Problem damit, mir selbst eine Kleinigkeit mitzubringen, wenn es mit der »Beköstigung« nicht klappt – sagt mir einfach vorher Bescheid.

(Doris Paas: Das Laktose-Intoleranz Buch)

D Urlaub im Ausland

Folgende Texte sind hier in die Sprachen der meistbesuchten Reiseländer übersetzt:

Für den Restaurant-Besuch

Guten Tag,
ich leide an einer Laktose-Intoleranz und brauche bitte Ihre Hilfe. Ich darf keinerlei Milch und Milchprodukte wie Joghurt, Molke, Sahne, Käse, Butter usw. oder laktosehaltige Zusatzstoffe essen. Es ist sehr wichtig für mich, dass wirklich nichts im Essen enthalten ist, weil ich sonst schwerste Probleme bekomme.

Wenn Sie sich noch kein Gericht ausgesucht haben:
Könnten Sie bitte den Koch/die Köchin fragen, welches Gericht er/sie mir empfehlen könnte, in dem keine dieser Zutaten enthalten sind? Wenn Convenienceprodukte verwendet werden, muss sichergestellt sein, dass auch in diesen keine für mich verbotenen Zusatzstoffe enthalten sind.

Wenn Sie bereits ein Gericht auf der Karte entdeckt haben:
Dieses Gericht sieht lecker aus. Könnten Sie bitte den Koch/die Köchin fragen, ob dort eine dieser Zutaten enthalten ist? Wenn Convenienceprodukte verwendet wurden, muss sichergestellt sein, dass auch in diesen keine für mich verbotenen Zusatzstoffe enthalten sind.

Vielen Dank für Ihre Mühe.

Für die Toilettensuche

Für die eventuelle Suche nach einer öffentlichen Toilette führen Sie am besten einen Zettel und einen Stift mit sich, denn es nützt Ihnen nicht viel, einem Passanten die Frage verständlich zu machen, wenn Sie die Antwort nicht verstehen können. Lassen Sie sich den Weg aufzeichnen.

Guten Tag,
können Sie mir bitte aufzeichnen, wo ich eine öffentliche Toilette finde?

Vielen Dank für Ihre Mühe.

In einem Restaurant, in dem Sie nicht Gast sind, sollten Sie erfragen, ob Sie die Toilette benutzen dürfen:

Guten Tag,
darf ich bitte Ihre Toilette benutzen?

Danke, was bin ich Ihnen schuldig?

Ein Tipp

Wenn Sie die englische Sprache beherrschen, nehmen Sie auch immer die englische Übersetzung mit, denn in den meisten Reiseländern sprechen viele Menschen englisch. Es kann hilfreich sein, sich in einer Sprache zu verständigen, die Sie selbst aussprechen und in der Sie die Antwort verstehen können.

Für den Restaurant-Besuch	***englisch***
Wenn Sie sich noch kein Gericht ausgesucht haben: Guten Tag, ich leide an einer Laktose-Intoleranz und brauche bitte Ihre Hilfe. Ich darf keinerlei Milch und Milchprodukte wie Joghurt, Molke, Sahne, Käse, Butter usw. oder laktosehaltige Zusatzstoffe essen. Es ist sehr wichtig für mich, dass wirklich nichts im Essen enthalten ist, weil ich sonst schwerste Probleme bekomme. Könnten Sie bitte den Koch/die Köchin fragen, welches Gericht er/sie mir empfehlen könnte, in dem keine dieser Zutaten enthalten sind? Wenn Convenienceprodukte verwendet werden, muss sichergestellt sein, dass auch in diesen keine für mich verbotenen Zusatzstoffe enthalten sind. Vielen Dank für Ihre Mühe.	Hallo, I wonder if you could help me please. I suffer from a lactose intolerance. Because of that I am not permitted to eat or drink anything that contains cows milk, e.g. milk, yogurt, cream, cheese, butter, or any additives to food/drink that contain lactose. It is really important that I do not get exposed to any form of lactose as I will suffer severe problems. Could you please ask the cook, if he/she could recommend dishes that do not contain products from cow's milk. If convenient products are used could they please be checked for lactose additives. Many thanks.
Wenn Sie bereits ein Gericht auf der Karte entdeckt haben: Guten Tag, ich leide an einer Laktose-Intoleranz und brauche bitte Ihre Hilfe. Ich darf keinerlei Milch und Milchprodukte wie Joghurt, Molke, Sahne, Käse, Butter usw. oder laktosehaltige Zusatzstoffe essen. Es ist sehr wichtig für mich, dass wirklich nichts im Essen enthalten ist, weil ich sonst schwerste Probleme bekomme. Dieses Gericht sieht lecker aus. Könnten Sie bitte den Koch/die Köchin fragen, ob dort eine dieser Zutaten enthalten ist? Wenn Convenienceprodukte verwendet wurden, muss sichergestellt sein, dass auch in diesen keine für mich verbotenen Zusatzstoffe enthalten sind. Vielen Dank für Ihre Mühe.	Hallo, I wonder if you could help me please. I suffer from a lactose intolerance. Because of that I am not permitted to eat or drink anything that contains cows milk, e.g. milk, yogurt, cream, cheese, butter, or any additives to food/drink that contain lactose. It is really important that I do not get exposed to any form of lactose as I will suffer severe problems. This dish looks delicious. I wonder if you could please ask the cook if it contains any lactose products or additives. If convenient products are used could they please be checked for lactose additives. Many thanks.

Für die Toilettensuche	***englisch***
Wenn Sie eine öffentliche Toilette suchen: Guten Tag, können Sie mir bitte aufzeichnen, wo ich eine öffentliche Toilette finde? Vielen Dank für Ihre Mühe.	Excuse me please, I wonder if you could draw me a simple map with the directions to the nearest public toilet. Thank you so much for your help.
In einem Restaurant, in dem Sie nicht Gast sind, sollten Sie erfragen, ob Sie die Toilette benutzen dürfen: Guten Tag, darf ich bitte Ihre Toilette benutzen? Danke, was bin ich Ihnen schuldig?	Hallo, excuse me please, may I use your toilet. Many thanks, what do I owe you?

Für den Restaurant-Besuch	***französisch***
<u>Wenn Sie sich noch kein Gericht ausgesucht haben:</u> Guten Tag, ich leide an einer Laktose-Intoleranz und brauche bitte Ihre Hilfe. Ich darf keinerlei Milch und Milchprodukte wie Joghurt, Molke, Sahne, Käse, Butter usw. oder laktosehaltige Zusatzstoffe essen. Es ist sehr wichtig für mich, dass wirklich nichts im Essen enthalten ist, weil ich sonst schwerste Probleme bekomme. Könnten Sie bitte den Koch/die Köchin fragen, welches Gericht er/sie mir empfehlen könnte, in dem keine dieser Zutaten enthalten sind? Wenn Convenienceprodukte verwendet werden, muss sichergestellt sein, dass auch in diesen keine für mich verbotenen Zusatzstoffe enthalten sind. Vielen Dank für Ihre Mühe.	Bonjour. Je souffre d'une incompatibilité de lactose. J'ai besoin de vortre aide. Je ne dois consommer ni des produits contenant de la lactose comme du lait, du fromage, de la crème, du yajourt, du beurre etc. ni des additifs contenant de la lactose, que l'on trouve souvent dans des produits finis. La consommation de la lactose dans n'importe quel aliment provoquera des graves problèmes de santé. Pourriez-vous demander à votre cuisinier ce qu'on pourrait me recommander. Merci beaucoup pour votre peine.
<u>Wenn Sie bereits ein Gericht auf der Karte entdeckt haben:</u> Guten Tag, ich leide an einer Laktose-Intoleranz und brauche bitte Ihre Hilfe. Ich darf keinerlei Milch und Milchprodukte wie Joghurt, Molke, Sahne, Käse, Butter usw. oder laktosehaltige Zusatzstoffe essen. Es ist sehr wichtig für mich, dass wirklich nichts im Essen enthalten ist, weil ich sonst schwerste Probleme bekomme. Dieses Gericht sieht lecker aus. Könnten Sie bitte den Koch/die Köchin fragen, ob dort eine dieser Zutaten enthalten ist? Wenn Convenienceprodukte verwendet wurden, muss sichergestellt sein, dass auch in diesen keine für mich verbotenen Zusatzstoffe enthalten sind. Vielen Dank für Ihre Mühe.	Bonjour. Je souffre d'une incompatibilité de lactose. J'ai besoin de vortre aide. Je ne dois consommer ni des produits contenant de la lactose comme du lait, du fromage, de la crème, du yajourt, du beurre etc. ni des additifs contenant de la lactose, que l'on trouve souvent dans des produits finis. La consommation de la lactose dans n'importe quel aliment provoquera des graves problèmes de santé. Ce plat me semble délicieux. Pourriez-vous demander à votre cuisinier s'il contient de la lactose? Merci beaucoup.

Für die Toilettensuche	***französisch***
Wenn Sie eine öffentliche Toilette suchen: Guten Tag, können Sie mir bitte aufzeichnen, wo ich eine öffentliche Toilette finde? Vielen Dank für Ihre Mühe.	Bonjour. Pourriez-vous me montrer où il y a des toilettes publiques? Merci beaucoup.
In einem Restaurant, in dem Sie nicht Gast sind, sollten Sie erfragen, ob Sie die Toilette benutzen dürfen: Guten Tag, darf ich bitte Ihre Toilette benutzen? Danke, was bin ich Ihnen schuldig?	Bonjour. Pourrais-je user vos toilettes? Merci, qu'est-ce que je vous dois?

Für den Restaurant-Besuch	***niederländisch***
<u>Wenn Sie sich noch kein Gericht ausgesucht haben:</u> Guten Tag, ich leide an einer Laktose-Intoleranz und brauche bitte Ihre Hilfe. Ich darf keinerlei Milch und Milchprodukte wie Joghurt, Molke, Sahne, Käse, Butter usw. oder laktosehaltige Zusatzstoffe essen. Es ist sehr wichtig für mich, dass wirklich nichts im Essen enthalten ist, weil ich sonst schwerste Probleme bekomme. Könnten Sie bitte den Koch/die Köchin fragen, welches Gericht er/sie mir empfehlen könnte, in dem keine dieser Zutaten enthalten sind? Wenn Convenienceprodukte verwendet werden, muss sichergestellt sein, dass auch in diesen keine für mich verbotenen Zusatzstoffe enthalten sind. Vielen Dank für Ihre Mühe.	Goedendag, Ik been allergisch voor zuivelproducten, Ik kann keen Producten eeten , waar Melk un Melkproducte binnen seien; als kaas, boter, hui, joghurt. I mag in geen geval Zuivelproducten eeten., dann hek ik een probleem met mij gezondheid. It is voor mij heelemal belangrijk, dat keen Zuivelproducten in het eten binnen zijn. Kunt u fragen, waat de kok kunt me aanbevelen, waar keen zuivelproducten binnen zijn? Heeft u alstublieft eeten zonder zuivelproducten? Als Concenience-Producten in gebruik seien, moeten daar keen zuivelproducten binnen zijn. Bedankt voor u Hulp!
<u>Wenn Sie bereits ein Gericht auf der Karte entdeckt haben:</u> Guten Tag, ich leide an einer Laktose-Intoleranz und brauche bitte Ihre Hilfe. Ich darf keinerlei Milch und Milchprodukte wie Joghurt, Molke, Sahne, Käse, Butter usw. oder laktosehaltige Zusatzstoffe essen. Es ist sehr wichtig für mich, dass wirklich nichts im Essen enthalten ist, weil ich sonst schwerste Probleme bekomme. Dieses Gericht sieht lecker aus. Könnten Sie bitte den Koch/die Köchin fragen, ob dort eine dieser Zutaten enthalten ist? Wenn Convenienceprodukte verwendet wurden, muss sichergestellt sein, dass auch in diesen keine für mich verbotenen Zusatzstoffe enthalten sind. Vielen Dank für Ihre Mühe.	Goedendag, Ik been allergisch voor zuivelproducten, Ik kann keen Producten eeten , waar Melk un Melkproducte binnen seien; als kaas, boter, hui, joghurt. I mag in geen geval Zuivelproducten eeten., dann hek ik een probleem met mij gezondheid. It is voor mij heelemal belangrijk, dat keen Zuivelproducten in het eten binnen zijn. Het eken ziet heelemal goed uit. Kunt u fragen, waat de kok kunt me aanbevelen, waar keen zuivelproducten binnen zijn? Heeft u alstublieft eeten zonder zuivelproducten? Als Concenience-Producten in gebruik seien, moeten daar keen zuivelproducten binnen zijn. Bedankt voor u Hulp!

Für die Toilettensuche	*niederländisch*
<u>Wenn Sie eine öffentliche Toilette suchen:</u> Guten Tag, können Sie mir bitte aufzeichnen, wo ich eine öffentliche Toilette finde? Vielen Dank für Ihre Mühe.	Kunt u mij op de briefje tekenen, war het (publiek) toilet is ? Bedankt voor u hulp !
<u>In einem Restaurant, in dem Sie nicht Gast sind, sollten Sie erfragen, ob Sie die Toilette benutzen dürfen:</u> Guten Tag, darf ich bitte Ihre Toilette benutzen? Danke, was bin ich Ihnen schuldig?	Goedendtag, maar ik het toilet gebruiken ? Bedankt maar ik even betalen? Tot ziens!

Für den Restaurant-Besuch	***italienisch***
Wenn Sie sich noch kein Gericht ausgesucht haben: Guten Tag, ich leide an einer Laktose-Intoleranz und brauche bitte Ihre Hilfe. Ich darf keinerlei Milch und Milchprodukte wie Joghurt, Molke, Sahne, Käse, Butter usw. oder laktosehaltige Zusatzstoffe essen. Es ist sehr wichtig für mich, dass wirklich nichts im Essen enthalten ist, weil ich sonst schwerste Probleme bekomme. Könnten Sie bitte den Koch/die Köchin fragen, welches Gericht er/sie mir empfehlen könnte, in dem keine dieser Zutaten enthalten sind? Wenn Convenience-produkte verwendet werden, muss sichergestellt sein, dass auch in diesen keine für mich verbotenen Zusatzstoffe enthalten sind. Vielen Dank für Ihre Mühe.	Buo giorno, sono una delle tante persone che ha intolleranza al lattosio e ho bisogno della vostra attenzione nel preparare il menü. Non posso mangiare: latte, latticini, (jogurt), panna, formaggi, burro ecc. Questo e molto importante per me, che questi prodotti elengati non siano presente nel cibo, perché dannenggiano la mia salute. Per favore chiederei al cuoco di darmi un consiglio su cosa mangiare, evitando il lattosio. Molte grazie per il vostro comprendimento e impegno.
Wenn Sie bereits ein Gericht auf der Karte entdeckt haben: Guten Tag, ich leide an einer Laktose-Intoleranz und brauche bitte Ihre Hilfe. Ich darf keinerlei Milch und Milchprodukte wie Joghurt, Molke, Sahne, Käse, Butter usw. oder laktosehaltige Zusatzstoffe essen. Es ist sehr wichtig für mich, dass wirklich nichts im Essen enthalten ist, weil ich sonst schwerste Probleme bekomme. Dieses Gericht sieht lecker aus. Könnten Sie bitte den Koch/die Köchin fragen, ob dort eine dieser Zutaten enthalten ist? Wenn Convenienceprodukte verwendet wurden, muss sichergestellt sein, dass auch in diesen keine für mich verbotenen Zusatzstoffe enthalten sind. Vielen Dank für Ihre Mühe.	Buo giorno, sono una delle tante persone che ha intolleranza al lattosio e ho bisogno della vostra attenzione nel preparare il menü. Non posso mangiare: latte, latticini, (jogurt), panna, formaggi, burro ecc. Questo e molto importante per me, che questi prodotti elengati non siano presente nel cibo, perché dannenggiano la mia salute. Questo menu e molto buono. Puó per favore chiedere al cuoco/a se ci sono presenti gli ingredienti che non posso mangiare? Se ci sono presenti per favore che non siano prodotti vietati a me. Molte grazie per il vostro comprendimento e impegno.

Für die Toilettensuche	***italienisch***
Wenn Sie eine öffentliche Toilette suchen: Guten Tag, können Sie mir bitte aufzeichnen, wo ich eine öffentliche Toilette finde? Vielen Dank für Ihre Mühe.	Buon giorno, potreste per favore con delle indicazioni, indicarmi dove potrei trovare la toilette? Molte grazie per il vostro comprendimento.
In einem Restaurant, in dem Sie nicht Gast sind, sollten Sie erfragen, ob Sie die Toilette benutzen dürfen: Guten Tag, darf ich bitte Ihre Toilette benutzen? Danke, was bin ich Ihnen schuldig?	Buon giorno, potrei usare la vostra toilette? Molte grazie, quanto le devo?

Für den Restaurant-Besuch	***spanisch***
<u>Wenn Sie sich noch kein Gericht ausgesucht haben:</u> Guten Tag, ich leide an einer Laktose-Intoleranz und brauche bitte Ihre Hilfe. Ich darf keinerlei Milch und Milchprodukte wie Joghurt, Molke, Sahne, Käse, Butter usw. oder laktosehaltige Zusatzstoffe essen. Es ist sehr wichtig für mich, dass wirklich nichts im Essen enthalten ist, weil ich sonst schwerste Probleme bekomme. Könnten Sie bitte den Koch/die Köchin fragen, welches Gericht er/sie mir empfehlen könnte, in dem keine dieser Zutaten enthalten sind? Wenn Convenience-produkte verwendet werden, muss sichergestellt sein, dass auch in diesen keine für mich verbotenen Zusatzstoffe enthalten sind. Vielen Dank für Ihre Mühe.	Hola, me pregunto si tu podrías ayudarme por favor. Padezco de intolerancia a la lactosa. Por esta razón no puedo comer o beber nada que contenga leche de vaca. por ejemplo: leche de vaca, yogurt, crema, queso, mantequilla or cualquier aditivo que pueda ser comido/bebido que contenga lactosa. Podrías por favor preguntar al cocinero, si el/ella ¿podría recomendar platos que no contengan productos de la leche de la vaca?. Si productos convenientes son usados podrían ellos chequear los aditivos de la lactosa. Muchas gracias.
<u>Wenn Sie bereits ein Gericht auf der Karte entdeckt haben:</u> Guten Tag, ich leide an einer Laktose-Intoleranz und brauche bitte Ihre Hilfe. Ich darf keinerlei Milch und Milchprodukte wie Joghurt, Molke, Sahne, Käse, Butter usw. oder laktosehaltige Zusatzstoffe essen. Es ist sehr wichtig für mich, dass wirklich nichts im Essen enthalten ist, weil ich sonst schwerste Probleme bekomme. Dieses Gericht sieht lecker aus. Könnten Sie bitte den Koch/die Köchin fragen, ob dort eine dieser Zutaten enthalten ist? Wenn Convenienceprodukte verwendet wurden, muss sichergestellt sein, dass auch in diesen keine für mich verbotenen Zusatzstoffe enthalten sind. Vielen Dank für Ihre Mühe.	Hola, me pregunto si tu podrías ayudarme por favor. Padezco de intolerancia a la lactosa. Por esta razón no puedo comer o beber nada que contenga leche de vaca. por ejemplo: leche de vaca, yogurt, crema, queso, mantequilla or cualquier aditivo que pueda ser comido/bebido que contenga lactosa. El plato parece delicioso. Me pregunto si tu puedes preguntar al cocinero si contiene algún producto de la lactosa o aditivos. Si productos convenientes son usados podrían ellos chequear los aditivos de la lactosa. Muchas gracias.

Für die Toilettensuche	***spanisch***
Wenn Sie eine öffentliche Toilette suchen: Guten Tag, können Sie mir bitte aufzeichnen, wo ich eine öffentliche Toilette finde? Vielen Dank für Ihre Mühe.	Disculpeme, por favor. Me pregunto si me puedes dibujar un mapa sencillo con las direcciones de los lavabos públicos más cercanos. Muchas gracias por tu ayuda.
In einem Restaurant, in dem Sie nicht Gast sind, sollten Sie erfragen, ob Sie die Toilette benutzen dürfen: Guten Tag, darf ich bitte Ihre Toilette benutzen? Danke, was bin ich Ihnen schuldig?	Hola, perdoname por favor. Podría usar su lavabo? Muchas gracias.

Für den Restaurant-Besuch	***portugiesisch***
Wenn Sie sich noch kein Gericht ausgesucht haben: Guten Tag, ich leide an einer Laktose-Intoleranz und brauche bitte Ihre Hilfe. Ich darf keinerlei Milch und Milchprodukte wie Joghurt, Molke, Sahne, Käse, Butter usw. oder laktosehaltige Zusatzstoffe essen. Es ist sehr wichtig für mich, dass wirklich nichts im Essen enthalten ist, weil ich sonst schwerste Probleme bekomme. Könnten Sie bitte den Koch/die Köchin fragen, welches Gericht er/sie mir empfehlen könnte, in dem keine dieser Zutaten enthalten sind? Wenn Convenienceprodukte verwendet werden, muss sichergestellt sein, dass auch in diesen keine für mich verbotenen Zusatzstoffe enthalten sind. Vielen Dank für Ihre Mühe.	Bom dia (boa tarde, - noite), sofro de intolerância láctea e necessito de sua ajuda. Não posso consumir leite ou produtos derivados como iogurte, soro de leite, nata, queijo, manteiga ou produtos com aditivos lácteos. È muito importante para mim saber se estes pratos contém substâncias lácteas, pois, em caso positivo, não posso consumí-los. Seria possível perguntar o cozinheiro (a cozinheira) em qual prato de seu cardápio não se encontram substâncias lácteas? Se vocês utilizam produtos de conveniência preciso estar certa de que aí também não se encontram substâncias lácteas. Obrigado (-a).
Wenn Sie bereits ein Gericht auf der Karte entdeckt haben: Guten Tag, ich leide an einer Laktose-Intoleranz und brauche bitte Ihre Hilfe. Ich darf keinerlei Milch und Milchprodukte wie Joghurt, Molke, Sahne, Käse, Butter usw. oder laktosehaltige Zusatzstoffe essen. Es ist sehr wichtig für mich, dass wirklich nichts im Essen enthalten ist, weil ich sonst schwerste Probleme bekomme. Dieses Gericht sieht lecker aus. Könnten Sie bitte den Koch/die Köchin fragen, ob dort eine dieser Zutaten enthalten ist? Wenn Convenienceprodukte verwendet wurden, muss sichergestellt sein, dass auch in diesen keine für mich verbotenen Zusatzstoffe enthalten sind. Vielen Dank für Ihre Mühe.	Bom dia (boa tarde, - noite), sofro de intolerância láctea e necessito de sua ajuda. Não posso consumir leite ou produtos derivados como iogurte, soro de leite, nata, queijo, manteiga ou produtos com aditivos lácteos. È muito importante para mim saber se estes pratos contém substâncias lácteas, pois, em caso positivo, não posso consumí-los. Este prato parece muito gostoso. Seria possível perguntar o cozinheiro (a cozinheira) se foram utilizados produtos lácteos para prepará-lo? Caso produtos de conveniência tenham sido utilizados, é preciso ter certeza de que eles também não contém substâncias lácteas. Obrigado (-a).

Für die Toilettensuche	***portugiesisch***
Wenn Sie eine öffentliche Toilette suchen: Guten Tag, können Sie mir bitte aufzeichnen, wo ich eine öffentliche Toilette finde? Vielen Dank für Ihre Mühe.	Bom dia (boa tarde, - noite), seria possível fazer um esquema de onde eu encontro o próximo sanitário (público)? Obrigado (-a).
In einem Restaurant, in dem Sie nicht Gast sind, sollten Sie erfragen, ob Sie die Toilette benutzen dürfen: Guten Tag, darf ich bitte Ihre Toilette benutzen? Danke, was bin ich Ihnen schuldig?	Bom dia (boa tarde, - noite), posso utilizar o sanitário? Obrigado (-a), quanto lhe devo?

Für den Restaurant-Besuch	***griechisch***
Wenn Sie sich noch kein Gericht ausgesucht haben: Guten Tag, ich leide an einer Laktose-Intoleranz und brauche bitte Ihre Hilfe. Ich darf keinerlei Milch und Milchprodukte wie Joghurt, Molke, Sahne, Käse, Butter usw. oder laktosehaltige Zusatzstoffe essen. Es ist sehr wichtig für mich, dass wirklich nichts im Essen enthalten ist, weil ich sonst schwerste Probleme bekomme. Könnten Sie bitte den Koch/die Köchin fragen, welches Gericht er/sie mir empfehlen könnte, in dem keine dieser Zutaten enthalten sind? Wenn Convenienceprodukte verwendet werden, muss sichergestellt sein, dass auch in diesen keine für mich verbotenen Zusatzstoffe enthalten sind. Vielen Dank für Ihre Mühe.	Καλημέρα, πάσχω απο μη ανοχή λακτόζης (γαλακτοζάχαρο) και χρειάζομαι την βοήθεια σας παρακαλώ. Δέν επειτρέπεται να τρώω γάλα και γαλακτόδει όπως γιαούρτι, σαντιγί, τυρί, βούτιρο κτλ. ή πρόσθετα με λακτόζη (γαλακτοζάχαρο). Μου είναι πολύ αναγκαίο να μην υπάρχει απολύτος τίποτε στο φαγητό, διότι θα έχω σοβαρότατα προβλήματα. Μπορείτε σας παρακαλώ να ρωτήσετε τον μάγειρα / την μαγείρησα, ποιό φαγητό προτείνει το οποίο να μην έχει κανένα απο αφτά τα συστατικά; Εάν χρησιμοποιούνται έτοιμα προϊοντα, πρέπει να είναι σίγουρο οτι και σε αυτά δεν υπάρχει μέσα καποιο απο τα για μένα απαγορευμένα συστατικά. Σας ευχαριστώ πολύ (για τον κόπο σας).
Wenn Sie bereits ein Gericht auf der Karte entdeckt haben: Guten Tag, ich leide an einer Laktose-Intoleranz und brauche bitte Ihre Hilfe. Ich darf keinerlei Milch und Milchprodukte wie Joghurt, Molke, Sahne, Käse, Butter usw. oder laktosehaltige Zusatzstoffe essen. Es ist sehr wichtig für mich, dass wirklich nichts im Essen enthalten ist, weil ich sonst schwerste Probleme bekomme. Dieses Gericht sieht lecker aus. Könnten Sie bitte den Koch/die Köchin fragen, ob dort eine dieser Zutaten enthalten ist? Wenn Convenienceprodukte verwendet wurden, muss sichergestellt sein, dass auch in diesen keine für mich verbotenen Zusatzstoffe enthalten sind. Vielen Dank für Ihre Mühe.	Καλημέρα, πάσχω απο μη ανοχή λακτόζης (γαλακτοζάχαρο) και χρειάζομαι την βοήθεια σας παρακαλώ. Δέν επειτρέπεται να τρώω γάλα και γαλακτόδει όπως γιαούρτι, σαντιγί, τυρί, βούτιρο κτλ. ή πρόσθετα με λακτόζη (γαλακτοζάχαρο). Μου είναι πολύ αναγκαίο να μην υπάρχει απολύτος τίποτε στο φαγητό, διότι θα έχω σοβαρότατα προβλήματα. Αυτό το φαγητό φαίνεται νόστημο. Μπορείτε σας παρακαλώ να ρωτήσετε τον μάγειρα / την μαγείρησα, εάν έχει μέσα κάποιο απ' αυτά τα συστατικά; Εάν χρησιμοποιήθηκαν έτοιμα προϊοντα, πρέπει να είναι σίγουρο οτι και σε αυτά δεν υπάρχει μέσα καποιο απο τα για μένα απαγορευμένα συστατικά. Σας ευχαριστώ πολύ (για τον κόπο σας).

Für die Toilettensuche	*griechisch*
Wenn Sie eine öffentliche Toilette suchen: Guten Tag, können Sie mir bitte aufzeichnen, wo ich eine öffentliche Toilette finde? Vielen Dank für Ihre Mühe.	Καλημέρα, μπορείτε σας παρακαλώ να μου σχεδιάσετε, πού βρήσκεται μια δημόσια τουαλέτα; Σας ευχαριστώ πολύ (για τον κόπο σας).
In einem Restaurant, in dem Sie nicht Gast sind, sollten Sie erfragen, ob Sie die Toilette benutzen dürfen: Guten Tag, darf ich bitte Ihre Toilette benutzen? Danke, was bin ich Ihnen schuldig?	Καλημέρα, Επιτρέπετε να χρησιμοποιήσω την τουαλέτα σας; Ευχαριστώ, τι σας χροστώ.

Für den Restaurant-Besuch	***dänisch***
Wenn Sie sich noch kein Gericht ausgesucht haben: Guten Tag, ich leide an einer Laktose-Intoleranz und brauche bitte Ihre Hilfe. Ich darf keinerlei Milch und Milchprodukte wie Joghurt, Molke, Sahne, Käse, Butter usw. oder laktosehaltige Zusatzstoffe essen. Es ist sehr wichtig für mich, dass wirklich nichts im Essen enthalten ist, weil ich sonst schwerste Probleme bekomme. Könnten Sie bitte den Koch/die Köchin fragen, welches Gericht er/sie mir empfehlen könnte, in dem keine dieser Zutaten enthalten sind? Wenn Convenienceprodukte verwendet werden, muss sichergestellt sein, dass auch in diesen keine für mich verbotenen Zusatzstoffe enthalten sind. Vielen Dank für Ihre Mühe.	Goddag, jeg lider af laktose-intolerance, og har brug for Deres hjælp. Jeg må hverken indtage mælk eller nogen som helst mælkeprodukter såsom yoghurt, valle, fløde, ost, smør eller lignende, og heller ikke levnedsmidler med laktosetilsætningsstoffer. Det er vigtigt for mig, at der ikke er nogen form for laktose i maden! Ellers får jeg alvorlige problemer! Vil De være så venlig at spørge kokken, hvilken ret der er uden de nævnte tilsætningsstoffer og som han kan anbefale mig. Hvis der bliver anvendt færdigprodukter, er det vigtigt at disse heller ikke indeholder laktosetilsætningsstoffer. Tak for hjælpen.
Wenn Sie bereits ein Gericht auf der Karte entdeckt haben: Guten Tag, ich leide an einer Laktose-Intoleranz und brauche bitte Ihre Hilfe. Ich darf keinerlei Milch und Milchprodukte wie Joghurt, Molke, Sahne, Käse, Butter usw. oder laktosehaltige Zusatzstoffe essen. Es ist sehr wichtig für mich, dass wirklich nichts im Essen enthalten ist, weil ich sonst schwerste Probleme bekomme. Dieses Gericht sieht lecker aus. Könnten Sie bitte den Koch/die Köchin fragen, ob dort eine dieser Zutaten enthalten ist? Wenn Convenienceprodukte verwendet wurden, muss sichergestellt sein, dass auch in diesen keine für mich verbotenen Zusatzstoffe enthalten sind. Vielen Dank für Ihre Mühe.	Goddag, jeg lider af laktose-intolerance, og har brug for Deres hjælp. Jeg må hverken indtage mælk eller nogen som helst mælkeprodukter såsom yoghurt, valle, fløde, ost, smør eller lignende, og heller ikke levnedsmidler med laktosetilsætningsstoffer. Det er vigtigt for mig, at der ikke er nogen form for laktose i maden! Ellers får jeg alvorlige problemer! Denne ret ser lækker ud. Vil De være så venlig at spørge kokken, om maden indeholder nogle af de nævnte tilsætninger. Hvis der bliver anvendt færdigprodukter, er det vigtigt, at disse heller ikke indeholder laktose. Tak for hjælpen.

Für die Toilettensuche	***dänisch***
<u>Wenn Sie eine öffentliche Toilette suchen:</u> Guten Tag, können Sie mir bitte aufzeichnen, wo ich eine öffentliche Toilette finde? Vielen Dank für Ihre Mühe.	Goddag, vil de være så venlig at tegne for mig, hvordan jeg kommer til et offentligt toilet. Mange tak.
<u>In einem Restaurant, in dem Sie nicht Gast sind, sollten Sie erfragen, ob Sie die Toilette benutzen dürfen:</u> Guten Tag, darf ich bitte Ihre Toilette benutzen? Danke, was bin ich Ihnen schuldig?	Goddag, må jeg få lov til at benytte toilettet. Mange tak, skylder jeg noget?

Für den Restaurant-Besuch	***schwedisch***
<u>Wenn Sie sich noch kein Gericht ausgesucht haben:</u> Guten Tag, ich leide an einer Laktose-Intoleranz und brauche bitte Ihre Hilfe. Ich darf keinerlei Milch und Milchprodukte wie Joghurt, Molke, Sahne, Käse, Butter usw. oder laktosehaltige Zusatzstoffe essen. Es ist sehr wichtig für mich, dass wirklich nichts im Essen enthalten ist, weil ich sonst schwerste Probleme bekomme. Könnten Sie bitte den Koch/die Köchin fragen, welches Gericht er/sie mir empfehlen könnte, in dem keine dieser Zutaten enthalten sind? Wenn Convenience-produkte verwendet werden, muss sichergestellt sein, dass auch in diesen keine für mich verbotenen Zusatzstoffe enthalten sind. Vielen Dank für Ihre Mühe.	God dag! Jag lider av laktosintolerans och skulle behöva er hjälp. Jag får inte äta några mjölk- eller mejeriprodukter såsom jogurt, vassla, grädde, ost, smör o.s.v. eller laktoshaltiga tillsatsämnen. Det är mycket viktig för mig, att det verkligen inte finns någonting i maten, då jag annars får största problem. Skulle ni kunna fråga köksmästaren/ köksmästarinnan, vilken rätt han / hon kan rekommendera, som inte innehåller dessa ingredienserna? I fall att convenience-produkter används, måste det vara säkerställt, att även dessa inte innehåller för mig förbjudna tillsatsämnen. Tack så mycket för er hjälp.
<u>Wenn Sie bereits ein Gericht auf der Karte entdeckt haben:</u> Guten Tag, ich leide an einer Laktose-Intoleranz und brauche bitte Ihre Hilfe. Ich darf keinerlei Milch und Milchprodukte wie Joghurt, Molke, Sahne, Käse, Butter usw. oder laktosehaltige Zusatzstoffe essen. Es ist sehr wichtig für mich, dass wirklich nichts im Essen enthalten ist, weil ich sonst schwerste Probleme bekomme. Dieses Gericht sieht lecker aus. Könnten Sie bitte den Koch/die Köchin fragen, ob dort eine dieser Zutaten enthalten ist? Wenn Convenienceprodukte verwendet wurden, muss sichergestellt sein, dass auch in diesen keine für mich verbotenen Zusatzstoffe enthalten sind. Vielen Dank für Ihre Mühe.	God dag! Jag lider av laktosintolerans och skulle behöva er hjälp. Jag får inte äta några mjölk- eller mejeriprodukter såsom jogurt, vassla, grädde, ost, smör o.s.v. eller laktoshaltiga tillsatsämnen. Det är mycket viktig för mig, att det verkligen inte finns någonting i maten, då jag annars får största problem. Denna rätt ser god ut. Skulle ni kunna fråga köksmästaren/ köksmästarinnan, om den innehåller några av dessa tillsatser? I fall att convenience-produkter används, måste det vara säkerställt, att även dessa inte innehåller för mig förbjudna tillsatsämnen. Tack så mycket för er hjälp.

Für die Toilettensuche	***schwedisch***
Wenn Sie eine öffentliche Toilette suchen: Guten Tag, können Sie mir bitte aufzeichnen, wo ich eine öffentliche Toilette finde? Vielen Dank für Ihre Mühe.	God dag! Skulle ni kunna visa mig, var det finns en offentlig toalett? Tack så mycket för er hjälp.
In einem Restaurant, in dem Sie nicht Gast sind, sollten Sie erfragen, ob Sie die Toilette benutzen dürfen: Guten Tag, darf ich bitte Ihre Toilette benutzen? Danke, was bin ich Ihnen schuldig?	God dag! Skulle jag kunna få låna er toalett? Tack!

Für den Restaurant-Besuch	***norwegisch***
Wenn Sie sich noch kein Gericht ausgesucht haben: Guten Tag, ich leide an einer Laktose-Intoleranz und brauche bitte Ihre Hilfe. Ich darf keinerlei Milch und Milchprodukte wie Joghurt, Molke, Sahne, Käse, Butter usw. oder laktosehaltige Zusatzstoffe essen. Es ist sehr wichtig für mich, dass wirklich nichts im Essen enthalten ist, weil ich sonst schwerste Probleme bekomme. Könnten Sie bitte den Koch/die Köchin fragen, welches Gericht er/sie mir empfehlen könnte, in dem keine dieser Zutaten enthalten sind? Wenn Convenienceprodukte verwendet werden, muss sichergestellt sein, dass auch in diesen keine für mich verbotenen Zusatzstoffe enthalten sind. Vielen Dank für Ihre Mühe.	God dag, jeg lider av en intoleranse mot laktose og trenger deres hjelp. Jeg kan ikke spise melk eller melkeprodukter som yoghurt, fløte, creme, ost, smør (og så videre) eller mat som inneholder laktoseholdige ttilleggsprodukter. Det er veldig viktig for meg , at virkelig ingen av disse stoffene er i maten siden jeg ellers får store problemer. Kunne de vennligst spoerre kokken, om han kan anbefale en rett som ikke inneholder disse tilleggsstoffene? Hvis det brukes ferdigprodukter må jeg være sikker på at det ikke er laktoseholdige stoffer i disse. Hjetelig takk.
Wenn Sie bereits ein Gericht auf der Karte entdeckt haben: Guten Tag, ich leide an einer Laktose-Intoleranz und brauche bitte Ihre Hilfe. Ich darf keinerlei Milch und Milchprodukte wie Joghurt, Molke, Sahne, Käse, Butter usw. oder laktosehaltige Zusatzstoffe essen. Es ist sehr wichtig für mich, dass wirklich nichts im Essen enthalten ist, weil ich sonst schwerste Probleme bekomme. Dieses Gericht sieht lecker aus. Könnten Sie bitte den Koch/die Köchin fragen, ob dort eine dieser Zutaten enthalten ist? Wenn Convenienceprodukte verwendet wurden, muss sichergestellt sein, dass auch in diesen keine für mich verbotenen Zusatzstoffe enthalten sind. Vielen Dank für Ihre Mühe.	God dag, jeg lider av en intoleranse mot laktose og trenger deres hjelp. Jeg kan ikke spise melk eller melkeprodukter som yoghurt, fløte, creme, ost, smør (og så videre) eller mat som inneholder laktoseholdige ttilleggsprodukter. Det er veldig viktig for meg , at virkelig ingen av disse stoffene er i maten siden jeg ellers får store problemer. Denne retten ser godt ut. Kunne du vennligst spoerre kokken, om den inneholder noen av tilleggsstoffene? Hjetelig takk.

Für die Toilettensuche	***norwegisch***
Wenn Sie eine öffentliche Toilette suchen: Guten Tag, können Sie mir bitte aufzeichnen, wo ich eine öffentliche Toilette finde? Vielen Dank für Ihre Mühe.	God dag, kann du vise veien til en offentlig toilette? Hjetelig takk.
In einem Restaurant, in dem Sie nicht Gast sind, sollten Sie erfragen, ob Sie die Toilette benutzen dürfen: Guten Tag, darf ich bitte Ihre Toilette benutzen? Danke, was bin ich Ihnen schuldig?	God dag, er det mulig å bruke toilette deres? Tusen takk.

Für den Restaurant-Besuch	***polnisch***
Wenn Sie sich noch kein Gericht ausgesucht haben: Guten Tag, ich leide an einer Laktose-Intoleranz und brauche bitte Ihre Hilfe. Ich darf keinerlei Milch und Milchprodukte wie Joghurt, Molke, Sahne, Käse, Butter usw. oder laktosehaltige Zusatzstoffe essen. Es ist sehr wichtig für mich, dass wirklich nichts im Essen enthalten ist, weil ich sonst schwerste Probleme bekomme. Könnten Sie bitte den Koch/die Köchin fragen, welches Gericht er/sie mir empfehlen könnte, in dem keine dieser Zutaten enthalten sind? Wenn Convenienceprodukte verwendet werden, muss sichergestellt sein, dass auch in diesen keine für mich verbotenen Zusatzstoffe enthalten sind. Vielen Dank für Ihre Mühe.	Dzień Dobry. Ja jestem chory/chora na nietolerancja laktozyi potrzebuje twojej/waszej pomocy. Jest mi nie wolno jeść żadnych produktów mlecznych oraz produktów zawierających laktose np. mleko, jogurt, śmietany, sera, masła, itd. To jest dla mnie bardzo ważne, żeby w tym jedzeniu nic z tych dodatków się nie znajdowało, bo mam wtedy ogromne kłopoty zdrowotne. Może się Pani/Pan spytać Kucharza, które z tych dań on/ona mi może polecić, ale tylko te, w których nie ma tych zakazanych dodatków? Przy użyciu gotowych produktów, musi być zagwarantowane, że w nich nie znajdują się żadne środki niedozwolone. Bardzo dziękuję za Pani/Pana wspomagania.
Wenn Sie bereits ein Gericht auf der Karte entdeckt haben: Guten Tag, ich leide an einer Laktose-Intoleranz und brauche bitte Ihre Hilfe. Ich darf keinerlei Milch und Milchprodukte wie Joghurt, Molke, Sahne, Käse, Butter usw. oder laktosehaltige Zusatzstoffe essen. Es ist sehr wichtig für mich, dass wirklich nichts im Essen enthalten ist, weil ich sonst schwerste Probleme bekomme. Dieses Gericht sieht lecker aus. Könnten Sie bitte den Koch/die Köchin fragen, ob dort eine dieser Zutaten enthalten ist? Wenn Convenienceprodukte verwendet wurden, muss sichergestellt sein, dass auch in diesen keine für mich verbotenen Zusatzstoffe enthalten sind. Vielen Dank für Ihre Mühe.	Dzień Dobry. Ja jestem chory/chora na nietolerancja laktozyi potrzebuje twojej/waszej pomocy. Jest mi nie wolno jeść żadnych produktów mlecznych oraz produktów zawierających laktose np. mleko, jogurt, śmietany, sera, masła, itd. To jest dla mnie bardzo ważne, żeby w tym jedzeniu nic z tych dodatków się nie znajdowało, bo mam wtedy ogromne kłopoty zdrowotne. To danie wygląda bardzo smacznie. Czy może Pani/Pan spytać się Kucharza, czy w tym daniu znajdują się te zabronione środki? Przy użyciu gotowych produktów, musi być zagwarantowane, że w nich nie znajdują się żadne środki niedozwolone. Bardzo dziękuję

Für die Toilettensuche	***polnisch***
<u>Wenn Sie eine öffentliche Toilette suchen:</u> Guten Tag, können Sie mir bitte aufzeichnen, wo ich eine öffentliche Toilette finde? Vielen Dank für Ihre Mühe.	Dzień Dobry. Przepraszam, czy mogę państwa prosić o namalowanie, gdzie znajdę publiczną ubikacje? Bardzo dziękuję.
<u>In einem Restaurant, in dem Sie nicht Gast sind, sollten Sie erfragen, ob Sie die Toilette benutzen dürfen:</u> Guten Tag, darf ich bitte Ihre Toilette benutzen? Danke, was bin ich Ihnen schuldig?	Dzień Dobry. Czy mogę skorzystać z pańskiej ubikacji? Dziękuje, ile jestem państwu winna?

Für den Restaurant-Besuch	***türkisch***
<u>Wenn Sie sich noch kein Gericht ausgesucht haben:</u> Guten Tag, ich leide an einer Laktose-Intoleranz und brauche bitte Ihre Hilfe. Ich darf keinerlei Milch und Milchprodukte wie Joghurt, Molke, Sahne, Käse, Butter usw. oder laktosehaltige Zusatzstoffe essen. Es ist sehr wichtig für mich, dass wirklich nichts im Essen enthalten ist, weil ich sonst schwerste Probleme bekomme. Könnten Sie bitte den Koch/die Köchin fragen, welches Gericht er/sie mir empfehlen könnte, in dem keine dieser Zutaten enthalten sind? Wenn Convenienceprodukte verwendet werden, muss sichergestellt sein, dass auch in diesen keine für mich verbotenen Zusatzstoffe enthalten sind. Vielen Dank für Ihre Mühe.	Merhaba, benim laktoz alerjim var ve bu yüzden sizin yardımınıza ihtiyacım var. Benim süt ve sütürünleri yemem yasak, bunların yoğurt, kaymak, peynir ve tereyağını içeriyor aynı zamanda laktoz içeren yanmaddeleri yiyemem. Benim için hiç bir yemeğin içinde bulunmamasi çok önemli, aksi taktirde buyük sağlik sorunlari yaşarım. Lütfen aşcıya sorarmısinz, bu katkıların bulunmadığı hangi yemekleri tavsiye edebilir? Eğer hazır ürünlerin kulanıldığında, bana zararlı olan katkıların bulunmamasına dikkat edilmesi gerekiyor. Uğraşlarınız için teşekkür ederim.
<u>Wenn Sie bereits ein Gericht auf der Karte entdeckt haben:</u> Guten Tag, ich leide an einer Laktose-Intoleranz und brauche bitte Ihre Hilfe. Ich darf keinerlei Milch und Milchprodukte wie Joghurt, Molke, Sahne, Käse, Butter usw. oder laktosehaltige Zusatzstoffe essen. Es ist sehr wichtig für mich, dass wirklich nichts im Essen enthalten ist, weil ich sonst schwerste Probleme bekomme. Dieses Gericht sieht lecker aus. Könnten Sie bitte den Koch/die Köchin fragen, ob dort eine dieser Zutaten enthalten ist? Wenn Convenienceprodukte verwendet wurden, muss sichergestellt sein, dass auch in diesen keine für mich verbotenen Zusatzstoffe enthalten sind. Vielen Dank für Ihre Mühe.	Merhaba, benim laktoz alerjim var ve bu yüzden sizin yardımınıza ihtiyacım var. Benim süt ve sütürünleri yemem yasak, bunların yoğurt, kaymak, peynir ve tereyağını içeriyor aynı zamanda laktoz içeren yanmaddeleri yiyemem. Benim için hiç bir yemeğin içinde bulunmamasi çok önemli, aksi taktirde buyük sağlik sorunlari yaşarım. Bu yemek cok lezzetli görünüyor, lütfen aşcıya bu söylediğim ürünlerin bulunup bulunmadığını sorarmısınız? Eğer hazır ürünlerin kulanıldığında, bana zararlı olan katkıların bulunmamasına dikkat edilmesi gerekiyor. Uğraşlarınız için teşekkür ederim.

Für die Toilettensuche	***türkisch***
Wenn Sie eine öffentliche Toilette suchen: Guten Tag, können Sie mir bitte aufzeichnen, wo ich eine öffentliche Toilette finde? Vielen Dank für Ihre Mühe.	İyi günler, lütfen bana tuvaletlerin nerde bulunduğunu not edermisiniz? Uğraşlarınız için teşekkür ederim.
In einem Restaurant, in dem Sie nicht Gast sind, sollten Sie erfragen, ob Sie die Toilette benutzen dürfen: Guten Tag, darf ich bitte Ihre Toilette benutzen? Danke, was bin ich Ihnen schuldig?	İyi günler, tuvaleti kulanabilirmiyim? Teşekkürler, borcum nedir?

Für den Restaurant-Besuch	*russisch*
<u>Wenn Sie sich noch kein Gericht ausgesucht haben:</u> Guten Tag, ich leide an einer Laktose-Intoleranz und brauche bitte Ihre Hilfe. Ich darf keinerlei Milch und Milchprodukte wie Joghurt, Molke, Sahne, Käse, Butter usw. oder laktosehaltige Zusatzstoffe essen. Es ist sehr wichtig für mich, dass wirklich nichts im Essen enthalten ist, weil ich sonst schwerste Probleme bekomme. Könnten Sie bitte den Koch/die Köchin fragen, welches Gericht er/sie mir empfehlen könnte, in dem keine dieser Zutaten enthalten sind? Wenn Convenienceprodukte verwendet werden, muss sichergestellt sein, dass auch in diesen keine für mich verbotenen Zusatzstoffe enthalten sind. Vielen Dank für Ihre Mühe.	Добрый день! У меня непереносимость лактозы и я нуждаюсь в вашей помощи. Мне нельзя употреблять молоко и молочные продукты, такие как йогурт, молке, сливки, сыр, масло и так далее. Это очень важно, что бы в еде не было никаких лактозесодержащих добавок, иначе у меня могут возникнуть большие проблемы со здоровьем. Вы бы не могли спросить повара, какие блюда он может мне порекомендовать, в которых не содержится лактоза. Если использовались полуфабрикаты, то мне надо точно знать, что и они не содержат запрещенных мне добавок. Спасибо большое за ваши усилия!
<u>Wenn Sie bereits ein Gericht auf der Karte entdeckt haben:</u> Guten Tag, ich leide an einer Laktose-Intoleranz und brauche bitte Ihre Hilfe. Ich darf keinerlei Milch und Milchprodukte wie Joghurt, Molke, Sahne, Käse, Butter usw. oder laktosehaltige Zusatzstoffe essen. Es ist sehr wichtig für mich, dass wirklich nichts im Essen enthalten ist, weil ich sonst schwerste Probleme bekomme. Dieses Gericht sieht lecker aus. Könnten Sie bitte den Koch/die Köchin fragen, ob dort eine dieser Zutaten enthalten ist? Wenn Convenienceprodukte verwendet wurden, muss sichergestellt sein, dass auch in diesen keine für mich verbotenen Zusatzstoffe enthalten sind. Vielen Dank für Ihre Mühe.	Добрый день! У меня непереносимость лактозы и я нуждаюсь в вашей помощи. Мне нельзя употреблять молоко и молочные продукты, такие как йогурт, молке, сливки, сыр, масло и так далее. Это очень важно, что бы в еде не было никаких лактозесодержащих добавок, иначе у меня могут возникнуть большие проблемы со здоровьем. Это блюдо выглядит очень вкусно. Не могли бы вы спросить повара,какие продукты туда входят. Если использовались полуфабрикаты, то мне надо точно знать, что и они не содержат запрещенных мне добавок. Спасибо большое за ваши усилия!

Für die Toilettensuche	***russisch***
<u>Wenn Sie eine öffentliche Toilette suchen:</u> Guten Tag, können Sie mir bitte aufzeichnen, wo ich eine öffentliche Toilette finde? Vielen Dank für Ihre Mühe.	Добрый день! Не могли бы вы мне нарисовать, где находится общественный туалет. Спасибо большое за ваши усилия!
<u>In einem Restaurant, in dem Sie nicht Gast sind, sollten Sie erfragen, ob Sie die Toilette benutzen dürfen:</u> Guten Tag, darf ich bitte Ihre Toilette benutzen? Danke, was bin ich Ihnen schuldig?	Добрый день! Могу ли я воспользоваться здесь туалетом? Спасибо! Сколько я вам должен?

E Adressen

E.1 Selbsthilfegruppen

Unter folgendem Internet-Link finden Sie Hinweise zu Selbsthilfegruppen in Ihrer Nähe:

NAKOS, Nationale Kontakt- und Informationsstelle zur Anregung und Unterstützung von Selbsthilfegruppen

Internet:	www.nakos.de
genauer:	www.nakos.de/site/unterstuetzung/lags/adressen/
e-Mail:	selbsthilfe@nakos.de
Adresse:	Wilmersdorfer Straße 39 10627 Berlin
Telefon:	030/31 01 89 60
Fax:	030/31 01 89 70

Neben Internet-Links und E-Mail-Adressen sind zusätzlich für die Leser, die keinen Internet-Zugang besitzen, an dieser Stelle Kontakt-Adressen und Telefonnummern für die einzelnen Bundesländer zusammengetragen. Hier können Sie Kontakte zu Selbsthilfegruppen in Ihrer Nähe erfragen, denn eine Aufzählung einzelner Selbsthilfegruppen würde zum einen den Umfang des Buches sprengen und zum anderen wegen wechselnder Adressen bzw. Ansprechpartner oder ständig neu entstehender Gruppen schon recht bald nicht mehr aktuell sein.

Auskunft über Selbsthilfegruppen	
Bundesland	**Kontakt**
Baden-Württemberg	DPBW – Deutscher Paritätischer Wohlfahrtsverband Landesverband Baden-Württemberg Internet: www.paritaet-bw.de oder www.selbsthilfe-info.de Adresse: Haußmannstr. 6 70188 Stuttgart Telefon: 0711/2155-0 Fax: 0711/2155-215
	Kontakt- und Informationsstelle für Selbsthilfegruppen (KISS) Stuttgart Internet: www.selbsthilfe-bw.de E-Mail: lag-kiss@selbsthilfe-bw.de Adresse: Marienstraße 9 70178 Stuttgart Telefon: 0711/640 61 17 Fax: 0711/607 45 61 Ansprechpartner: Sabine Gärttling
Bayern	Selbsthilfekoordination Bayern – SeKo Bayern Internet: www.seko-bayern.de E-Mail: selbsthilfe@seko-bayern.de oder Theresa.Keidel@seko-bayern.de Adresse: Scanzonistraße 4 97080 Würzburg Telefon: 09 31 / 205 79 10 Fax: 09 31 / 205 79 11 Telefonzeiten: Di-Do 9:00-12:00 Di 13:00-16:00 Ansprechpartner: Theresa Keidel, Ruth Götz
	Verein Selbsthilfekontaktstellen Bayern e.V. c/o Haus der Begegnung Internet: www.hausderbegegnung.gmxhome.de E-Mail: hdbmdf@gmx.de ...

Bundesland	Kontakt
... Bayern	Adresse: Auf der Wies 18 84453 Mühldorf / Inn Telefon: 08631/40 99 Fax: 08631/40 90 Telefon-zeiten: Mo, Di, Do, Fr, 9:00-12:00 Mo-Do 14:00-16:00 Ansprech-partner: Marianne Zollner
	Verein Selbsthilfekontaktstellen Bayern e.V. c/o Selbsthilfezentrum München E-Mail: eva.kreling@shz-muenchen.de Adresse: Westendstraße 68 80339 München Telefon: 089/53 29 56 20 Fax: 089/53 29 56 60 Ansprech-partner: Eva Kreling
Berlin	SELKO e.V. – Verein zur Förderung von Selbsthilfekontaktstellen in Berlin Internet: www.selko.de E-Mail: stoetzner@selko.de Adresse: Albrecht-Achilles-Straße 65 10709 Berlin Telefon: 030/89 02 85 37 Fax: 030/89 02 85 40 Ansprech-partner: Karin Stötzner
	Selbsthilfezentrum Neukölln-Nord Internet: www.selbsthilfe-neukoelln.de E-Mail: info@selbsthilfe-neukoelln.de Adresse: Hertzbergstraße 22 12055 Berlin Neukölln Telefon: 030/681 60 64 Fax: 030/681 60 68 Telefon-zeiten: Mo, Mi 16:00-19:00 Di, Do 10:00-13:00 Ansprech-partner: Wolfgang Hardt

Bundesland	Kontakt
... Berlin	Selbsthilfekontaktstelle Steglitz-Zehlendorf im Nachbarschaftsheim Mittelhof e.V. Internet: www.nachbarschaftsheim-mittelhof.de E-Mail: shk@nachbarschaftsheim-mittelhof.de Adresse: Königstraße 43 14163 Berlin Steglitz-Zehlendorf Telefon: 030/80 19 75-14 Fax: 030/80 19 75-46 Telefon-zeiten: Mo 10:00-12:00, 17:00-19:00 Mi 17:00-20:00 Do 12:00-14:00 Ansprech-partner: Claudia Hofbauer
Brandenburg	Der PARITÄTISCHE, LV Brandenburg Internet: www.blsev.de/pool/adressen/selbsthilfe.html E -Mail: brb.bereich2@paritaet.org Adresse: Tornowstr. 48 14473 Potsdam Telefon: 0331/28497 -14 Fax: 0331/28497 -30 Ansprech-partner: Heike Kaminski
	Selbsthilfe Potsdam – Sekiz e.V. Internet: www.sekiz.de E-Mail: hilfe@sekiz.de Adresse: Hermann-Elfleinstr. 11 14467 Potsdam Telefon: 0331/62 00 281 Ansprech-partner: Frau Burghardt
	Landesarbeitsgemeinschaft für Selbsthilfeförderung Brandenburg e.V. – LAGS c/o KIS Stahnsdorf Internet: www.selbsthilfe-brandenburg.de E-Mail: info@selbsthilfe-brandenburg.de Adresse: Annastraße 3 14532 Stahnsdorf Telefon: 03329/61 23 25 Fax: 03329/61 23 25 ...

Bundesland	Kontakt
... Brandenburg	Telefon- zeiten: Di 11:00-18:00 Mi 10:00-13:00 Do 10:00-16:00 Ansprech- Partner: Bärbel Schenk, Kerstin Keup, Monika Linde, Kristin Warsany, Dr. Frieder Weiße
Bremen	Netzwerk Selbsthilfe Bremen-Nordniedersachsen e.V. Internet: www.selbsthilfe-wegweiser.de/ E-Mail: info@netzwerk-selbsthilfe.com und info@selbsthilfe-wegweiser.de Adresse: Faulenstr. 31 28195 Bremen Telefon: 0421/498 86 34 und 0421/70 45 81 Fax: 0421/70 74 72 Telefon- zeiten: Mo, Di, Do, Fr, 10:00-13:00 Mo, Do 14:00-18:00 Ansprech- partner: Marlies Kühlenborg
Hamburg	Paritätischer Wohlfahrtsverband Hamburg Internet: www.kiss-hh.de E -Mail: kiss@paritaet-hamburg.de Adresse: Wandsbeker Chaussee 8 22089 Hamburg
	Behörde für Soziales, Familie, Gesundheit und Verbraucherschutz Fachabteilung Gesundheitsberichterstattung und Gesundheitsförderung Internet: www.fhh.hamburg.de/stadt/ E-Mail: joachim.lewerenz@bsg.hamburg.de Telefon: 0 40/4 28 37 - 26 13 Fax: 0 40/4 28 37 - 26 24 Ansprech- Partner: Dr. Joachim Lewerenz

Bundesland	Kontakt
Hessen	Arbeitsgemeinschaft der Hessischen Selbsthilfe-Kontaktstellen c/o Kontaktstelle für Selbsthilfegruppen Internet: www.selbsthilfe-hessen.net E-Mail: juergen.matzat@psycho.med.uni-giessen.de Adresse: Friedrichstraße 33 35392 Gießen Telefon: 0641/994 56 12 Fax: 0641/994 56 19 Ansprech-partner: Jürgen Matzat
Mecklenburg-Vorpommern	Landesarbeitsgemeinschaft der Selbsthilfe-Kontaktstellen in Mecklenburg-Vorpommern c/o Selbsthilfe-Kontaktstelle im Netzwerk e.V. Internet: www.selbsthilfe-rostock.de E-Mail: info@selbsthilfe-rostock.de Adresse: Goerdelerstraße 50 (Reuterpassage) 18069 Rostock Telefon: 0381/490 49 25 Fax: 0381/490 49 25 Telefon-zeiten: Mo-Do 9:00-12:00 Mi 14:00-16:30 Ansprech-partner: Ute Kammler
	Landesarbeitsgemeinschaft der Selbsthilfe-Kontaktstellen in Mecklenburg-Vorpommern c/o KISS Stralsund Internet: www.stralsund.de/KISS E-Mail: KISS-Stralsund@t-online.de Adresse: Mönchstraße 17 18439 Stralsund Telefon: 03831/29 26 45 Fax: 03831/29 15 19 Telefon-zeiten: Mo Do 9:00-12:00 Di 9:00-14:00 Mi 13:00-17:00 Ansprech-partner: Monika Westphal

Bundesland	**Kontakt**
Niedersachsen	Paritätischer Wohlfahrtsverband Internet: www.selbsthilfe-braunschweig.de E -Mail: kibis@paritaetischer-bs.de Adresse: Saarbrückener Straße 50 38116 Braunschweig Telefon: 0531/4 80 79 20 Fax: 0531/4 80 79 14 Bürozeiten: Mo-Mi 9:00-12:30, Do 14:00-17:00 Ansprech- partner: Ines Kampen
	Selbsthilfe-Büro Niedersachsen Internet: www.selbsthilfe-buero.de E -Mail: selbsthilfe-buero-nds@gmx.de Adresse: Gartenstraße 18 30161 Hannover Telefon: 0511/39 19 28 Fax: 0511/39 19 07 Telefon- zeiten: Mo-Do 9:00-12:00 Uhr Ansprech- partner: Dörte von Kittlitz
	Arbeitskreis Niedersächsischer Kontakt- und Beratungsstellen im Selbsthilfebereich c/o BeKoS Internet: www.bekos-oldenburg.de E-Mail: info@bekos-oldenburg.de Adresse: Lindenstraße 12a 26123 Oldenburg Telefon: 0441/88 48 48 Fax: 0441/88 34 44 Telefon- zeiten: Mo Mi 15:00-19:00 Di-Fr 9:00-12:00 Ansprech- partner: Monika Klumpe
Nordrhein-Westfalen	Paritätischer Wohlfahrtsverband Internet: www.selbsthilfenetz.de E -Mail: kiss-rhein-sieg@paritaet-nrw.org Adresse: Landgrafenstraße 1 53842 Troisdorf ...

Bundesland	Kontakt
... Nordrhein-Westfalen	Telefon: 02241/94 99 99 Fax: 02241/40 92 20 Bürozeiten: Mo, Di, Fr 9:00-13:00, Mi 10:00-16:00 Ansprech-partner: Frau Besler
	KOSKON – Koordination für Selbsthilfe-Kontaktstellen in NRW Internet: www.koskon.de E-Mail: selbsthilfe@koskon.de oder anita.jakubowski@koskon.de Adresse: Friedhofstraße 39 41236 Mönchengladbach Telefon: 02166/24 85 67 Fax: 02166/24 99 44 Telefon-zeiten: Mo-Do 9:00-16:00 Ansprech-partner: Anita Jakubowski
	Landesarbeitskreis (LAK) Selbsthilfe-Kontaktstellen NRW c/o Informationsstelle für Selbsthilfe im Paritätischen E-Mail: giertz@pariteam-mg.de Adresse: Friedhofstraße 39 41236 Mönchengladbach Telefon: 02166/93 39 30 Fax: 02166/92 39 19 Ansprech-partner: Kira Giertz
	Landesarbeitskreis (LAK) Selbsthilfe-Kontaktstellen NRW c/o Selbsthilfekontaktstelle Kreis Mettmann Internet: http://SHK.Kreis-Mettmann.de E-Mail: selbsthilfekontaktstelle@kreis-mettmann.de Adresse: Düsseldorfer Straße 47 40822 Mettmann Telefon: 02104/99 23 20 Fax: 02104/99 52 53 Telefon-zeiten: Mo Mi 9:00-12:00 Do 14:00-17:00 Ansprech-partner: Reinhold Jakobs

Bundesland	Kontakt
Rheinland-Pfalz	Ministerium für Arbeit, Soziales, Familie und Gesundheit aus Rheinland-Pfalz Internet: www.masfg.rlp.de Über die online-Suche dieser Seite können Sie Gruppen in ganz Rheinland-Pfalz suchen.
	Nekis Kreis Neuwied E-Mail: nekis.caritas@kreis-neuwied.de Adresse: Heddesdorfer Str. 5 56564 Neuwied Büro: Ringstr. 70 (Gesundheitsamt) 56564 Neuwied Telefon: 02631/80 37 97 Telefon-zeiten: Mo, Do 10:00-12:00 Di 14:00-16:00 Fr 11:00-12:00 Ansprech-Partner: Frau Grabis
	SEKIS Trier Internet: www.selbsthilfe-rlp.de E-Mail: Carsten.Mueller-Meine@sekis-trier.de Adresse: Franz-Georg-Straße 36 54292 Trier Telefon: 0651/141180 Fax: 0651/9917688 Ansprech-partner: Carsten Müller-Meine (Sprecher der LAG KISS RLP)
Saarland	KISS Saarland Internet: www.selbsthilfe-saar.de E-Mail: b.ufer@selbsthilfe-saar.de oder kontakt@selbsthilfe-saar.de Adresse: Futterstraße 27 66111 Saarbrücken Telefon: 0681/96 02 13-0, -11 Fax: 0681/96 02 13-29 ...

Bundesland	Kontakt
... Saarland	Telefonzeiten: Mo-Mi 10:00-16:00 Do 10:00-18:00 Fr 10:00-14:00 Ansprechpartner: Beate Ufer
Sachsen	Landesarbeitsgemeinschaft der Selbsthilfekontaktstellen Sachsens (LAG SKS) c/o KISS Chemnitz Internet: www.selbsthilfe-in-sachsen.de E-Mail: info@lagsks.de Adresse: Rembrandtstraße 13a/b 09111 Chemnitz Telefon: 0371/600 48-70 Fax: 0371/600 48-62 Ansprechpartner: Susann-Cordula Koch
Sachsen-Anhalt	Arbeitskreis Selbsthilfekontaktstellen c/o DPWV – Landesverband Sachsen-Anhalt, Regionalstelle Süd Internet: www.paritaet-lsa.de E-Mail: ppiechot@mdlv.paritaet.org Adresse: Merseburger Straße 246 06130 Halle / Saale Telefon: 0345/520 41 15 Fax: 0345/520 41 19 Ansprechpartner: Herr Dr. Piechotta
Schleswig-Holstein	Schleswig Holsteinischer Arbeitskreis der Selbsthilfekontaktstellen – SASK c/o KIBIS Internet: www.kibis-moelln.de E-Mail: kibis@moelln.org Adresse: Wasserkrüger Weg 55 23879 Mölln Telefon: 04542/82 28 22 Fax: 04542/82 28 23 Telefonzeiten: Mo 16:00-19:00 Mi Do 9:00-12:00 Ansprechpartner: Renate Schächinger

Bundesland	Kontakt
Thüringen	Landesarbeitsgemeinschaft – Selbsthilfeplenum Thüringen c/o KISS Erfurt Internet: www.selbsthilfe-thueringen.de E-Mail: gesundheitsamt@erfurt.de Adresse: Turniergasse 17 99084 Erfurt Telefon: 0361/655 17 15 Fax: 0361/655 17 21 Telefonzeiten: Mo Mi Do 8:30-15:00 Di Fr 8:30-12:00 Di 13:00-18:00 Ansprechpartner: Petra Belke

E.2 Verbraucherzentralen

Viele wertvolle Informationen oder auch Materialien wie z.B. Ratgeber und Broschüren können Sie in den Verbraucherzentralen bekommen. Hier finden Sie eine nach Bundesländern sortierte Tabelle.

> **Hinweis**
>
> Einige Verbraucherzentralen bitten darum, keine Anfragen an die Mail-Adressen zu senden. Klären Sie das am besten telefonisch ab.

Verbraucherzentralen

Bundesland	**Kontakt**
überregional	Verbraucherzentrale Bundesverband e.V. Internet: www.vzbv.de E-Mail: info@vzbv.de Adresse: Markgrafenstraße 66 10969 Berlin (Besuchereingang: Kochstraße 22) Telefon: 030/25 800-0 Der Verbraucherzentrale Bundesverband e.V. ist die Dachorganisation der 16 Verbraucherzentralen der Länder und 23 verbraucherpolitisch orientierten Verbänden. Der vzbv vertritt die Interessen der Verbraucher gegenüber Politik, Wirtschaft und Zivilgesellschaft.
	Portal der Verbraucherzentralen Internet: www.verbraucherzentrale.info/impressum.php
	Ratgeber-Bestellung per Internet: www.ratgeber-verbraucherzentrale.de E-Mail: publikationen@vz-nrw.de Telefon: 0180/500 14 33 Fax: 0211/38 09 235

Bundesland	**Kontakt**
Baden-Württemberg	Verbraucherzentrale Baden-Württemberg e.V. Internet: www.vz-bawue.de E-Mail: info@vz-bw.de Adresse: Paulinenstr. 47 70178 Stuttgart Telefon: 0711/66 91 10 Fax: 0711/66 91 50
Bayern	Verbraucherzentrale Bayern e.V. Internet: www.verbraucherzentrale-bayern.de E-Mail: info@verbraucherzentrale-bayern.de Adresse: Mozartstr. 9 80336 München Telefon: 089/53 98 70 Fax: 089/53 75 53
Berlin	Verbraucherzentrale Berlin e.V. Internet: www.verbraucherzentrale-berlin.de E-Mail: mail@verbraucherzentrale-berlin.de Adresse: Bayreuther Str. 40 10787 Berlin Telefon: 030/214 85-0 Öffnungs- zeiten: Mo 9:00-13:00 Di, Fr 9:00-16:30 Mi, Do 9:00-20:00
Brandenburg	Verbraucherzentrale Brandenburg e.V. Internet: www.vzb.de E-Mail: kostenpflichtige Mail-Beratung Adresse: Templiner Straße 21 14473 Potsdam Telefon: 0331/298 71-0 Fax: 0331/298 71-77
Bremen	Verbraucherzentrale Bremen e.V. Internet: www.verbraucherzentrale-bremen.de E-Mail: info@verbraucherzentrale-bremen.de Adresse: Altenweg 4 28195 Bremen Telefon: 0421/160 77-7 Fax: 0421/160 77-80

Bundesland	Kontakt
Hamburg	Verbraucherzentrale Hamburg e.V. Internet: www.vzhh.de E-Mail: info@vzhh.de Adresse: Kirchallee 22 20099 Hamburg Telefon: 040/24 832-0 Fax: 040/24 832-290
Hessen	Verbraucherzentrale Hessen e.V. Internet: www.verbraucher-zentrale-hessen E-Mail: vzh@verbraucher.de Adresse: Große Friedberger Straße 13 - 17 60313 Frankfurt am Main Telefon: 01805/97 20 10 (0,12 Euro pro Minute aus dem dt. Festnetz) Fax: 069/97 20 10-50
Mecklenburg-Vorpommern	Neue Verbraucherzentrale in Mecklenburg und Vorpommern e. V. Internet: www.nvzmv.de E-Mail: info@nvzmv.de Adresse: Strandstraße 98 18055 Rostock Telefon: 0381/208 70 50 Fax: 0381/208 70 30
Niedersachsen	Verbraucherzentrale Niedersachsen e.V. Internet: www.vzniedersachsen.de E-Mail: info@vzniedersachsen.de Adresse: Herrenstraße 14 30159 Hannover Telefon: 0511/911 96-0 Fax: 0511/911 96-10
Nordrhein-Westfalen	Verbraucherzentrale Nordrhein-Westfalen e.V. Internet: www.verbraucherzentrale-nrw.de E-Mail: vz.nrw@vz-nrw.de Adresse: Mintropstr. 27 40215 Düsseldorf Telefon: 0211/38 09-0 Fax: 0211/38 09-216

Bundesland	Kontakt
Rheinland-Pfalz	Verbraucherzentrale Rheinland-Pfalz e.V. Internet: www.verbraucherzentrale-rlp.de E-Mail: info@vz-rlp.de Adresse: Ludwigsstrasse 6 55116 Mainz Telefon: 06131/28 48 0 Fax: 06131/28 48 66
Saarland	Verbraucherzentrale des Saarlandes e.V. Internet: www.vz-saar.de E-Mail: vz-saar@vz-saar.de Adresse: Haus der Beratung Trierer Str. 22 66111 Saarbrücken Telefon: 0681/50089-0 Fax: 0681/58809-22
Sachsen	Verbraucherzentrale Sachsen e.V. Internet: www.verbraucherzentrale-sachsen.de E-Mail: vzs@vzs.de Adresse: Brühl 34-38 04109 Leipzig Telefon: 0341/688 80 80 Fax: 0341/689 28 26
Sachsen-Anhalt	Verbraucherzentrale Sachsen-Anhalt e.V. Internet: www.vzsa.de E-Mail: vzsa@vzsa.de Adresse: Steinbockgasse 1 06108 Halle Telefon: 0345/2 98 03 29 Fax: 0345/2 98 03 26
Schleswig-Holstein	Verbraucherzentrale Schleswig-Holstein e.V. Internet: www.verbraucherzentrale-sh.de E-Mail: info@verbraucherzentrale-sh.de Adresse: Bergstraße 24 24103 Kiel Telefon: 0431/590 99-0 Fax: 0431/590 99-77

Bundesland	Kontakt	
Thüringen	Verbraucher-Zentrale Thüringen e.V.	
	Internet:	www.vzth.de
	E-Mail:	kostenpflichtige Mail-Anfragen über Internet
	Adresse:	Eugen-Richter-Straße 45 99085 Erfurt
	Telefon:	0361/55514-0
	Fax:	0361/55514-40

E.3 Psychotherapeutenkammern

Wenn Sie einen Psychotherapeuten suchen, der Sie bei einer spezifischen Problematik beraten soll, wenden Sie sich am besten an die Psychotherapeutenkammer in Ihrem Bundesland, um sich Adressen von geeigneten Therapeuten nennen zu lassen.

Psychotherapeutenkammern		
Bundesland	**Kontakt**	
überregional	Bundespsychotherapeutenkammer	
	Internet:	www.btptk.de
	E-Mail:	info@bptk.de
	Adresse:	Klosterstraße 64 10179 Berlin
	Telefon:	030/27 87 85-0
	Fax:	030/27 87 84-44
	Telefon- zeiten:	Mo - Do 9:00 - 15:00

Bundesland	Kontakt
Baden-Württemberg	Landespsychotherapeutenkammer Baden-Württemberg Internet: www.lpk-bw.de E-Mail: lpk-bw@t-online.de Adresse: Hauptstätter Straße 89 70178 Stuttgart Telefon: 0711/67 44 70-0 Fax: 0711/67 44 70-15 Telefonzeiten: Mo - Do 9:00 - 15:30 Fr 9:00 - 13:00
Bayern	Bayerische Landeskammer der Psychologischen Psychotherapeuten und der Kinder- und Jugendlichenpsychotherapeuten Internet: www.psychotherapeutenkammer-bayern.de E-Mail: info@psychotherapeutenkammer-bayern.de Adresse: St.-Paul-Straße 9 80336 München Telefon: 089/51 55 55-0 Fax: 089/51 55 55-25 Telefonzeiten: Mo - Do 9:00 - 15:30 Fr 9:00 - 13:00
Berlin	Kammer für Psychologische Psychotherapeuten und Kinder- und Jugendlichenpsychotherapeuten Berlin Internet: www.psychotherapeutenkammer-berlin.de E-Mail: info@psychotherapeutenkammer-berlin.de Adresse: Kurfürstendamm 184 10707 Berlin Telefon: 030/88 71 40-0 Fax: 030/88 71 40-40 Telefonzeiten: Mo, Mi, Do, Fr 9:00 - 14:00 Di 14:00 - 19:00
Bremen	Psychotherapeutenkammer Bremen Internet: www.psychotherapeutenkammer-hb.de E-Mail: Verwaltung@psychotherapeutenkammer-hb.de Adresse: Hollerallee 22 28209 Bremen Telefon: 0421/2 77 20-00 ...

Bundesland	Kontakt
... Bremen	Fax: 0421/2 77 20-02 Telefon- zeiten: Mo, Di, Do, Fr 10:00-14:00 Mi 13:00-17:00
Hamburg	Psychotherapeutenkammer Hamburg Internet: www.psychotherapeutenkammer-hamburg.de E-Mail: info@ptk-hamburg.de Adresse: Curschmannstraße 9 20251 Hamburg Telefon: 040/40 10 12 34 Fax: 040/41 28 51 24 Telefon- zeiten: Mo, Di, Do, Fr 10:00 - 15:00 Mi 9:00 - 17:00
Hessen	Landeskammer für Psychologische Psychotherapeuten und Kinder- und Jugendlichenpsychotherapeuten Hessen Internet: www.psychotherapeutenkammer-hessen.de E-Mail: geschaeftsstelle@psychotherapeutenkammer-hessen.de Adresse: Gutenbergplatz 3 65187 Wiesbaden Telefon: 0611/53 16 8-0 Fax: 0611/53 16 8-29 Telefon- zeiten: Mo - Do 9:00 - 13:00 Uhr
Niedersachsen	Psychotherapeutenkammer Niedersachsen Internet: www.pk-nds.de E-Mail: info@pk-nds.de Adresse: Roscherstraße 12 30161 Hannover Telefon: 0511/85 03 04-30 Fax: 0511/85 03 04-44 Telefon- zeiten: Mo, Mi, Do, Fr 9:00 - 12:00 Mo, Di, Mi, Do 13:30 - 15:00

Bundesland	**Kontakt**
Nordrhein- Westfalen	Psychotherapeutenkammer NRW Internet: www.ptk-nrw.de E-Mail: info@ptk-nrw.de Adresse: Willstätterstraße 10 40549 Düsseldorf Telefon: 0211/52 28 47-0 Fax: 0211/52 28 47-15 Telefon- zeiten: Mo - Do 8:30 - 16:30 Fr 8:30 - 14:30
Rheinland- Pfalz	Landespsychotherapeutenkammer Rheinland-Pfalz Internet: www.lpk-rlp.de E-Mail: service@lpk-rlp.de Adresse: Wilhelm-Theodor-Römheld-Straße 30 55130 Mainz Telefon: 06131/5 70-38 13 Fax: 06131/5 70-06 63 Telefon- zeiten: Mo - Fr 10:00 - 12:30 Di, Do 14:00 - 16:00
Saarland	Psychotherapeutenkammer des Saarlandes Internet: www.ptk-saar.de E-Mail: kontakt@ptk-saar.de Adresse: Talstraße 62 66119 Saarbrücken Telefon: 0681/95 45 55-6 Fax: 0681/95 45 55-8 Telefon- zeiten: Mo, Di 8:30 - 12:30, 13:30 - 17:30 Mi 13:30 - 17:10
Schleswig- Holstein	Psychotherapeutenkammer Schleswig-Holstein Internet: www.psychotherapeutenkammer-sh.de E-Mail: info@pksh.de Adresse: Walkerdamm 17 24103 Kiel Telefon: 0431/66 11 99-0 Fax: 0431/66 11 99-5 Telefon- zeiten: Mo - Fr 9:00 - 12:00

Bundesland	Kontakt
Neue Bundesländer	Errichtungsgruppe der Ostdeutschen Psychotherapeutenkammer in Gründung Internet: www.ihre-opk.de E-Mail: beate_caspar@hnw-online.de Adresse: Promenade 25 06667 Weißenfels Telefon: 03443/20 21 89

E.4 Verschiedene Adressen (Diagnose-Zentren, Vereine, Info-Broschüren)

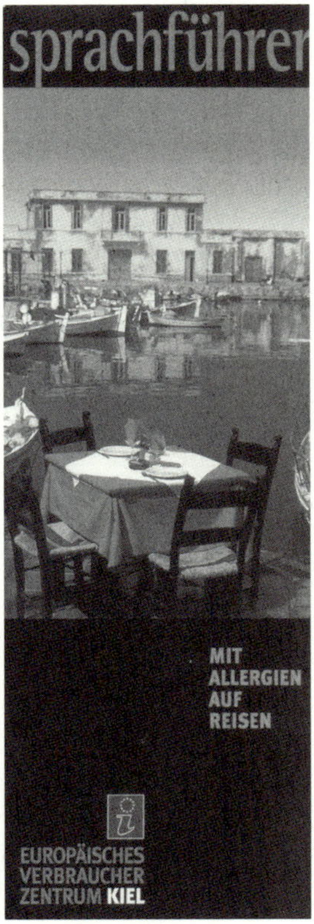

Sprachführer »Mit Allergien auf Reisen«

EVZ Europäisches Verbraucher Zentrum Kiel
Internet: www.evz.de
E-Mail: evz@evz.de
Adresse: Willestraße 4-6
24103 Kiel
Telefon: 0431/97 19 350
Fax: 0431/97 19 360

Kostenloses Exemplar anfordern mit einem mit 0,90 Euro frankierten DIN C lang Rückumschlag.

Der Sprachführer ist nach telefonischer Rücksprache auch erhältlich bei dem
Beratungszentrum Leipzig
Adresse: Brühl 34-38
04109 Leipzig
Telefon: 0341/26 10 450
Fax: 0341/26 10 482
Telefonzeiten: Mo, Fr 10:00-12:00

AID INFODIENST
Verbraucherschutz, Ernährung, Landwirtschaft e.V.
mit Förderung durch das Bundesministerium für Ernährung, Landwirtschaft und Verbraucherschutz

Internet: www.aid.de
E-Mail: aid@aid.de
Adresse: Friedrich-Ebert-Straße 3
53177 Bonn
Telefon: 0228/8499-0

ALLERGIE-CENTRUM-CHARITÉ
Standort Klinik Dermatologie, Venerologie und Allergologie

Internet: www.allergie-Centrum-charite.de
E-Mail: termin-allergologie@charite.de
Adresse: Schumannstr. 20/21
10117 Berlin

BECKEN-BAUCH-ZENTRUM
Kliniken der Stadt Köln gGmbH
Krankenhaus Holweide

E-Mail: bbz@kliniken-koeln.de
Adresse: Neufelder Straße 32
51067 Köln
Telefon: 0221/89 07 - 20 10
Fax: 0221/89 97 - 27 99

DEUTSCHER ALLERGIE- UND ASTHMABUND E.V. (DAAB)

Internet: www.daab.de
E-Mail: info@daab.de
Adresse: Fliethstraße 114
41061 Mönchengladbach
Telefon: 02161/814 94-0
Fax: 02161/814 94-30

E.5 Hersteller-Adressen zur Anforderung von allgemeinen Informationen oder Allergiker-Infos (alphabetisch geordnet)

Bemer Medizintechnik Repräsentanz
Institut für Ganzheitliche Gesundheit & Prävention

Internet:	www.gesund-und-vital.eu
E-Mail:	barbara-ramm@t-online.de
Adresse:	Hauptstraße 6
	56427 Siershahn
Telefon:	02623/927 69 04
Fax:	02623/927 69 05
Mobil:	0160/96 25 50 56

Breisgau Milch (Hersteller der LAC-Produkte)

Internet:	www.breisgaumilch.de
E-Mail:	info@breisgaumilch.de
Adresse:	Haslacher Straße 12
	79115 Freiburg
Telefon:	0761/4788-0
Fax:	0761/4788-254

Erasco

E-Mail:	info@erasco.de
Adresse:	Geniner Straße 88-100
	23560 Lübeck
Telefon:	0451/5306-0

Iglo - Tiefkühlkost
Verbraucherservice

Telefon:	0180/2 44 56 46 36 (6 Ct. pro Anruf)

Knorr - Tiefkühlkost
Verbraucherservice

Telefon:	0180/200 11 30 (6 Ct. pro Anruf)

Omira (Hersteller der MinusL-Produkte)

E-Mail: (über Internet)
Internet: www.omira.de
Adresse: Jahnstraße 10
88214 Ravensburg
Telefon: 0751/887-0
Telefax: 0751/887-109

Unilever

(Unilever ist Hersteller u.a. von Becel®, Bensdorp®, Bertolli®, Bi-Fi®, Brunch®, Croutinos®, Du Darfst®, Knorr®, Lätta®, Maizena®, Mazola®, Mondamin®, Pfanni®, Rama®, Salatkrönung®, Rama®, Sanella® und Suppenliebe®)

Ernährungs Forum

Serviceabteilung der Unilever Deutschland
E-Mail: ernaehrungs-forum@unilever.com
Adresse: Dammtorwall 15
20355 Hamburg
Telefon: 040/3493-1988
Fax: 040/3493-19999

F Internet-Links

Wenn Sie Zugang zum Internet haben, können Sie dort viele weiterführende Informationen zur Laktose-Intoleranz finden. Geben Sie in Suchmaschinen wie z.B. www.google.de Begriffe ein wie beispielsweise »Laktose« (auch »Lactose«), »Laktose-Intoleranz«, »Nahrungsmittel-Unverträglichkeiten« usw. und suchen so weitere Informationen.

An dieser Stelle finden Sie eine Auswahl von Links zu Internet-Seiten, die nicht nur wertvolle Zusatz-Informationen zum gesamten Themenkomplex liefern, sondern auch Zugang zu Diskussionsforen von Betroffenen bieten.

Auch wenn diese Links sorgfältig recherchiert wurden, kann es – insbesondere, wenn Sie dieses Buch einige Jahre nach Erscheinen lesen – in der kurzlebigen Internet-Zeit vorkommen, dass Sie nicht auf die vorgesehene Seite gelangen. Versuchen Sie dann, über Suchmaschinen ein Ergebnis zu erzielen.

Seiten für Betroffene und Diskussions-Portale:

(1) Allergie-Centrum-Charité
www.allergie-centrum-charite.de/

(2) Das Hildesheimer Internet-Portal für die Generation 50plus
www.hi-senior.de/

(3) Deutsche Reizdarmselbsthilfe e.V.
www.reizdarmselbsthilfe.de

(4) Laktose-Intoleranz
www.mdr.de/hier-ab-vier/natuerlich-gesund/171396.html

(5) LIBase.de – der Treffpunkt für LI-Betroffene
www.libase.de

Spezielle Informationen:

(6) aid infodienst
www.aid.de
Auszug aus AID-Infodienst, 09/2005:
www.galaktosaemie.de/pdf/LM-Auswahl.pdf

(7) Allergie-Centrum-Charité über Histanim-Intoleranz:
www.allergie-centrum-charite.de/index.php?id=844

(8) Bundesamt für Verbraucherschutz und Lebensmittelsicherheit
www.bvl.bund.de

(9) Bund für Lebensmittelrecht und Lebensmittelkunde
www.bll.de
über funktionelle Lebensmittel:
www.bll.de/themen/anreicherung

(10) DACH-Liste
www.acibas.net/DACH-Werte/index.shtml

(11) Deutsche Gesellschaft für Ernährung
www.dge.de

(12) Europäisches Institut für Lebensmittel- und Ernährungswissenschaften
www.das-eule.de

(13) Fruktose-Intoleranz »Süßes Bauchweh« – Artikel aus Zeit-Online
www.zeit.de/gesundheit/gesundheitsfragen-2007/fruktose-intoleranz?page=all

(14) Geheimnisse der Mousse au chocolat
www.das-eule.de/eulenspiegel604_deklaration.html

(15) Gesellschaft Deutscher Chemiker GDCh
www.gdch.de/gdch.htm
Stellungnahme zu Fructooligosacchariden und Inulin
(Lebensmittelchemie, 57, 74 – 75, 2003)
www.gdch.de/strukturen/fg/lm/ag/ernaehrung/stellungnahmen/inulin.htm

(16) H_2 Atmetest – wissenschaftliche Arbeitsanleitung für Ärzte und medizinische Hintergründe von Klaus Wetzel
www.fan-gmbh.de/docs/h2-atemtests.pdf

(17) Histamin-Intoleranz – Betroffenen-Seite
www.histaminintoleranz.de

(18) Laktosetoleranz-Test
www.laborlexikon.de/Lexikon/Infoframe/l/Laktose-Toleranztest.htm

(19) Nährstoff-Liste
www.stiftung-warentest.de/online/essen_trinken/special/1132610/1132610.html

(20) NAKOS, Nationale Kontakt- und Informationsstelle zur Anregungen und Unterstützung von Selbsthilfegruppen
www.nakos.de und www.nakos.de/site/unterstuetzung/lags/adressen/

(21) Progressive Muskelentspannung nach Jacobson, Übungsanleitungen
www.lernen-heute.de/progressive_muskelentspannung_uebungsanleitung.html

(22) Stiftung Warentest
www.stiftung-warentest.de

(23) Wikipedia – freie Enzyklopädie
http://de.wikipedia.org/wiki/Hauptseite

(24) Wissenschaft.de
www.wissenschaft.de
Online-Vorabveröffentlichung »Keine Milch für Steinzeit-Europäer«
www.wissenschaft.de/wissenschaft/gutzuwissen/275603.html

Firmen- und Vertriebs-Adressen (alphabetisch geordnet):

(25) Allos – Versand für Honig und Honigspezialitäten, Müslis und vegetarische Vollwertküche
www.allos.de/

(26) basic – Bio für alle (Bio-Supermarkt)
www.basicbio.de

(27) Biomarkt Karo (mein persönlicher Kommentar: »sehr empfehlenswert«)
www.biomarkt-karo.de/

(28) Breisgau Milch (Hersteller der LAC-Produkte)
www.breisgau-milch.de/index.php/Produkte/49/0/

(29) Erasco – Allergene
www.erasco.de/?id=ed7b346d5fbea982f2f8ec31e62c7bf0

(30) Gepa (Gesellschaft zur Förderung der Partnerschaft mit der Dritten Welt) – Fair-Handelshaus
www.gepa.de

(31) Glutyfree Shop (eigentlich ein Versand für glutenfreie Lebensmittel, es gibt aber auch hier gut ausgewiesene laktosefreie Produkte)
www.glutyfreeshop.de

(32) Iglo – Download u.a. einer Allergentabelle
www.iglo.de/ernaehrungsforum/index.asp

(33) Kraft – Check für Produkte bei Nahrungsmittel-Unverträglichkeiten oder -Allergien
www.kraft.de/ernaehr/allergie/index.htm

(34) Laktonova
www.laktonova.de

(35) Maggi – über die Auswahl »Produkte« und dann »Allergiker Infos« gelangt man auf die entsprechende Seite von Nestlé
www.maggi.de

(36) Nutrio-Shop
www.nutrio-shop.com

(37) Oasis – Versand für Bioprodukte (hier können Sie alle Inhaltsstoffe schon vor der Bestellung begutachten)
www.oasis-versand.de

(38) Omira – (Hersteller der MinusL-Produkte) – Händlersuche
www.omira.de/minusl/index.html

(39) Querfood (eigentlich ein Versand für glutenfreie Lebensmittel, es gibt aber auch hier gut ausgewiesene laktosefreie Produkte)
www.querfood.de

(40) Schafschoki.de – Versand für Schokolade, Süßigkeiten u. Allergiker-Produkte
www.schafschoki.de

(41) Unilever (Knorr) – Informationen und Rezeptbroschüren für spezielle Ernährungsformen
www.knorr.de

(42) Waschbär – Umwelt-Versand
www.waschbaer.de/

G Literatur

(1) Biesalski, Hans-Konrad (Hrsg.) et al:
Ernährungsmedizin
nach dem Curriculum Ernährungsmedizin der Bundesärztekammer,
Thieme Verlag, Stuttgart 2004, ISBN 3-13-100293-X

(2) Binder, Evelyn:
Schoppen mit der Lupe, Lebensmittelbranche entdeckt ältere Kunden – Unternehmertag in Köln
Kölner Stadt-Anzeiger, 7.3. 2007, Seite 10,
M. DuMont Schauberg-Verlag, 50590 Köln

(3) Braimbridge, Sophie; Jancovich, Erica:
Genussvoll Kochen bei Reizdarm
Knaur, München, 2005, ISBN 3-426-64250-6

(4) Bruker, Dr. med. Max Otto; Jung, Dr. phil. Mathias:
Der Murks mit der Milch
emu Verlag, Lahnstein, 1994, ISBN 3-89189-045-1

(5) Dethlefsen, Thorwald; Dahlke, Rüdiger:
Krankheit als Weg
Goldmann Verlag in der Verlagsgruppe Bertelmann, München, 1990,
ISBN 3-442-11472-1

(6) Deutsche Gesellschaft für Ernährung:
Referenzwerte für die Nährstoffzufuhr
Umschau/Braus-Verlag, Frankfurt (M), 2001, ISBN 3-8295-7114-3

(7) Deutsche Gesellschaft für Ernährung:
Die Nährstoffe – Bausteine für Ihre Gesundheit
Frankfurt / Main, 2004, ISBN 978-3887491819

(8) Die Zeit:
Lexikon
Zeitverlag Gerd Bucerius & Co. KG, Hamburg, 2005,
ISBN 3-411-17560-5

(9) Elmadfa, Ibrahim, et al:
E-Nummern – Zusatzstoffe in unseren Lebensmitteln
Gräfe & Unzer, München, 2004, ISBN 3-7742-2320-3

(10) Wissenschaftlicher Informationsdienst des Europäischen Institutes für Lebensmittel- und Ernährungswissenschaften (EU.L.E) e.V., Treffauerstr. 30, D-81373 München
EU.L.E.n-Spiegel
Ausgaben 4/1996, 5/1998, 7/1998 und 6/2004

(11) Hoefele, Karin:
Richtig einkaufen bei Laktose-Intoleranz
Trias-Verlag, Stuttgart, 2004, ISBN 3-8304-3140-6

(12) Höfler, Heike:
Beckenbodengymnastik
BLV-Buchverlag GmbH & Co. KG, München, 2005, ISBN 3-405-16922-4

(13) Hof, Christiane:
Köstlich kochen ohne Milchzucker
Trias-Verlag, Stuttgart, ISBN3-8304-3174-0

(14) Koch, Dipl.-Landwirt Gerhard:
Milch – Wunder der Schöpfung
Steinbock-Verlag, Hannover, 1955

(15) Kruis, Prof. Dr. med. Wolfgang; Rebstock, Dr. med. Martin:
Wirksame Hilfe bei Reizdarmsyndrom
Trias-Verlag, Stuttgart, 2002, ISBN 3-8304-3023-X

(16) Müller, Sven-David; Bäumker, Cornelia:
MCT, das Fett, das nicht dick macht
Midena Verlag, München, 2001, ISBN 3-310-00781-2

(17) Oberbeil, Klaus:
Die Milchfalle
Herbig-Verlag, München, 2006, ISBN 978-3-7766-2494-6

(18) Oberbeil, Klaus:
Die Milchfalle
In Natur und Heilen 1/2007, Monatszeitschrift für gesundes Leben, Nikoleistr. 5, D-80802 München

(19) Pfeiffer, Dr. med. Amrei:
Magen-Darm-Beschwerden natürlich behandeln
Gräfe und Unzer, München, 1994, ISBN 3-7742-1141-8

(20) Rhodes, Richard:
Tödliche Mahlzeit
Spiegel Buch, Wilhelm Goldmann Verlag, München, 2000,
ISBN 3-442-12971-0

(21) Schleip, Thilo:
Fructose-Intoleranz
Trias-Verlag, Stuttgart, 2005, ISBN 3-8304-3282-8

(22) Schleip, Thilo:
Laktose-Intoleranz
Trias-Verlag, Stuttgart, 2003, ISBN 3-8304-3187-2

(23) Schleip, Thilo; Hoffbauer, Dr. med. Gabi:
Reizdarm – was wirklich dahinter steckt
Gräfe & Unzer, München, 2001, ISBN 3-7742-3226-1

(24) Schunk, Dr. Rainer:
Heilkraft aus Heilpflanzen
Kaulfuss-Verlag Abtswind, Abtswind, 47. Auflage, 2006,
ISBN 3-922019-04-8

(25) Steinert, Jürgen:
Test: Multivitamin-Präparate
Zeitschrift ÖKO-TEST, Dezember 2006, ÖKO-TEST Verlag GmbH,
Postfach 90 07 66, 60447 Frankfurt/M.

(26) Ulmer, Günter A.:
Die Atmung – Lebenselexier Nr. 1
In Natur und Heilen, Monatszeitschrift für gesundes Leben, April 4/2006.
Nikoleistr. 5, D-80802 München

(27) Verbraucherzentrale Hamburg e.V.
Was bedeuten die E-Nummern? Lebensmittel-Zusatzstoffliste
63. Auflage, April 2004, mit Einleger vom März 2006, ISBN 3-922940-25-0

(28) Improvement of calcuim absorption
Orafti, Active Food Ingredients, Aandorenstraat 1, B-3300 Tienen, Belgium,
Update 04/2000

H BILDNACHWEIS

Bild 1 (Seite 33)	Doris Paas (nach Vorlage von Anhang F, 23)
Bild 2 (Seite 36)	Carsten Fröhlich, (teilweise nach Vorlage von Anhang G, 15, Seite 29)
Bild 3 (Seite 45)	Doris Paas, (nach Vorlage von Anhang G 22, Seite 46)
Bilder 4 und 6 (Seiten 186 und 215)	Marianne Jacobsen
Bild 9 (Seite 254)	Carsten Fröhlich, (teilweise nach Vorlage von Anhang G, 12, Seite 14)
Exlibris, Titel, Bilder 5, 7, 8, 10 – 17 (Seiten 1, 192, 223, 252, 256 – 257, 265, 268)	Doris Paas
Autorenfoto (Seite 395)	Marina Korber

I Glossar

Abdomen	Unterleib, Bauch, lat.
Additiv, Additivum	Zugabe
ADI-Wert	Wert für die akzeptable tägliche Aufnahme von Lebensmittel-Zusatzstoffen (acceptable daily intake, engl.)
Adoleszenz	Phase der jugendlichen Entwicklung (adolescere = heranwachsen, lat.)
Adrenalin	in der Nebenniere gebildetes Stresshormon
aerob	sauerstoffhaltig (aer = Luft, lat.)
al dente	bissfest, ital.
Alactasie	Laktose-Intoleranz
Allantoin	Endprodukt beim Harnsäure-Abbau
Allergen	allergieerzeugende Substanz (allergeniko = allergieerzeugend, griechisch)
Alveolarbein	Teil des Kieferknochens, in dem die Zähne verankert sind
Aminosäure	Bausteine des Eiweißes
anaerob	Sauerstofffrei (aer = Luft, lat.)
Anämie	Blutarmut
Anamnese	Fallaufnahme und Ermittlung der Krankenvorgeschichte
anaphylaktischer Schock	schwere Allergische Reaktion mit möglicher Todesfolge
Antidepressiva	Medikamente gegen Depressionen
archaisch	altertümlich
Arteriosklerose	umgangssprachlich: Arterienverkalkung
Aspergillus oryzae	Hefepilz-Stamm, mit dessen Hilfe Laktase industriell für Laktaseergänzungsmittel hergestellt wird
Ballaststoffe	für den Menschen unverdauliche Nährstoffe, die jedoch für eine gut funktionierende Verdauung notwendig sind, weil sie das Stuhlvolumen erhöhnen
biogen	biologischen oder organischen Ursprungs
Biokatalysator	biologische Substanz, die Reaktionen in Gang setzt, ohne sich selbst zu verbrauchen
BSE	Rinderwahnsinn (bovine spongiforme Enzephalopathie)
Bürstensaum	Ausstülpungen des Zylinderepitels, um die Oberfläche der Darmschleimhaut zu vergrößern (= Mikrozotten)
Candida albicans	Erreger von Pilzinfektionen
Colitis ulcerosa	chronisch-entzündliche Darmerkrankung des Dickdarms oder des Mastdarms, die sich kontinuierlich vom Mastdarm beginnend ausbreitet
Colon	Dickdarm (präziser: ein Teil des Dickdarmes, der so genannte Grimmdarm)
Colon irritabile	Reizdarm

conjugierte Linolsäure (CLS)	wichtige Fettsäure
Convenience	Bequemlichkeit (engl.)
Convenience-produkt	Nahrungsmittel-Fertigprodukt
Darmflora	Besiedelung des Darmes mit Bakterien
Darmmucosa	Darmschleimhaut
Darmperistaltik	Darmbewegungen
Darmzotten	Ausstülpungen der Darmwand, um die Oberfläche des Darmes zu vergrößern
degeneriert	zurück gebildet
Dehydrierung	akuter Flüssigkeitsmangel
Denaturierung	Veränderung der Struktur, hier: des Eiweißes
Deutsche Gesellschaft für Ernährung (DGE)	Die DGE befasst sich mit allen auf dem Gebiet der Ernährung auftretenden Fragen und stellt den Forschungsbedarf fest
Dextrose	Traubenzucker (Glukose), Baustein der Laktose
DGE	Deutsche Gesellschaft für Ernährung
DGVS	Deutsche Gesellschaft für Verdauungs- und Stoffwechselerkrankungen
Diabetes mellitus	Zuckerkrankheit, »Alters-Diabetes«
Diabetes mellitus Typ II	Stoffwechsel-Erkrankung, bei der nicht genügend Insulin zum Abbau des Blutzuckers gebildet wird
Diaminoxidase	Enzym zur Aufnahme des Histamins aus der Nahrung
Diarrhoe	Durchfall
Dimmer	elektrischer Regler, mit dem u.a. an Leuchten die Lichtstärke geregelt werden kann
Disaccharid	Zweifachzucker
Disaccharidase	Enzym zur Aufspaltung von Zweifachzuckern (Disaccharide)
Distanzschwelle	Distanz, die nicht unterschritten werden darf, ohne ein Angreifen des Bedrängten zu initiieren
Divertikel	sackförmige Ausstülpungen der Darmwand, in der sich Stuhl sammelt und dadurch Entzündungen hervorrufen kann
DNA	Desoxy-Ribonucleinsäure (Säure = Acid, engl.)
Download	Laden von Dateien aus dem Internet
Dysstress	negative Reize
Eiweiß	Protein (nicht zu verwechseln mit dem Hühner-Eiklar)
Endorphine	körpereigne Glückshormone
endoskopische Untersuchung	(grch.) Spiegelung von Körperhöhlen (z.B. dem Bauchraum) mithilfe lichtleitender, optischer Systeme durch einen sehr kleinen Schnitt. Auch endoskopische Operationen sind möglich
enterisches Nervensystem	Nervensystem, das den Darm versorgt

Enzym	(frühere Bezeichnung: Ferment) Enzyme sind Proteine, die als Biokatalysatoren für bestimmte Stoffwechselvorgänge notwendig sind
Escherichia Coli	ein normalerweise im gesunden Darm vorkommendes Bakterium, das jedoch in anderen Darmabschnitten oder an anderen Stellen im Körper Erkrankungen hervorrufen kann (pathogen)
essentielle Aminosäuren	Aminosäuren, die nicht vom Körper selbst gebildet werden können und mit der Nahrung aufgenommen werden müssen
Eustress	positive Reize
Expression	Absonderung, Produktion
Expression von Lactase	Produktion von Laktase im Dünndarm
FCC	Food Chemicals Codex
FCC-Unit	Einheit für den Laktase-Gehalt (Unit = Einheit, engl.)
FDA	Food and Drug Administration
Ferment	alte Bezeichnung für »Enzym« (siehe dort)
fermentieren	Nährstoffe mithilfe von Enzymen dem Stoffwechsel zur Verfügung stellen
FI	Fruktose-Intoleranz
Fistel	unnatürliche, kleine Verbindung zwischen einem inneren Hohlorgan und anderen Organen oder der Körperoberfläche. (hier: kleine Verbindung vom Darm nach außen, nässt und schmiert Stuhl neben dem After nach außen)
Flatulenz	Blähungen
Flavonoide	bestimmte Art sekundärer Pflanzenstoffe
Fruktose (Fructose)	Fruchtzucker (Einfachzucker)
Functional Food	Nahrungsmittel mit künstlichen Zusätzen, die lt. Herstellerangabe eine (positive) Funktion auf den Konsumenten haben sollen
Galaktose	Schleimzucker, Baustein der Laktose
Gastroenterologe	Facharzt für Erkrankungen des Gastrointestinaltraktes (Speiseröhre, Magen, Dünndarm, anhängende Drüsen (Bauchspeicheldrüse, Leber, Gallenblase), Dickdarm und Anus (After)
genetisch	aus den Erbanlagen bestimmt
Glukose	Traubenzucker (Dextrose), Baustein der Laktose
GLUT-5	Protein, das die Fruktose durch die Darmwand transportiert. Der Name leitet sich her von GLUkose-Transporter, die Nummer wurde der Reihe nach für die entdeckten Transportproteine vergeben
Gluten	(sprich Glutehn) Klebereiweiß (enth. in Weizen, Dinkel, Gerste, Roggen, Hafer)

Glycocalyx	dünne Kohlenhydratschicht auf der Darmschleimhaut zum Schutz vor einer Selbstverdauung
Grümmel	feiner Kandis-Zucker
Grundumsatz	Energiemenge, die der Körper pro Tag bei völliger Ruhe zur Aufrechterhaltung seiner Lebens-Funktionen benötigt
H_2	chemische Formel für Wasserstoff
Hämoglobin	roter Blutfarbstoff
HB-Männchen	als HB-Männchen werden Menschen bezeichnet, die leicht »in die Luft gehen« – in Anlehnung an eine Werbung für die Zigarettenmarke »HB«
hereditär	vererbt (hereditas = Vererbung, lat.)
HFI	hereditäre (erbliche) Fruktose-Intoleranz
HI	Histamin-Intoleranz
Hippokrates	Arzt (460 - 377 v. Chr.)
Histamin	Naturstoff, der mit tierischer und pflanzlicher Nahrung aufgenommen wird und eine zentrale Rolle bei allergischen Reaktionen und bei der Abwehr körperfremder Stoffe (Immunsystem) spielt
Histamin-liberatoren	können bei allergischen Reaktionen das inaktive Histamin freisetzen und aktivieren
hochkalorisches Nahrungsmittel	Nahrungsmittel mit vielen Kalorien
Hyperaktivität	unnormal hohe Aktivität
Inkontinenz	Unvermögen, Harn bzw. Stuhl sicher zu halten
Insektizid	Pflanzenschutzmittel, das schädliche Insekten tötet oder an der Vermehrung hindert
intestinal	im Darm (intestinum = innen liegend, lat.)
Kalorien, Kilokalorien	Einheit für Energie, vor allem Wärmeenergie, Abkürzung ist cal, bzw. kcal für Kilokalorie (1000 cal = 1 kcal) (calor = Wärme, lat.). Seit 1978 abgelöst durch die Bezeichnung Joule (1 cal = 4,1867 J). Trotzdem wird bei Angabe der Energie von Lebensmitteln meist noch die alte Bezeichnung gewählt
Kapillargefäße	haarfeine Adern (capillus = Haar, lat.)
Katabolit	ein während des Stoffwechselvorgangs abgebautes Produkt
Katabolit-Repression	(Glukoseeffekt) bei der Katabolit-Repression wird von Darmbakterien solange keine Laktose verstoffwechselt, bis die vorhandene Glukose verbraucht ist
Katalysator	Substanz, die Reaktionen in Gang setzt, ohne sich selbst zu verbrauchen
Klebereiweiß	Gluten (enth. in Weizen, Dinkel, Gerste, Roggen, Hafer)
Koffein	(sprich Koffeh-ihn) anregender Stoff in Kaffee
kongenital	durch Veranlagung bedingt und schon bei der Geburt vorhanden
Kontraktion	Zusammenziehung von Muskeln

Kropf (Struma)	Vergrößerung der Schilddrüse
kupieren	operatives Entfernen von Schwänzen oder Ohren bei Tieren (couper = abschneiden, franz.)
Label	Etikett, Marke, engl.
lactobacillus acidophilus	ein Stamm des Michsäurebakteriums Lactobacillus
Lactobacillus bifidus	alte Bezeichnung für das Bifidobacterium
Lactobacillus casei	ein Stamm des Michsäurebakteriums Lactobacillus
lacto-ovo-vegetarisch	Ernährung ausschließlich mit Pflanzen, jedoch mit Zusatz von Milch und Eiern (lactis = Milch, ovum = Ei, lat.)
Laktase (Lactase)	milchzuckerspaltendes Enzym
Laktasemangel-syndrom	Laktose-Intoleranz
Laktasepersistenz (Lactasepersistenz)	Zustand, wenn das milchzuckerspaltende Enzym Lactase auch noch über das Säuglingsalter hinaus vom menschlichen Köper gebildet wird
Laktation	Milchbildung bei Säugetieren
Laktobiose	andere Bezeichnung für Laktose
Laktose (Lactose)	Milchzucker (Mehrfachzucker)
Laktose-malabsorption	Laktose-Intoleranz
Laktulose (Lactulose)	synthetischer Mehrfachzucker, der aus den Einfachzuckern Fruktose und Galaktose hergestellt wird
Langerhanssche Inseln	Bereich in der Bauchspeicheldrüse, in der das Insulin gebildet wird
LDL-Cholesterin	(Low Density Lipoprotein, engl.) so genanntes »schlechtes« Cholesterin, das bei erhöhtem Wert Arterienverkalkung verursachen kann
LI	allgemein übliche Abkürzung für »Laktose-Intoleranz«
Link	Verweis auf eine Internet-Seite
Lipide	Sammelbegriff für Fette und fettähnliche Substanzen, auch Blutfette, z.B. Cholesterin
Lumen	Durchlassweite (z.B. der Adern oder des Darmes)
Magnetfeld-Therapie	siehe pulsierende Magnetfeld-Therapie
Maillard-Reaktion	Bräunungs-Reaktion von Lebensmitteln beim Erhitzen
	Aminosäuren und bestimmte Zucker werden unter Hitzeeinwirkung zu neuen Verbindungen umgewandelt (benannt nach dem Chemiker Louis Camille Maillard, 1878-1936)
Malabsorption	schlechte Aufnahme, lat.
Management	Erledigung einer Tätigkeit, eines Vorganges bzw. Prozesses (manum agere = an der Hand führen, lat.)
Matrix-Struktur	gitterförmige Struktur der Knochen

MCT-Fett	medium-chain-triglycerides = mittelkettige Triglyceride
Meteorismus	Blähungen
Mikrovilli	siehe Mikrozotten
Mikrozotten	Ausstülpungen des Zylinderepitels, um die Oberfläche der Darmschleimhaut zu vergrößern (=Bürstensaum)
Milchsäure-bakterium	lactobacillus acidophilus, l. bifidus, l. casei
Milchzucker-Unverträglichkeit	Laktose-Intoleranz
Monosaccharid	Einfachzucker
Montezumas Rache	Synonym für durchfall (Montezuma I. und II. waren Herrscher der Azteken, korrekte Schreibweise: Moctezuma)
Morbus Crohn	schwere entzündliche Darmerkrankung, die in Abschnitten den gesamten Magen-Darm-Trakt befallen kann, jedoch bevorzugt im Dünndarm auftritt
Mucosa	Schleimhaut
Mudra	symbolische Handstellung (Sanskrit)
Natamycin	Antibiotikum, das u.a. bei der Käseherstellung verwendet wird
Neurotransmitter	Stoffe, die an der Reizleitung der Nerven beteiligt sind
No Name-Produkte	Produkte, deren Hersteller anonym bleiben wollen und die Firmenbezeichnung nicht preisgeben. Diese Produkte sind meist von namhaften Herstellern produziert, aber billiger als die Originale
Obstipation	Verstopfung
Ökotrophologie	Ernährungslehre (oikos = Haus, trophé = Ernährung und logos = Lehre, griechisch)
Osteoblasten	Zellen, die die Knochensubstanz aufbauen
Osteoclasten	Zellen, die die Knochensubstanz abbauen
Osteomalazie	schmerzhafte Knochenerweichung. Stoffwechselstörung, u. a. durch Vitamin D-Mangel hervorgerufen
Osteopenie	Abnahme der Knochenfestigkeit mit fortschreitendem Alter
Osteoporose	übermäßiger Abbau von Knochensubstanz
Peeling	mechanische Entfernung der oberen (Schleim-) Hautschichten
Peristaltik des Darmes	Darmbewegungen
Permeabilität	Durchlässigkeit (permeare = durchgehen, passieren, lat.)
Pestizid	so genanntes Pflanzenschutzmittel, das durch Aufbringung auf die Pflanze oder in den Boden vor Schädlingsbefall, vor allem mit bakterieller und viraler Ursache schützen soll (pestis = Seuche, caedere = töten, lat.)
PH-Wert	(potentia Hydrogenii, potentia = Kraft; hydrogenium = Wasserstoff, lat.). Der PH-Wert gibt den Grad an, wie sauer oder alkalisch eine Lösung ist

prophylaktisch	vorbeugend
Protein	Eiweiß
psychosomatisch	Seele und Körper betreffend
pulsierende Magnetfeld-Therapie	System, das mithilfe von elektromagnetischer Energie die Durchblutung in den Kapillargefäßen fördert
Rachitis	Stoffwechselstörung bei Kindern, u.a. hervorgerufen durch einen Mangel an Vitamin D
RDS	Reizdarm-Syndrom
Reizdarm	Syndrom, bei dem der Darm auf vielerlei einwirkende Reize mit Schmerz und/oder Krankheitssymptomen reagiert
Rendezvous	Verabredung, franz.
Repression	Unterdrückung, Hemmung (reprimere v. primere drängen, drücken, lat.)
resistent	widerstandsfähig, unempfindlich
Resorption	Aufnahme (resorbere = aufsaugen, lat.)
Rezeptor	spezialisierte Empfänger-Zelle, die bestimmte chemische oder physikalische Reize wahrnehmen und weiterleiten kann
rudimentär	verkümmert
Saccharose	Haushalts- oder Kristallzucker
Schmalkazien	Leckerei (Berliner Umgangssprache)
Selektion	Auswahl bestimmter Merkmale
Self fulfilling prophecy	sich selbst erfüllende Prophezeiung, engl.
Serotonin	Gewebshormon, Neurotransmitter im Nervensystem. Serotonin regelt den Tonus (Druck) in den Blutgefäßen
signifikant	nennenswert, bezeichnend, anschaulich (signum = Zeichen, lat.)
Slogan	Werbespruch
Sonnengeflecht	(Plexus solaris oder solarplexus, lat.) autonomes Geflecht von Nerven, etwa zwischen Bauchnabel und unteren Rippenbogen
Sonographie	Ultraschall-Untersuchung, lat./grch.
Sorbit	Zuckeraustauschstoff, Süßstoff
Sprue	(sprich Spruh) schwere Allergie gegen Klebereiweiß (=Zöliakie)
Stimulanz	anregend wirkende Substanz (stimulare = anregen, lat.)
Stressor	Stress-Erreger
Syndrom	Komplex von Merkmalen, Symptomen
synthetisieren	zusammensetzen, aufbauen, herstellen
Teein	(sprich Teh-ihn) anregender Stoff in Schwarztee Teein ist identisch mit Koffein.
Tenesmus	ständiger Stuhl- und Harndrang
Theobromin	anregender Stoff in Kakao und seinen Produkten wie beispielsweise Schokolade. Führt zu einer Ausschüttung von so genannten Glückshormonen wie Serotonin

Transfettsäuren	gesättigte Fettsäuren, die u.a. bei der künstlichen Härtung von Fetten entstehen. Ein übermäßiger Genuss von Transfettsäuren begünstigt Arteriosklerose
Trauma	körperliche oder seelische Verletzung
Triglycerid	Fett, das chemisch aus einer Verbindung aus Glycerin und drei Säuremolekülen besteht
Uricase	Enzym, das den Abbau der Harnsäure ermöglicht. Nicht beim Menschen vorhanden
vegan	ausschließlich pflanzliche Kost ohne Zusatz von tierischen Produkten
vegetarisch	Ernährung ausschließlich mit Pflanzen, meist jedoch verstanden als lakto-vegetarisch (mit Zusatz von Milch) oder lakto-ovo-vegetarisch (mit Zusatz von Milch und Eiern)
verifizieren	einen vermuteten Sachverhalt als wahr belegen (veritas = Wahrheit, lat.)
Zellulose	Substanz, aus der die Zellwände der Pflanzen bestehen
Zöliakie	schwere Allergie gegen Klebereiweiß (=Sprue)
Zylinderepithel	Deck- und Drüsengewebe im Darm

J Stichwortverzeichnis

Stichworte, die sich kontinuierlich durch den gesamten Text ziehen, wie z.B. Laktose, Laktose-Intoleranz, Milchzucker, Milchzucker-Unverträglichkeit, Reizdarm etc. sind in diesem Verzeichnis nicht gesondert aufgeführt.

A

B

C

D

E

F

G

H

I

J

K

L

M

N

O

P

Q

R

S

T

U

V

W

XY

Z

Danksagung

Ich bin überzeugt, dass kein Buch fertig gestellt werden kann, ohne dass viele helfende Hände und vor allem Köpfe entscheidend daran mitgewirkt haben. Für diese Mitarbeit möchte ich mich ganz herzlich bedanken

allen voran bei Dr. Dorothea Kohlmann, die mir mein Selbstbewusstsein zurück gab und dieses Buch dadurch ermöglichte;

bei meinem Vater Dr. Klaus Luther, meinen Freundinnen Illo Dieper und Dr. Maja Remy, Bettina Follenius und Anya Sachsenmeier für die Korrekturen und den fachlichen Rat;

bei meinen Söhnen Carsten Fröhlich für die phantastischen Zeichnungen und Marvin Fröhlich für die PC-technische Unterstützung;

bei Marianne Jacobsen für die wunderbaren Karikaturen und bei Marina Korber für das gelungene Autorenfoto;

bei den Übersetzern Renate Hallett, Ulla Hoffmann, Benno Mester, Pina Romano, Santiago Perez, Brigitte Rauscher, Evangelos Mpintzios, Dennis Jacobsen, Brian Jacobsen, Martin Floss, Christina Hardt, Arthur Niewalda, Özkan Tokgöz und Marina Korber;

bei der jungen Dame vom Titelbild für ihre unendliche Geduld, bis das Foto genauso geworden war, wie ich mir das vorgestellt hatte

und nicht zuletzt bei meinem Mann Jürgen Paas für seine Tipps und vor allem für seine unendliche Geduld in der langen Entstehungs-Phase dieses Buches.

Weiterhin danke ich all den Freunden, die mir mit vielen kleinen und größeren Hinweisen hilfreiche Anstöße gegeben haben, um dieses Ergebnis erzielen zu können.

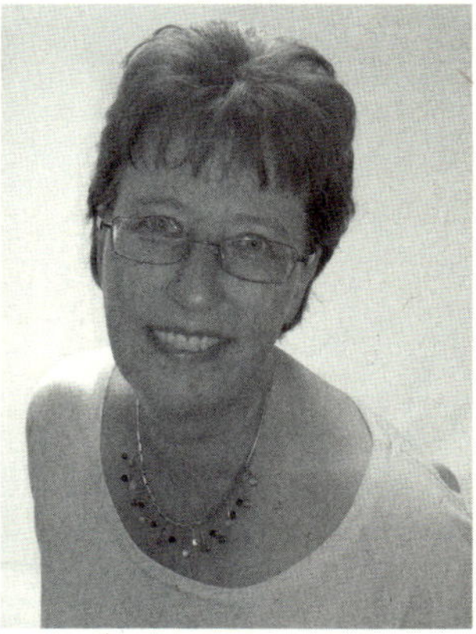

Die Autorin

Doris Paas, Jahrgang 1952, ist ausgebildete Lehrerin und sammelte darüber hinaus medizinische Erfahrung bei der Arbeit in verschiedenen Krankenhäusern. Derzeit ist sie in einem internationalen Versicherungskonzern beschäftigt. Sie ist verheiratet, hat drei erwachsene Kinder und lebt in der Nähe von Bonn.

Wenn Sie Anregungen oder konstruktive Kritik zu dem vorliegenden Buch haben und Kontakt aufnehmen wollen, freut sich die Autorin über ein E-Mail an die Adresse »Das-Laktose-Intoleranz-Buch@DorisPaas.de«, oder besuchen Sie sie auf der Website »www.DorisPaas.de«.